中医白话解读本丛书

珍珠囊补遗药性赋

白话解读本

〔金〕 李东垣 著

〔清〕 王晋三 重 订

常章富 编 著

协 编

毛 敏 张敬升 周 驰

项 妤 常秋红 谢俊大

中国中医药出版社

·北 京·

图书在版编目（CIP）数据

珍珠囊补遗药性赋白话解读本 /（金）李东垣著；
（清）王晋三重订；常章富编著 . —北京：中国中医药
出版社，2019.10
（中医白话解读本丛书）
ISBN 978 - 7 - 5132 - 5599 - 8

Ⅰ.①珍… Ⅱ.①李… ②王… ③常… Ⅲ.①药性歌
赋—中国—明代 ②中药性味—中国—明代 Ⅳ.① R285.1

中国版本图书馆 CIP 数据核字（2019）第 111038 号

中国中医药出版社出版

北京经济技术开发区科创十三街 31 号院二区 8 号楼
邮政编码 100176
传真 010-64405750
河北省武强县画业有限责任公司印刷
各地新华书店经销

开本 880×1230 1/32 印张 10.25 字数 243 千字
2019 年 10 月第 1 版 2019 年 10 月第 1 次印刷
书号 ISBN 978 - 7 - 5132 - 5599 - 8

定价 39.80 元
网址 www.cptcm.com

社 长 热 线 010-64405720
购 书 热 线 010-89535836
维 权 打 假 010-64405753

微信服务号 zgzyycbs
微商城网址 https://kdt.im/LIdUGr
官 方 微 博 http://e.weibo.com/cptcm
天猫旗舰店网址 https://zgzyycbs.tmall.com

如有印装质量问题请与本社出版部联系（010-64405510）
版权专有 侵权必究

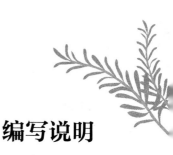

编写说明

一、书名与作者

《珍珠囊补遗药性赋》在数百年的流传过程中，经历了无数次的翻刻、校订、补遗及注释，版本甚多，名称各异。或曰《珍珠囊补遗药性赋》，或曰《药性赋》，或曰《药性赋白话解》，或曰《药性赋增注》，或曰《〈药性赋〉注释与兽医临床》，或曰《药性赋新编》，或曰《增补药性赋白话解》，或曰《药性赋评注》等。众多版本各有长短，诸多注解各有千秋，本书力求择善而取。

中华人民共和国成立后，为了发展中医药事业，1958年10月上海科学技术出版社在众多版本中，将质量较好的清代王晋三重订刻本铅印刊行。重订者王晋三，是清代著名的医药学家。晋三乃其字，本名王子接，江苏苏州人，其习儒之余，究心医术，深思力学，所治多效，潜心于医经、本草，著名的《得宜本草》即出自其手，并重订了《珍珠囊补遗药性赋》。迨至1987年，在第二版第12次重印时，又由陈立行先生点校，错讹较少。此版本品质较高且易得，故遂将其选为本书的底本。同时，选择由中国医药科技出版社出版、明代熊宗立编撰、王今觉点校注释重订的《珍珠囊补遗药性赋》为主校本，并参照其他相关版本，使本书的编著有了坚实的基础。

二、正文的编撰

本书仍按赋文原体例将其分为寒性、热性、温性、平性4章，每章前有过渡语，章后有总结语。其中寒性药67味，热性药63味，温性药56味，平性药69味。药物的先后顺序均按赋文原顺序排列，共计255味。

原书的分类，虽有商榷之处，但为保持原貌和原体例，本书不予改动，只在注释时指出其当今公认的药性。

赋文将两药并述者，除鸭头血外，一律采用分释而赋文共用，如枳壳与枳实、葛根与柴胡、大蓟与小蓟、小草与远志、木通与猪苓。

赋文所论药物今已分为或含两药，且所论与所分药物效用均相合者，共用赋文而分释，如杏仁分苦杏仁与甜杏仁，决明分决明子与石决明等。

赋文所载药物因今法禁用而须替代者，先释赋论药，后释替代品，如犀角与水牛角、虎骨与狗骨等。

赋文将药重列者有两对，即川椒与秦椒、槟榔与大腹子。前两者同在热性类，均属花椒；后两者分列于温性类与平性类，均属槟榔，皆维持原貌而分释。

各药除新补的水牛角外，均按名称、赋文、注释、来源、药性、性能特点、功效应用、用法用量、使用注意分项撰写。其中：

名称：使用现行通用名，以示规范。与原文不符者，在注释中说明。

赋文：照录药赋的原文。

注释：分注文与释文两部分。注文，即对原文中的疑难字词进行注释。释文，首释赋文原意，次对文句所论进行简评，以启接后论。

来源：源于植物、动物者明言其源于何科及药用部位，矿物者只明言其源于何类矿物，由加工而来者则明言其源于何种半加工品。

药性：简释其味、性、有毒无毒、归经等。

性能特点：结合赋文概要其性能特点。

功效应用：首列功效，次述主治病证及药物的配伍应用。

用法用量：按先内服后外用，简释用法用量。所示剂量，多指成人一日量。

注意事项：结合性能特点，简释其使用注意。

此外，在个别药之后还设附注，补述正文未尽而又必须说明的相关问题。

三、附录的编撰

将原附的十八反歌、十九畏歌、六陈歌、妊娠禁忌歌除原文照录外，并按源流、释义、评按顺序简释，以供参考。

经过数月的笔耕先成初稿，尔后再经月余的反复推敲与修订而定稿。本书汲取了古今本草名家特别是恩师国医大师颜正华教授等的学术思想与经验，以及现代研究成果。全书内容丰富，文句精练，科学实用。希冀它的出版能较好地适应中医药各专业的专科、本科、研究生，以及师带徒传承等教学工作之需要，能对喜爱中医药的广大读者学习中药知识有所帮助，能为中医药知识的广泛普及起到积极的促进作用。

在即将付梓之际，谨向指导我研习讲授临床中药学与临证悬壶的恩师颜正华教授致以崇高的敬意！向鼎力支持本书编写的诸位同道致以诚挚的谢意！

笔者撰写此稿虽尽心竭力，多方求证，但因水平与能力所限，挂一漏万者难免，诚望同道斧正为盼。

常章富

2019 年 6 月于北京惠新里本草斋

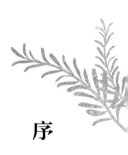

序

往尝向学，以未博医为欠事。一日，思取古人既目医类为小道，又谓人不可以不知医。噫嘻！医不可以不知也，亦不必于尽知也，非尽知不可也。顾吾所事者大，其余所谓医者，精神有分数，日月不长居也。君子于医，苟知其概，以知之者付之专之者，斯固不害为知也，此吾有取于《药性赋》也。虽然，吾为专于大者言也，苟有有此之人，囊小大而无不知者，奚必尽守乎吾言。或曰，斯人也，吾见亦罕矣，此吾有取于《药性赋》也。

元山道人识

目 录

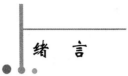

绪　言

　　《珍珠囊补遗药性赋》简称《药性赋》，题李东垣（1180—1251）撰。成书于金元，盛行于明清，直至今日流传千年而不衰，向被视为中医师带徒学习中药的启蒙读物，即使在今天仍然是学习中药的辅助读本。据今人考证，是书并非一人之作，也并非完成于同一时代。总体来说，《珍珠囊补遗药性赋》由三部分内容构成，一是"总赋"，即寒热温平四赋，为明代严萃撰于弘治（1488—1505）中期，明代熊宗立在"取"入本书时略有改动；二是"珍珠囊"或称"韵语珍珠囊"包括"主治指掌"，为明代严萃在金（或元）代李东垣著作的基础上改编而成；三是"韵语珍珠囊"的补遗部分和玉石、草、木、人、禽兽、虫鱼、果品、米谷、蔬菜等九部的药物，为明代熊宗立撰写。全书最终由熊宗立编著而成，成于明弘治辛酉年（1501）。

　　本书的编著主要涉及由金到明的三位著名医家，分别是金（或元）代的李杲、明代的严萃与熊宗立。李杲，字明之，号东垣，河北真定（今河北正定）人，金元四大家之一，"补土派"代表人物，著作中常体现金代名医张元素的学术思想。严萃，为明代浙江嘉兴世医，字蓄之。熊宗立，明代医学家，名均，字宗立，又字道轩，号勿听子，晚年别号元山道人，福建建阳人，精于医学，旁通道家学说与历法，著述颇多。因全书最终由名医熊宗立编著而成，而其晚年别号为"元山道人"，故在是书现存早期刊本之序后署"元山道人识"字样。由此可初步认为，本书的原作者虽涉及李东垣等三人，但最先撰成总赋的是明代世医严萃，撰成全书的是明代名医熊宗立，而李东垣只是其中"韵语珍珠囊"文稿的奠基者。后世在翻刻、传抄过程中，未详事实，遂将编著者归于李东垣一人，实有托名之嫌。虽如此，本书仍沿袭既往之习惯，将原编著者题为金代李东垣。

本书虽包括三大部分，但其核心内容是"总赋"。它以赋文形式，赅要地叙述了二百四十余种常用中药的性能功效与临床应用。由于其文字简练，深入浅出，易诵易记，非常实用，故与药性歌括、汤头歌括一样，一经问世就备受中医药界青睐，深受广大读者欢迎，流传至海内外，翻刻、注释、解读代有所出，历四百余年而不衰，为启蒙、普及、推广中医药知识做出了巨大的贡献。鉴此，本书仍以"总赋"为内容进行诠解。

总赋为韵语编成，虽言简意赅，颇便于初学者诵记，但因其撰成于数百年前，不免给读者的学习理解带来了诸多不便。一则有些用语不够通俗易懂，不易被初学者准确理解；二则由于历史的原因，致使少数品种混乱，或同名异物合一，或一药异名重述等，令人莫衷一是；三则拘于赋体简约之文句，不能对所论药物从性能特点、功效、主治病证等展开全方位论述，实有以点概全之憾；四则中药学与其他学科一样随着历史的发展也在不断发展，特别是中华人民共和国成立以来，中药学及其各个分支学科都有了长足的发展，取得了丰硕的成果，而赋文原已受当时中医药学发展水平所限，再加上由问世至今几百年来未汲取新见解与新成果，故对药物性效应用的概括既不完备，又不前沿，不利于当今学习者对赋文所论药物，有一个符合现代临床中药学崭新水平的全面了解与精准掌握。鉴此，特在对原赋文进行逐字逐句注解的基础上，又撷取各药的现代研究新成果、新经验，从药物的来源、药性、性能特点、功效应用等加以充实补正，并运用本草考证手段对品种混乱者加以考据澄清，以达承前启后、与时俱进之目的，并冠名曰《珍珠囊补遗药性赋白话解读本》。

　　所谓白话解，即应用现代文辞释解赋文所论药物或涉及的内容。此次诠解，首先是注释赋文，既紧扣赋文原意，又谨遵古今汉语之文法、中医药学之理论与成果，力求言简意赅，通俗易懂。其次是评价赋文，即根据现代中医药各学科的发展水平与认识，评价赋文的是非曲直，或褒扬其优长，或钊砭其不足；或细究其原本，或深研其内涵。力求中肯有据，避免虚妄臆度，进而提出问题，以呼应后文的药物详细解释。其三是详释赋文所论药物。药物之所以具有各种功效，是因其各具独特的性能特点。药物的性能特点是其效用的核心，是指导临床合理用药的理论基础。每一味药的性能特点，统领其功效主治、配伍应用、用法用量及使用注意，环环相扣，互为印证。鉴此，在释解时，首先简述各药的来源与药性，接着详释其性能特点、功效主治与配伍应用，最后陈述其用法用量与使用注意等。性能特点力求言简义准、理验并举；功效应用包括功效、主治病证、配伍用药，力求精练翔实、实用有验；用法用量与使用注意，力求体现量效、法效、使用宜忌间的辩证关系，以全面展示药之所能，药之所用，药之所害，为谙熟掌握、精准应用药物奠定基础。

药性赋总赋

【寒性】

诸药赋性，此类最寒。

犀角解乎心热，羚羊清乎肺肝。

泽泻利水通淋而补阴不足，海藻散瘿破气而治疝何难。

闻之菊花能明目而清头风，射干疗咽闭而消痈毒。

薏苡理脚气而除风湿，藕节消瘀血而止吐衄。

瓜蒌子下气润肺喘兮，又且宽中；车前子止泻利小便兮，尤能明目。

是以黄柏疮用，兜铃嗽医。

地骨皮有退热除蒸之效，薄荷叶宜消风清肿之施。

宽中下气，枳壳缓而枳实速也；疗肌解表，干葛先而柴胡次之。

百部治肺热，咳嗽可止；栀子凉心肾，鼻衄最宜。

玄参治热结毒痈，清利咽膈；升麻消风热肿毒，发散疮痍。

尝闻腻粉抑肺而敛肛门，金箔镇心而安魂魄。

茵陈主黄疸而利水，瞿麦治热淋之有血。

朴硝通大肠，破血而止痰癖；石膏坠头疼，解肌而消烦渴。

前胡除内外之痰实，滑石利六腑之涩结。

天门冬止嗽，补血涸而润肝心；麦门冬清心，解烦渴而除肺热。

又闻治虚烦，除哕呕，须用竹茹；通秘结，导瘀血，必资

中医白话解读本丛书

大黄。

宣黄连治冷热之痢，又厚肠胃而止泻；淫羊藿疗风寒之痹，且补阴虚而助阳。

茅根止血与吐衄，石韦通淋于小肠。

熟地黄补血，且疗虚损；生地黄宣血，更医眼疮。

赤芍药破血而疗腹疼，烦热亦解；白芍药补虚而生新血，退热尤良。

若乃消肿满，逐水于牵牛；除热毒，杀虫于贯众。

金铃子治疝气而补精血，萱草根治五淋而消乳肿。

侧柏叶治血出崩漏之疾，香附子理血气妇人之用。

地肤子利膀胱，可洗皮肤之风；山豆根解热毒，能止咽喉之痛。

白鲜皮去风治筋弱，而疗足顽痹；旋覆花明目治头风，而消痰嗽壅。

又况荆芥穗清头目便血，疏风散疮之用；瓜蒌根疗黄疸毒痈，消渴解痰之忧。

地榆疗崩漏，止血止痢；昆布破疝气，散瘿散瘤。

疗伤寒，解虚烦，淡竹叶之功倍；除结气，破瘀血，牡丹皮之用同。

知母止嗽而骨蒸退，牡蛎涩精而虚汗收。

贝母清痰，止咳嗽而利心肺；桔梗开肺，利胸膈而治咽喉。

若夫黄芩治诸热，兼主五淋；槐花治肠风，亦医痔痢。

常山理痰结而治温疟，葶苈泻肺喘而通水气。

此六十六种药性之寒，又当考《图经》以博其所治，观夫方书以参其所用焉，其庶几矣。

【热性】

药有温热，又当审详。

欲温中以荜茇，用发散以生姜。

五味子止嗽痰，且滋肾水；膃肭脐疗劳瘵，更壮元阳。

原夫川芎祛风湿，补血清头；续断治崩漏，益筋强脚。

麻黄表汗以疗咳逆，韭子助阳而医白浊。

川乌破积，有消痰治风痹之功；天雄散寒，为去湿助精阳之药。

观夫川椒达下，干姜暖中。

胡芦巴治虚冷之疝气，生卷柏破癥瘕而血通。

白术消痰壅，温胃兼止吐泻；菖蒲开心气，散冷更治耳聋。

丁香快脾胃而止吐逆，良姜止心气痛之攻冲。

肉苁蓉填精益肾，石硫黄暖胃驱虫。

胡椒主去痰而除冷，秦椒主攻痛而治风。

吴茱萸疗心腹之冷气，灵砂定心脏之怔忡。

盖夫散肾冷，助脾胃，须荜澄茄；疗心痛，破积聚，用蓬莪术。

缩砂止吐泻安胎，化酒食之剂；附子疗虚寒翻胃，壮元阳之方。

白豆蔻治冷泻，疗痛止痛于乳香；红豆蔻止吐酸，消血杀虫于干漆。

岂不知鹿茸生精血，腰脊崩漏之均补；虎骨壮筋骨，寒湿毒风之并祛。

檀香定霍乱，而心气之疼愈；鹿角秘精髓，而腰脊之痛除。

消肿益血于米醋，下气散寒于紫苏。

扁豆助脾，则酒有行药破血之用；麝香开窍，则葱为通中发汗之需。

尝观五灵脂治崩漏，理血气之刺痛；麒麟竭止血出，疗金疮之伤折。

麋茸壮阳以助肾，当归补虚而养血。

乌贼骨止带下，且除崩漏目翳；鹿角胶住血崩，能补虚羸劳绝。

白花蛇治瘫痪，除风痒之癣疹；乌梢蛇疗不仁，去疮疡之风热。

《图经》云，乌药有治冷气之理，禹余粮乃疗崩漏之因。

巴豆利痰水，能破寒积；独活疗诸风，不论久新。

山茱萸治头晕遗精之药，白石英医咳嗽吐脓之人。

厚朴温胃而去呕胀，消痰亦验；肉桂行血而疗心痛，止汗如神。

是则鲫鱼有温胃之功，代赭乃镇肝之剂。

沉香下气补肾，定霍乱之心痛；橘皮开胃去痰，导壅滞之逆气。

此六十种药性之热，又当博《本草》而取治焉。

【温性】

温药总括，医家素谙。

木香理乎气滞，半夏主于风痰。

苍术治目盲，燥脾去湿宜用；萝卜去膨胀，下气制面尤堪。

况大钟乳粉补肺气兼疗肺虚，青盐治腹痛且滋肾水。

山药而腰湿能医，阿胶而痢嗽皆止。

赤石脂治精浊而止泻，兼补崩中；阳起石暖子宫以壮阳，更疗阴痿。

诚以紫菀治嗽，防风祛风。

苍耳子透脑涕止，威灵仙宣风气通。

细辛去头风，止嗽而疗齿痛；艾叶治崩漏，安胎而医痢红。

羌活明目驱风，除湿毒肿痛；白芷止崩治肿，疗痔漏疮痈。

若乃红蓝花通经，治产后恶血之余；刘寄奴散血，疗烫火金疮之苦。

减风湿之痛则茵芋叶，疗折伤之症则骨碎补。

藿香叶辟恶气而定霍乱，草果仁温脾胃而止呕吐。

巴戟天治阴疝白浊，补肾尤滋；玄胡索理气痛血凝，调经有助。

尝闻款冬花润肺，去痰嗽以定喘；肉豆蔻温中，止霍乱而助脾。

抚芎定经络之痛，何首乌治疮疥之资。

姜黄能下气，破恶血之积；防己宜消肿，去风湿之施。

藁本除风，主妇人阴痛之用；仙茅益肾，扶元气虚弱之衰。

乃曰破故纸温肾，补精髓与劳伤；宣木瓜入肝，疗脚气并水肿。

杏仁润肺燥，止嗽之剂；茴香治疝气，肾疼之用。

诃子生津止渴，兼疗滑泄之疴；秦艽攻风逐水，又除肢节之痛。

槟榔豁痰而逐水，杀寸白虫；杜仲益肾而添精，去腰膝重。

当知紫石英疗惊悸崩中之疾，橘核仁治腰痛疝气之瘨。

金樱子兮涩遗精，紫苏子兮下气涎。

淡豆豉发伤寒之表，大小蓟除诸血之鲜。

益智安神，治小便之频数；麻仁润肺，利六腑之燥坚。

抑又闻补虚弱，排疮脓，莫若黄芪；强腰脚，壮筋骨，无如狗脊。

菟丝子补肾以明目，马蔺花治疝而有益。

此五十四种药性之温，更宜参《图经》而默识也。

【平性】

详论药性，平和惟在。

以硇砂而去积，用龙齿以安魂。

青皮快膈除膨胀，且利脾胃；芡实益精治白浊，兼补真元。

原夫木贼草去目翳，崩漏亦医；花蕊石治金疮，血行则却。

决明和肝气，治眼之剂；天麻主头眩，祛风之药。

甘草和诸药而解百毒，盖以性平；石斛平胃气而补肾虚，更医脚弱。

观夫商陆治肿，覆盆益精。

琥珀安神而散血，朱砂镇心而有灵。

牛膝强足补精，兼疗腰痛；龙骨止汗住泄，更治血崩。

甘松理风气而痛止，蒺藜疗风疮而目明。

人参润肺宁心，开脾助胃；蒲黄止崩治衄，消瘀调经。

岂不以南星醒脾，去惊风痰吐之忧；三棱破积，除血块气滞之证。

没石主泄泻而神效，皂角治风痰而响应。

桑螵蛸疗遗精之泄，鸭头血医水肿之盛。

蛤蚧治劳嗽，牛蒡子疏风壅之痰；全蝎主风瘫，酸枣仁去怔忡之病。

尝闻桑寄生益血安胎，且止腰痛；大腹子去膨下气，亦令胃和。

小草远志，俱有宁心之妙；木通猪苓，尤为利水之多。

莲肉有清心醒脾之用，没药在治疮散血之科。

郁李仁润肠宣水，去浮肿之疾；茯神宁心益智，除惊悸之痾。

白茯苓补虚劳，多在心脾之有眚；赤茯苓破结血，独利水道以无过。

因知麦蘖有助脾化食之功，小麦有止汗养心之力。

白附子去面风之游走，大腹皮治水肿之泛溢。

椿根白皮主泻血，桑根白皮主喘息。

桃仁破瘀血，兼治腰痛；神曲健脾胃，而进饮食。

五加皮坚筋骨以立行，柏子仁养心神而有益。

抑又闻安息香辟恶，且止心腹之痛；冬瓜仁醒脾，实为饮食之资。

僵蚕治诸风之喉闭，百合敛肺劳之嗽萎。

赤小豆解热毒，疮肿宜用；枇杷叶下逆气，哕呕可医。

连翘排疮脓与肿毒，石楠叶利筋骨与毛皮。

谷蘖养脾，阿魏除邪气而破积；紫河车补血，大枣和药性以开脾。

然而鳖甲治劳疟，兼破癥瘕；龟甲坚筋骨，更疗崩疾。

乌梅主便血疟痢之用，竹沥治中风声音之失。

此六十八种平和之药，更宜参《本草》而求其详悉也。

以上汇诸药品，总括成章，性分寒热温平，味主抑扬主治，随证对药，辞义了然。在习医者固当审详，而保身者亦宜熟读。庶几无夭折之虞矣！

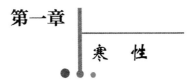

第一章

寒 性

【赋文】诸药赋性，此类最寒。

【注释】中医学认为，药物防治疾病的基本原理，不外是扶正祛邪、消除病因、恢复脏腑功能的协调、纠正阴阳的偏盛偏衰，使之在最大限度上恢复到正常状态。药物之所以能够针对病情，发挥上述基本作用，是因其各具独特的性能，也称之为偏性。意思是说，以药物的偏性纠正疾病所表现的阴阳偏盛或偏衰等。

所谓中药性能，即对中药作用的基本性质和特征的高度概括，又称药性。研究中药性能的理论就叫药性理论，主要包括四气、五味、升降浮沉、归经、有毒无毒等，这是从广义而言。从狭义而讲，中药的药性即指"四气"，意指中药有寒、凉、温、热四性。据此，赋文将所论当时的常用中药分为寒、热、温、平四类，此为寒性类药。

赋文的原意是：诸药都有自己的药性，此类最寒。此乃当时作者认为所列药的药性均为"最寒"，抑或是极而言之而已。从当下的认识看，本章所列药物除寒性外，也有微寒、平、微温，甚至温性者。

犀 角

【赋文】犀角解乎心热。

【注释】乎：介词，无实际意义。

赋文的原意是：犀角是清解心热之药。赋文虽强调犀角善清解心经邪热火毒之作用，但却未言尚能凉散肝热而定惊与凉血而解毒之能。其次，赋文对犀角的药力强弱也未言及。其三，因犀牛属世界性保护动物，1993 年我国政府颁布禁令，禁止使用犀角，故现在犀角已不再药用，常以性效相似的水牛角替代。

【来源】犀科动物印度犀 *Rhinoceros uicnicornis* L. 等或黑犀 *Rhinocerosbicornis* L. 等的角。前者主产于亚洲南部与东南部，习称暹罗角；后者主产于非洲东部与东南部，习称广角。

【药性】咸、苦，寒。归心、肝、胃经。

【性能特点】咸能入血，苦寒泄清，主入心肝经，兼入胃经。善清解心肝胃三经血分实热而凉血解毒，为解散血分热毒之专药，药力颇强，凡血热毒盛无论外感或内生者均宜。

【功效应用】清热定惊，凉血解毒。治温病热入营血之高热心烦不寐，常配黄连、生地黄、丹参等，如《温病条辨》清营汤。治热盛火炽、内灼心肝之神昏谵语、惊厥抽搐，常配羚羊角、磁石、生石膏等，如《和剂局方》紫雪散。治外感热病、血热吐血衄血斑疹者，常配生地黄、赤芍、牡丹皮等，如《备急千金要方》犀角地黄汤。治气血两燔之高热神昏、斑疹吐衄，可配生石膏、知母、玄参或栀子、大青叶等，如《温病条辨》化斑汤、《伤寒类证活人书》犀角大青汤。

【用法用量】内服 1.5～6g，磨汁或研末冲服为佳。

【使用注意】因其性寒，故脾胃虚寒者不宜服。

水牛角

【注释】犀角的替代品，特新补释之。

【来源】牛科动物水牛 *Bubalus bubalis* Linnaeus 的角。

【药性】苦、咸，寒。归心、肝经。

【**性能特点**】苦泄寒清，咸能入血，入心肝经。既清解热毒，又凉血定惊，清解凉血力较犀角为缓，常代犀角入药。

【**功效应用**】清热凉血，解毒定惊。治温病高热神昏谵语，常配生地黄、赤芍、牡丹皮等。治热病邪入心包之高热惊厥、神昏谵语，常配牛黄、麝香、朱砂等，如《中国药典》安宫牛黄丸。治血热吐血衄血斑疹，属外感热病者，可配生地黄、大青叶等；属内生火热者，可配栀子、紫草、黄芩等。治小儿惊风，可配牛黄、天竺黄、胆南星等。治咽喉肿痛，可配板蓝根、牛蒡子、桔梗等。

【**用法用量**】内服煎汤 15～30g，大剂量 60～120g，宜先煎 3 小时以上。水牛角浓缩粉，每次 1～3g，一日 2 次，开水冲下。代犀角宜加量。

【**使用注意**】因其性寒，故脾胃虚寒者不宜服。

羚羊角

【**赋文**】羚羊清乎肺肝。

【**注释**】羚羊，即指羚羊角。

赋文的原意是：羚羊角善清肺与肝热。羚羊角集平肝、清热、凉血、解热毒于一体，赋文虽昭示了清肺、肝热之功，但却未言平肝、凉血、解热毒之效，与今之认识差距较大，故特予细释之。

【**来源**】牛科动物赛加羚羊 *Saiga tatarica* Linnaeus 的角。

【**药性**】咸，寒。归肝、心经。

【**性能特点**】质重潜降，味咸入血，性寒清解。入肝经，善泻肝火、潜肝阳、平息肝风、止痉挛；入心经，善泻心火、凉血、解热毒。既为治肝火上升、热极生风及肝热急惊之要药，又善治疮疹或斑疹证属血热毒盛兼动风先兆者。此外，或云兼入肺经，能清肺热，治肺热咳嗽、咽喉肿痛等。

【功效应用】平肝息风，清肝明目，凉血解毒。治热极生风，常配钩藤、白芍、生地黄等，如《通俗伤寒论》羚羊钩藤汤。治肝热急惊，常配钩藤、朱砂、蝉蜕等。治癫痫抽搐，轻者单用，重者配钩藤、天竺黄、牛黄等。治顽固性高血压属肝火或阳亢者，常配磁石、夏枯草等。治肝火目赤翳障，常配菊花、夏枯草、赤芍、石决明等。治高热神昏狂躁或抽搐，常配水牛角、磁石等，如《和剂局方》紫雪散。治疮肿属血热毒盛，常配水牛角、赤芍、金银花、蒲公英等。治斑疹内陷高热动风，常配水牛角、大青叶、紫草等。治肺胃热盛、感受时邪之身热头晕、四肢酸懒、咳嗽痰盛、咽喉肿痛，可配浙贝母、天花粉、桔梗等，如《中国药典》羚羊清肺丸。治流行性感冒，症见发热恶风、头痛头晕、咳嗽胸闷、咽喉肿痛者，可配牛蒡子、金银花、荆芥等，如《中国药典》羚羊感冒片。

【用法用量】内服，煎汤 1 ～ 3g，另煎对入。磨汁或锉末，每次 0.3 ～ 0.5g。

【使用注意】因其性寒，故脾虚慢惊者忌服，脾胃虚寒者慎服。

泽　泻

【赋文】泽泻利水通淋而补阴不足。

【注释】赋文的原意是：泽泻既利水通淋，又补阴不足。今考，赋文据《名医别录》泽泻"补虚损五劳……起阴气"而撰。泽泻甘淡渗利寒清，既利水渗湿清热，又泻相火。赋文昭示其能利水通淋，与今人之认识完全相同。而对其"补阴不足"之说，则与今之认识相左。试问其既善甘淡渗利，又何来补阴耶？此乃其性寒清，既清实火，又清相火，火热被除，相火不亢，真阴不被灼烁则自足，而非滋补阴液也。

【来源】泽泻科植物泽泻 *Alisma orientalis*（Sam.）Juzep. 的干燥块茎。

【药性】甘、淡，寒。归肾、膀胱经。

【性能特点】甘淡渗利寒清，入肾膀胱经，既清泻肾（相）火，又除膀胱之湿热。凡属中下焦湿热、痰饮及肾火之证皆可选用。若为湿浊、痰饮而热不明显或有寒者宜炒用。

【功效应用】利水渗湿清热，清相（肾）火。治水肿、小便不利，热不盛者，常配茯苓、猪苓、白术等，如《丹溪心法》四苓散；兼热者，常配茯苓、滑石、车前子等；兼阳虚者，常配桂枝、茯苓、猪苓等，如《伤寒论》五苓散。治尿闭，常配木通、茯苓、瞿麦等。治水泻，常配茯苓、车前子、滑石等。治痰饮眩悸，常配茯苓、白术、甘草等，如《金匮要略》苓桂术甘汤。治相火妄动之梦多遗精梦交，单用或配黄柏、地黄等。治阴虚火旺，常配黄柏、知母、熟地黄、牡丹皮等，如《景岳全书》知柏地黄丸。

【用法用量】内服 5～10g，煎汤或入丸散。

【使用注意】因其性寒而泻肾火，故阳虚滑精者慎服。

海 藻

【赋文】海藻散瘿破气而治疝何难。

【注释】散瘿：散，消散；瘿，瘿瘤；消散瘿瘤也。疝：疝气、癫疝，即睾丸肿大类疾患。

赋文的原意是：海藻消散瘿瘤、破气，治疝气又有何难？今考，赋文据《神农本草经》海藻"主瘿瘤气，项下核，破散结气，痈肿癥瘕坚气"而撰，虽昭示了海藻的主治最宜，但不全面、精准。所谓"破气"非指破气滞之重者，而指痰气交结或痰瘀互结、凝聚成形之气结也。今之认为，海藻集清热消痰、软坚散结、利水于一身。

【来源】马尾藻科植物海蒿子 *Sargassum pallidum*（Turn.）C.Ag. 等的干燥藻体。

【药性】咸，寒。归肝、胃、肾经。

【性能特点】咸软寒清。入肝胃经，清热消痰、软坚散结；入肾经，利水消肿。肝脾肿硬多用，兼水肿者尤佳。又含碘，治缺碘型粗脖子病（即瘿瘤）有效。与昆布相比，药力稍缓。

【功效应用】清热消痰，软坚散结，利水消肿。治疗瘰疬痰核，常配昆布、夏枯草、猫爪草等。治瘿瘤，常配昆布、夏枯草、浙贝母、黄药子等。治睾丸肿痛，常配川楝子、延胡索、荔枝核、昆布等。治癥瘕肿块，常配丹参、鳖甲、土鳖虫等。治脚气浮肿，常配槟榔、木瓜、防己、土茯苓等。治水肿，常配猪苓、茯苓、泽泻等。

此外，还能降压、降脂，治高血压，常配夏枯草、钩藤、天麻、生磁石等；治高脂血症，常配茵陈、泽泻、决明子等。

【用法用量】内服 10～15g，煎汤或入丸散。

【使用注意】因其反甘草，故不宜与甘草同用。

菊 花

【赋文】闻之菊花能明目清头风。

【注释】清头风：清头面部风邪。

赋文的原意是：听说菊花能明目、清头风。菊花集散风热、解热毒、平肝于一体，赋文虽昭示了菊花明目与清头风之功，但不够精准与全面。其次，赋文将其列入寒性类药，而实则微寒。其三，从品质而言，又有性效不完全相同的滁菊花、杭菊花、野菊花。

【来源】菊科植物菊 *Chrysanthemum morifolium* Ramat. 的干燥头状花序。

【药性】甘、苦，微寒。芳香。归肝、肺经。

【性能特点】甘能益润，香疏苦泄，微寒而清，入肝肺经。主疏散清解，兼益润平降。既清散风热，又兼益阴平肝而明目，并清泄热邪而解毒。黄者名杭菊花，白者名滁菊花。

【功效应用】疏散风热，平肝明目，清热解毒。治风热感冒，常配桑叶、荆芥穗、连翘等，如《温病条辨》桑菊饮。治温病初起，常配桑叶、金银花、连翘等。治目赤肿痛，属风热者，常配桑叶、谷精草、木贼等；属肝火者，常配桑叶、夏枯草、黄芩等。治肝肾亏虚目眼昏花，常配枸杞子、熟地黄等，如《医级》杞菊地黄丸。治肝阳上亢眩晕，常配川芎、钩藤、生白芍、生牡蛎等。治痈肿疮毒，常配蒲公英、金银花、连翘等。

此外，有降压作用，治高血压属肝阳上亢，常配决明子、石决明等。

【用法用量】内服 3～10g，煎汤，或开水泡，或浸酒，或入丸散。入汤剂不宜久煎。杭菊花（黄）长于疏散风热，滁菊花（白）长于平肝明目，野菊花长于清热解毒。

【使用注意】因其微寒，故脾胃虚寒者慎服。

射　干

【赋文】射干疗咽闭而消痈毒。

【注释】闭，即闭塞不通；咽闭，即咽喉肿痛之重症所见的肿闭吞咽困难。

赋文的原意是：射干既治咽喉肿痛，又消痈肿疮毒。赋文据《神农本草经》射干"主喉痹咽痛"与《本草经集注》射干

"疗肿毒"而撰，只从临床应用角度指出了射干的主治最宜，而功效却未涉及。

【来源】鸢尾科植物射干 *Belamcanda chinensis*（L.）DC. 的干燥根茎。

【药性】苦、辛，寒。有小毒。归肺、肝经。

【性能特点】苦降泄，辛行散，寒能清，有小毒，力较强，入肺肝经。既清热降火而消肿解毒，又散瘀祛痰而消结除癥。善治热结痰瘀之咽喉肿痛、痰饮咳喘（喉中辘辘如水鸡声）、癥瘕等。

【功效应用】清热解毒，祛痰利咽，散瘀消结。治咽喉肿痛，常配黄芩、桔梗、甘草、牛蒡子等，如《张氏医通》射干消毒饮。治痰饮喘咳如水鸡声，属热者，常配麻黄、石膏、桑白皮等；属寒者，常配麻黄、生姜、半夏、紫菀等，如《金匮要略》射干麻黄汤。治癥瘕痞块，常配鳖甲、凌霄花、土鳖虫等，如《金匮要略》鳖甲煎丸。治久疟疟母，可配柴胡、鳖甲、丹参、常山等。治肝脾肿大，可配柴胡、丹参、三棱、莪术等。治瘀血经闭，可配当归、丹参、桃仁、红花等。治瘰疬痰核，可配夏枯草、浙贝母、连翘、玄参等。治疮肿，可配蒲公英、金银花、紫花地丁等。

此外，治水田皮炎，每用750g，加水1300g，煎煮1小时后，过滤，加食盐12g，待温洗涂患处。

【用法用量】内服6～10g，煎汤或入丸散。外用适量，研末吹喉或外敷。

【使用注意】因其苦寒有小毒，能缓泻散血，故用量不宜过大，孕妇及脾虚便溏者忌服。

薏苡仁

【赋文】薏苡理脚气而除风湿。

【注释】理：调理、治疗。

赋文的原意是：薏苡仁既疗脚气肿痛，又除风湿。赋文据《神农本草经》薏苡仁"主风湿痹"与《食疗本草》薏苡仁"去干湿脚气"而撰，只列举了薏苡仁的单一功效与主治，与今之认识相差很大。其次，赋文将其列入寒性类药，而实则微寒。其三，其生用、炒用的性效与主治病证有别，当知。

【来源】禾本科植物薏苡 *Coix lacryma-jobi* L. var. *mayuen*（Roman.）Stapf 的干燥成熟种仁。

【药性】甘、淡，微寒。归脾、胃、肺经。

【性能特点】甘淡渗利兼补，微寒能清，入脾胃肺经。生用甘淡微寒，祛邪兼扶正，既清利湿热、除痹排脓，又兼健脾。炒用甘淡而平，扶正兼祛邪，既健脾又利湿而止泻。药食兼用，药力平和。功似茯苓而力较缓，祛邪又扶正。生用长于清热、利湿、除痹、排脓，炒用长于健脾止泻。

【功效应用】清利湿热，除痹，排脓，健脾止泻。治水肿，常配茯苓、猪苓、泽泻、白术等。治小便不利兼热，轻者可单用，重者可配木通、车前子等。治脚气浮肿，常配黄柏、苍术、牛膝等，如《成方便读》四妙丸。治湿痹身痛，属外感风湿者，常配麻黄、杏仁、甘草等，如《金匮要略》麻黄杏仁薏苡甘草汤；属湿痹兼热者，常配秦艽、防己、威灵仙等。治湿疹湿疮，常配土茯苓、萆薢、防己、白鲜皮等。治肺痈吐脓，常配鱼腥草、金荞麦、芦根、冬瓜子等。治肠痈腹痛，常配大黄、牡丹皮、红藤、败酱草等。治脾虚溏泻，常炒用并配人参、茯苓、砂仁等，如《和剂局方》参苓白术散。

中医白话解读本丛书

此外，治扁平疣，以生薏苡仁碾（研）粉，每次 15g，一日 3 次。抗癌，可制成注射液。

【用法用量】内服 10 ～ 30g，煎汤或入丸散。亦可作羹、煮粥饭食。其力缓，用量须大，并久服。清热利湿、除痹排脓宜生用，健脾止泻宜炒用。

【使用注意】因其虽平和，但能利湿，故津液不足者慎服。

藕 节

【赋文】藕节消瘀血而止吐衄。

【注释】吐衄：吐血、衄血。

赋文的原意是：藕节既消瘀血，又止吐血、衄血。今考，赋文据《药性论》藕节"主吐血不止及口鼻并皆治之"与《日华子本草》藕节"散瘀血"而撰，虽突出了其止血化瘀之效用，但未言其收敛之功效。其次，其生用、炒炭的性效与主治病证有所不同。其三，赋文将其列入寒性类药，而实则平而偏凉。

【来源】睡莲科植物莲 *Nelumbo nucifera* Gaertn. 的新鲜或干燥根茎节部。

【药性】甘、涩，平。归肝、肺、胃经。

【性能特点】涩能收敛，甘平力缓，入肝肺胃经。既收敛止血，又略兼化瘀，且药力和缓。止血而不留瘀，凡出血无论寒热虚实皆宜。多做辅助品用。

【功效应用】收敛止血。治出血诸证，属血热妄行者，常配黄芩、生地黄、侧柏叶等；属瘀血出血者，常配三七、茜草、大蓟、蒲黄等；属阳虚有寒者，常配附子、炮姜、艾炭、灶心土等；属气不摄血者，常配黄芪、党参、升麻、柴胡等；属阴虚有热者，常配知母、黄柏、墨旱莲、龟甲等；属产后出血者，常配当归、黄芪、桃木、炮姜等。

【用法用量】内服 10～30g，鲜品加倍，煎汤或入丸散，或鲜品捣汁。生用性平偏凉，止血散瘀力强，鲜品更佳，血热出血宜用。炒炭性偏温，收敛止血效佳，虚寒出血宜投。

瓜蒌子

【赋文】瓜蒌子下气润肺喘兮，又且宽中。

【注释】子，即果实；瓜蒌子，即瓜蒌的果实，简称瓜蒌或习称全瓜蒌。

赋文的原意是：瓜蒌既下气润肺、止咳喘，又宽中。瓜蒌清泄滑润，集清热、化痰、利气、润肠、散结于一体，赋文虽涉及瓜蒌的功效与主治病证，但不够精准、全面。其次，瓜蒌的全体、皮、仁，以及仁去油用霜的性效应用有别，当知。

【来源】葫芦科植物栝楼 *Trichosanthes kirilowii* Maxim. 等的干燥成熟果实。壳称瓜蒌皮，种仁称瓜蒌仁，整个合用称全瓜蒌。

【药性】甘，寒。归肺、胃、大肠经。

【性能特点】甘寒清泄滑润，入肺胃大肠经。既清肺润燥化痰、利气宽胸而止咳喘，又清润滑肠通便而导热邪从大便出，还泄热散结而解热毒、消肿。清泄不苦燥，润肠不峻卜，甘润不滞气，治痰热壅肺或痰阻胸脉者皆宜，兼便秘者尤佳；治热结肠燥便秘宜用，兼痰浊者尤佳；治内痈及乳痈每用，兼便秘者尤佳。

【功效应用】清热化痰，利气宽胸，润肠通便，散结消肿。治痰热咳喘，属咳嗽者，常配黄芩、浙贝母、前胡等；属喘咳者，常配麻黄、苦杏仁、甘草等。治痰滞经络之胸痹，常配薤白、半夏、炒枳壳等，如《金匮要略》瓜蒌薤白半夏汤。治痰火互结心下坚痞，常配半夏、黄连，如《伤寒论》小陷胸汤。

治热结肠燥便秘，常配决明子、胖大海、炒枳壳等。治乳痈，常配蒲公英、金银花、牛蒡子、漏芦等。治肺痈，常配鱼腥草、桔梗、芦根等。治肠痈，常配蒲公英、红藤、牡丹皮、败酱等。

此外，还能抗癌，治癌肿，常配半枝莲、白花蛇舌草、夏枯草等。

【用法用量】内服，瓜蒌皮 6～12g，瓜蒌仁 9～15g，全瓜蒌 9～20g。瓜蒌皮长于清肺化痰，利气宽胸；瓜蒌仁长于润肺化痰，滑肠通便；全瓜蒌兼具两者功效。取仁去油用霜，名瓜蒌霜，长于润肺化痰而力缓。

【使用注意】因其寒凉滑润，故脾虚便溏、寒痰或湿痰者忌服。反乌头，不宜与附子、乌头、草乌等同用。

车前子

【赋文】车前子止泻利小便兮，尤能明目。

【注释】尤能：尤其能也。

赋文的原意是：车前子不但止泻、利小便，尤能明目。车前子为清利、化痰、止泻、明目之品，赋文虽指出车前子有止泻、利小便、明目之功，但表述不够精准。其次，未言其有清肺化痰之效。其三，未明示其主治病证。为此，特详释之。

【来源】车前科植物车前 Plantago asiatica L. 等的干燥成熟种子。

【药性】甘，寒。归肾、膀胱、肝、肺经。

【性能特点】甘寒滑利清化。入肾膀胱经，既清热利尿渗湿而通淋，又实大便而止泻。入肝经，清泻肝火而明目。入肺经，清肺化痰而止咳嗽。凡湿热、肝热、痰热所致病证均可酌投；善治水泻，兼热者最宜。

【功效应用】清热利尿，渗湿止泻，清肝明目，清肺化痰。

治淋证涩痛，常配木通、山栀子、瞿麦、萹蓄等，如《和剂局方》八正散。治水肿兼热，常配泽泻、冬瓜皮、猪苓、茯苓等。治小便不利兼热，可配泽泻、防己、淡竹叶、乌药等。治水湿泄泻，轻者单用或配薏苡仁、泽泻、茯苓等；重者可配滑石、泽泻、白术、金银花等。治肝热目赤肿痛，常配菊花、桑叶、青葙子等。治肝肾亏虚目暗不明（内盲、青盲），常配熟地黄、枸杞子等。治痰热咳嗽，常配黄芩、芦根、浙贝母、竹茹等。

此外，用于降血压，治高血压属肝火者，常配菊花、川芎、炒杜仲、泽泻、牛膝等。

【用法用量】内服 5～10g。布包煎汤，或入丸散。

【使用注意】因其甘寒清利，故无湿热者慎服。

黄 柏

【赋文】是以黄柏疮用。

【注释】是以：连接语，所以也。疮用：治疮肿可用。

赋文的原意是：所以说，黄柏治疮肿常用。黄柏为清解燥湿之品，虚火实火皆清，作用偏于下焦，临床应用十分广泛。赋文只云其治疮肿最宜，与今之对其性效的认识与临床应用相差甚远，实有以偏概全之嫌，故特予以广而释之。

【来源】芸香科植物黄檗 *Phellodendron amurense* Rupr. 等除去栓皮的干燥树皮。

【药性】苦，寒。归肾、膀胱经。

【性能特点】苦泄寒清，燥而沉降，入肾与膀胱经。既清泻实热（火）而解热毒，又燥湿、除湿毒而解湿热毒，还清肾火（相火）而退虚热。为治湿热火毒之要药，较广泛用于湿热火毒之病证。与黄连相比，清热燥湿力较弱，作用偏于肾及下焦膀胱，最善清相火，退虚热，除下焦湿热。集清实火、湿热、退

珍珠囊补遗药性赋 白话解读本

虚热于一体，凡实热火毒、湿热、虚热皆宜。

【功效应用】清热燥湿，泻火解毒，退虚热。治阴虚火旺之盗汗烦热、遗精梦交，常配知母、熟地黄等，如《景岳全书》知柏地黄丸。治骨蒸劳热之颧红心烦，常配知母、熟地黄、龟甲等。治湿热黄疸，常配栀子、茵陈等，如《伤寒论》栀子柏皮汤。治湿热泻痢，常配白头翁、黄连、秦皮等，如《伤寒论》白头翁汤。治湿热下注诸证，尿闭者，常配知母、肉桂等；淋浊者，常配栀子、芦根、车前子等；带下黄臭者，常配苍术、牛膝等，如三妙丸《医学正传》；阴囊湿疹者，常配龙胆等；外阴湿热痒痛者，常配苍术、牛膝、生薏苡仁等，如《成方便读》四妙丸；足膝红肿热痛者，常配忍冬藤、牛膝等。治湿热外泛肌肤之疮疹痒痛，常配苦参、白鲜皮、地肤子等。治火毒疮肿，常配黄芩、黄连、大黄、金银花、栀子等，如《中国药典》栀子金花丸。治目赤肿痛，常配桑叶、菊花、木贼等，内服外洗皆可。治血热出血，可配黄芩、黄连、大黄、栀子等。

此外，治口舌生疮，常配细辛，等量研末涂患处。治中耳炎，常与青黛共为细末，吹入患耳中。

【用法用量】内服 3～10g，煎汤，或入丸散。外用适量，研末敷。清热燥湿解毒宜生用，清相火退虚热宜盐水炒用，止血宜炒炭。

【使用注意】因其苦寒，易伤阳败胃，故脾胃虚寒者忌服。

马兜铃

【赋文】兜铃嗽医。

【注释】兜铃：马兜铃。嗽医：医嗽，医治咳嗽。

赋文的原意是：马兜铃治咳嗽。马兜铃清泄而降，略兼开散，赋文只强调其治咳嗽，而对因何引发的咳嗽却未言。其次，其能清肠疗痔，而亦未言及。其三，其有一定毒性，又当注意。

【来源】马兜铃科植物北马兜铃 *Aristolochia contorta* Bge. 等的干燥成熟果实。

【药性】苦、微辛，寒。有小毒。归肺、大肠经。

【性能特点】苦寒清泄而降，微辛略兼开散，有小毒力较强，清降略开泄。入肺经，清肺下气而止咳平喘；入大肠经，清肠热而消痔肿。肺热咳喘无论虚实皆可酌选，苦寒有肾毒内服宜慎，不可过量或久服。

【功效应用】清肺下气，止咳平喘，清肠疗痔。治肺热咳喘，可配桑白皮、黄芩、瓜蒌等。治肺虚热咳有痰，常配阿胶、杏仁、炙甘草等，如《小儿药证直诀》补肺阿胶散。治肠热痔肿，古单用燃熏，今配槐角、槐花、大黄、枳壳等。

此外，其有温和而持久的降压作用，可用于早期高血压的治疗。

【用法用量】内服 3 ～ 10g，煎汤，或入丸散。肺虚有热咳喘宜蜜炙用。

【使用注意】因其含马兜铃酸，苦寒有肾毒，故不宜大量或久服，寒痰咳喘、脾胃虚寒及肾病患者忌服。

地骨皮

【赋文】地骨皮有退热除蒸之效。

【注释】退热：退除实热。除蒸：清除骨蒸潮热。

赋文的原意是：地骨皮有清实热、除骨蒸潮热之功效。地骨皮为退虚热、凉血热、清肺热、兼生津之品，赋文虽突出了其退热、除蒸之效，但不够精准全面。其次，其主治最宜及性能特点等均未涉及。

【来源】茄科植物枸杞 *Lycium chinense* Mill. 或宁夏枸杞

Lycium barbarum L. 的干燥根皮。

【药性】甘，寒。归肺、肝、肾经。

【性能特点】甘寒清降而益润，入肺肝肾经。既入血分，又入气分，清降不透，略兼滋润。善退虚热（除蒸）、凉血热、泻肺火，兼生津，不透散。凡虚热、血热、肺火、津伤皆宜，治有汗骨蒸最佳。

【功效应用】退虚热，凉血，清肺火，生津。治阴虚发热，常配青蒿、生地黄、知母、黄柏等。治有汗骨蒸，常配知母、黄柏、胡黄连等。治血热吐衄尿血，常配白茅根、栀子、小蓟等。治月经先期或经前发热，属血热者，常配生地黄、当归、牡丹皮等；属肝郁化火者，常配柴胡、栀子、牡丹皮等。治妇科虚劳，可配柴胡、栀子、知母等，如《妇科玉尺》加味逍遥散。治肺热咳嗽，常配桑白皮等，如《小儿药证直诀》泻白散。治内热消渴，常配生葛根、生地黄、知母等。

此外，兼清肝火，治高血压属肝阳上亢或肝火上炎，常配夏枯草、生牡蛎、钩藤、天麻等。治高血压、高血糖、高脂血症，可酌情配入复方等。

【用法用量】内服 6 ～ 15g，煎汤或入丸散。外用适量，研末调敷或鲜品捣敷。

【使用注意】因其甘寒清润，故脾虚便溏及表邪未解者不宜用。又因凉血益润而有留瘀之弊，故在将其用于月经先期或经前发热时，须与凉血化瘀之品同用，以防凝滞经血，影响月经的畅顺。

薄 荷

【赋文】薄荷叶宜消风清肿之施。

【注释】宜：适宜也。消：消除；按叶质轻能升浮发散，在此又可引申为发散之意。

赋文的原意是：薄荷叶宜消风清肿时投用。据考，薄荷集疏散、清利、疏肝、辟秽于一体，赋文虽管窥了薄荷叶善散风清肿，而未深入全面地论述其性效。其次，赋文将其列入寒性类药，而实则性凉。

【来源】唇形科植物薄荷 *Mentha haplocalyx* Briq. 的干燥或新鲜地上部分。

【药性】辛，凉。芳香。归肺、肝经。

【性能特点】辛疏散，香辟秽，凉能清。入肺肝经，既疏散风热而清利头目与咽喉、透疹，又疏肝解郁、辟秽。发汗力较强，尤善清利头目，风热袭表或上攻者最宜。

【功效应用】疏散风热，清利头目，利咽透疹，疏肝，辟秽。治风热表证，常配金银花、连翘、牛蒡子等，如《温病条辨》银翘散。治温病初起，常配金银花、大青叶、板蓝根等。治头痛目赤，常配菊花、蔓荆子等。治咽喉肿痛，常配桔梗、黄芩、板蓝根等。治麻疹不透，常配蝉蜕、牛蒡子、柽柳等。治风疹瘙痒，常配荆芥穗、地肤子、防风等。治肝郁气滞，常配柴胡、香附、赤芍等。治暑热感冒，常配滑石与生甘草（6∶1）等。治暑湿泄泻，常配滑石、藿香、佩兰等。治口臭，单用或配决明子、佩兰等沸水泡后含漱。

【用法用量】内服 2～10g，煎汤，或入丸散；不宜久煎，入汤剂当后下，或沸水泡服。外用适量，鲜品捣敷。也可煎汤含漱。叶长于发汗，梗偏于疏理。

【使用注意】因其发汗耗气，故体虚多汗者慎用。

枳 壳

【赋文】宽中下气，枳壳缓而枳实速也。

【注释】枳壳与枳实，汉代及其以前不分，后世始分论，故赋文将枳壳与枳实合为一条为论。

赋文的原意是：用于宽中下气常用枳壳与枳实，枳壳效缓而枳实效速。枳壳、枳实集行气、化痰于一体，而赋文惟曰"宽中下气"，而不言"化痰"，不利于临床精准应用。其次，赋文将其列入寒性类药，而实则微寒。其三，此仅就枳壳予以广而细释之。

【来源】芸香科植物酸橙 *Citrus aurantium* L. 等的干燥成熟或将成熟果实。

【药性】苦、辛，微寒。归脾、胃、大肠经。

【性能特点】苦泄降，辛行散，微寒而不温燥，入脾胃大肠。既行气、缓通大便而消积、宽中、除胀满，又化痰而除痞满。其为将成熟果实，功似枳实而缓和，长于理气宽中，凡食、痰所致气滞轻证皆宜，兼热者最佳，兼寒者当炒用以减寒性。原与枳实不分，南北朝《雷公炮炙论》始分出。

【功效应用】理气宽中，化痰除痞。治胸腹气滞诸证，属痰气壅结之喘嗽胸满者，常配桔梗、紫苏子、陈皮等；属肠胃停饮之痞满呕呃者，常配半夏、茯苓、生姜等；属饮食停滞之脘腹胀满者，常配厚朴、白术、焦三仙等；属肝郁气滞之胁肋刺痛者，常配柴胡、川芎、延胡索等。治热痢滞下里急后重，常配芍药、黄连、槟榔、马齿苋等。治虚劳气弱大便不爽，常配生白术、当归、阿胶等。治痰湿阻滞之胸脘痞满，可配厚朴、陈皮、半夏等。治痰滞胸痹，常配陈皮、桂枝、瓜蒌、薤白等。治痰热虚烦不眠惊悸不宁，可配竹茹、陈皮、茯苓、半夏等。

此外，治肠风下血、痔肿便血，常配槐花、地榆、黄芩、防风炭等。治风疹瘙痒，常配荆芥穗、防风、苍耳子、地肤子等。治脏器脱垂、胃扩张，常取大量并配黄芪、人参、柴胡、升麻等。制成注射液，静脉点滴，能升血压、抗休克。

【用法用量】内服 3 ～ 10g，大剂量可用 30g，煎汤或入丸散。外用适量，煎水洗或炒热熨。

【使用注意】因其行气，故脾胃虚弱及孕妇慎服。

枳　实

【赋文】宽中下气，枳壳缓而枳实速也。

【注释】枳实与枳壳，汉代及其以前不分，后世始分论，故赋文将枳壳与枳实合为一条为论。

赋文的原意是：用于宽中下气常用枳壳与枳实，枳壳效缓而枳实效速。枳壳、枳实集行气、化痰于一体，赋文只云"宽中下气"，而不言"化痰"，不利于临床精准应用。其次，赋文将其列入寒性类药，而实则微寒。其三，此仅就枳实予以广而细释之。

【来源】芸香科植物酸橙 *Citrus aurantium* L. 等的干燥幼果。

【药性】苦、辛，微寒。归脾、胃、大肠经。

【性能特点】苦降下，辛行散，微寒而不温燥，入脾胃大肠经。既破气、缓通大便而消积、除胀满，又化痰而除痞满。其为未成熟果实，气锐力猛，为破气消积、化痰除痞之要药。凡食、痰所致气滞皆宜，兼热者最佳，兼寒者应炒用以减其寒性。

【功效应用】破气消积，化痰除痞。治食积便秘胀痛，轻者常配厚朴、大黄，如《伤寒论》小承气汤；重者常配厚朴、大黄、芒硝等，如《伤寒论》大承气汤。治泻痢里急后重，可配大黄、木香、槟榔等。治痰湿阻滞之胸脘痞满，常配厚朴、陈皮、半夏等，如《兰室秘藏》枳实消痞丸。治痰滞胸痹，常配陈皮、桂枝、瓜蒌、薤白等，如《金匮要略》枳实薤白桂枝汤。治痰热虚烦不眠、惊悸不宁，常配竹茹、陈皮、茯苓、半夏等，如《备急千金要方》温胆汤。

此外，治脏器脱垂、胃扩张，常取大量并配黄芪、人参、柴胡、升麻等。制成注射液，静脉点滴，能升血压、抗休克。

【用法用量】内服 3～10g，大剂量可用 15g，煎汤或入丸散。外用适量，研末调涂或炒热熨。

【使用注意】因其破气，故脾胃虚弱及孕妇慎服。

葛　根

【赋文】疗肌解表，干葛先而柴胡次之。

【注释】疗：治疗。解：解除。疗肌解表：解肌发表。干葛：葛根。

赋文将葛根与柴胡合论，原意是：善解肌发表者，首为葛根，次为柴胡。葛根集解肌发表、透疹、升阳、生津于一体，赋文虽突出其解肌发表之功，而未言透疹、生津、升阳等效用。其次，赋文将其列入寒性类药，而实则平而偏凉。

【来源】豆科植物野葛 *Pueraria lobata*（Willd.）Ohwi 等的干燥根。

【药性】甘、辛，平。归脾、胃经。

【性能特点】甘辛轻扬升散，平而偏凉能清，入脾胃经。既透解肌表风热、解肌退热而发表、透发疹斑，又鼓舞脾胃清阳上升而生津止渴、升阳止泻。治项背强痛与阳明头痛最宜，无论寒热虚实、有汗无汗皆可。生用升散清透并生津，煨用长于升举而少清透。

【功效应用】解肌退热（发表解肌），透发斑疹，生津止渴，升阳止泻。治感冒头痛项强，属表寒无汗者，常配麻黄、桂枝等，如《伤寒论》葛根汤；属表虚有汗者，常配桂枝、白芍等，如《伤寒论》桂枝加葛根汤；属表热有汗者，常配柴胡、黄芩等，如《伤寒六书》柴葛解肌汤。治麻疹不透，常配柴胡、升麻等，如《阎氏小儿方论》升麻葛根汤。治高热斑疹紫黑，常配水牛角、大青叶、紫草等。治热病烦渴（辅），常配生地黄、知母、天花粉等。治内热消渴，常配天花粉、生黄芪、麦冬等。治湿热泻痢初期常生用并配黄芩、黄连，如《伤寒论》葛根芩连汤。治脾虚泄泻常煨用并配白术、木香、人参等，如《小儿药证直诀》七味白术散。

【用法用量】内服 10 ～ 20g，煎汤或入丸散。刀阳止泻宜煨用，解肌退热生津宜生用。

柴　胡

【赋文】疗肌解表，干葛先而柴胡次之。

【注释】疗：治疗。解：解除。疗肌解表：解肌发表。干葛：葛根。

赋文将葛根与柴胡合论，原意是·善解肌发表者，首为葛根，次为柴胡。柴胡集和解退热、疏肝、升阳于一体，赋文虽突出其解表之功，但不精准。其次，未言其能疏肝、升阳之效。其三，赋文将其列入寒性类药，而实则微寒。

【来源】伞形科植物柴胡 *Bupleurum chinense* DC. 的干燥根。

【药性】苦、辛，微寒。芳香。归肝、胆经。

【性能特点】苦泄辛散，芳疏性升，微寒能清，入肝胆经。既疏散胆经邪气而和解退热，又疏散肝胆经郁结之气而疏肝解郁，还升举肝胆清阳之气而升阳举陷，为肝胆经之主药。生用既升散又清泄，醋制升散清泄力减而疏肝力增。

【性能特点】和解退热，疏肝解郁，升举阳气。治邪在少阳寒热往来，常配黄芩、半夏等，如《伤寒论》小柴胡汤。治疟疾寒热往来（定时），常配常山、青蒿等。治外感发热，常配金银花、连翘、穿心莲等，也可用柴胡注射液肌内注射。治肝郁气滞，唯见胸胁不舒者，常配白芍、枳壳等，如《景岳全书》柴胡疏肝散；兼月经不调者，常配当归、芍药等，如《和剂局方》逍遥散。治气虚下陷之脏器脱垂，常配黄芪、人参、升麻等，如《脾胃论》补中益气汤。

此外，还可用于外科急腹症，凡中医辨证属肝胆经病证者，均可酌投，并配他药。

【用法用量】内服 3 ～ 10g，煎汤或入丸散。也可制成注射液，肌内注射。和解退热宜生用，疏肝解郁宜醋炙用。

【使用注意】因其性能升发，故真阴亏损、肝阳上升者忌服，气逆不降者慎服。据报道有用柴胡注射液引起过敏皮疹及休克等，现已很少应用。

百　部

【赋文】百部治肺热，咳嗽可止。

【注释】治：医治、清除。

赋文的原意是：百部清肺热，可止咳嗽。今考，赋文据《新修本草》百部"微寒，有小毒"而撰，并将其列入寒性类药，而实则性平。其次，赋文言其能止咳嗽是因"治肺热"之故，实则为润肺而止咳也。其三,百部为杀虫之要药，而赋文不言，不可不知。

【来源】百部科植物直立百部 *Stemona sessilifolia*（Miq.）Miq. 等的干燥块根。

【药性】甘、苦，平。归肺经。

【性能特点】甘润苦降，平而不偏，专入肺经。既润肺下气、抗结核杆菌而止咳，为润肺止咳良药，凡咳嗽无论新久寒热虚实皆可，痨咳者尤佳；又杀肠道与体表寄生虫，为杀虫灭虱佳品，可治人体多种寄生虫病，内服外用皆可。

【功效应用】润肺止咳，杀虫灭虱。治诸般咳嗽，风邪犯肺者，常配桔梗、荆芥、紫菀等，如《医学心悟》止嗽散；肺寒有痰者，常配麻黄、杏仁等，如《小儿药证直诀》百部丸；痰热闭肺，常配瓜蒌、竹茹、浙贝母等；火热袭肺者，常配黄芩、桑白皮、天花粉等；肺虚痨嗽者，常配知母、百合、川贝母等；百日咳者，单用制成糖浆服，或配南沙参、川贝母、白前等。治蛔虫病、蛲虫病，常配使君子、槟榔等，煎汤口服或灌肠。治体虱、头虱、臭虫，单用水煎洗，或研末掺撒。治疥疮、癣痒、阴痒，单用或配地肤子、蛇床子等水煎熏洗。

此外，杀孑孓、蝇蛆，单用即可。替代有机磷或有机氯农药，以利环保。

【用法用量】内服 5 ~ 10g，煎汤，或入丸散。外用适量，研末掺，或煎汤熏洗。治燥咳、久咳、虚咳宜蜜炙用。

【使用注意】因其易伤胃滑肠，故脾虚便溏者忌服。

栀 子

【赋文】栀子凉心肾，鼻衄最宜。

【注释】凉：清凉、清解也。

赋文的原意是：栀子清心、肾之热，治鼻衄最宜。首先，赋文指出栀子能清心、肾之热，实则是清解心、肺与三焦之热，而未及肾也。其次，赋文虽指出治鼻衄最宜栀子，但未明言此因其凉血止血之故也。其三，栀子善清利膀胱与滑利二便，又能除烦解毒、利湿通淋，而赋文则未言。其四，栀子外用尚能散瘀消肿而赋文亦未言及。

【来源】茜草科植物栀子 *Gardenia jasminoides* Ellis 的干燥成熟果实。

【药性】苦，寒。归心、肺、三焦经。

【性能特点】苦寒清利，屈曲下降，入心肺三焦经。既清心肺三焦之火而泻火除烦解毒、凉血止血，又清利膀胱湿热与清泻滑利大肠，导湿热火毒外出，利小便、缓通便、退黄疸。捣烂外敷能散瘀血而消肿止痛。药力较缓，虽味苦而不燥湿，但能缓泻。既走气分，能清泄气分热；又走血分，能清泄血分热。清热泻火不如石膏，长于凉血解毒、退黄、止血、滑利二便。

【功效应用】泻火除烦，清热利湿，凉血解毒，消肿止痛。治热病心烦，初期心烦懊恼，常配豆豉，如《伤寒论》栀子豉汤；中期高热烦渴，常配生石膏、知母等；后期热未尽而阴伤或复感外邪郁胸，常配豆豉等。治心火移热于小肠，常配生地黄、木通、生甘草、竹叶等。治脏腑三焦火热证，常配连翘、黄芩、黄连、黄柏等。治淋证涩痛，属热淋者，可配萹蓄、木通、车前草等，如《和剂局方》八正散；属血淋者，可配白茅根、石韦、海金沙等。治湿热黄疸，常配大黄、茵陈、黄柏等，如《伤寒论》茵陈蒿汤、栀子柏皮汤。治血热出血，常配黄芩、白茅根、小蓟、槐花等。治痈肿疮毒，常配金银花、黄连、大黄等，如《中国药典》栀子金花丸。治跌打肿痛，单用生品，捣烂外敷。

【用法用量】内服 3～10g，煎汤或入丸散。外用适量，研末调敷，或鲜品捣敷。生栀子长于清热泻火，姜汁拌炒治烦呕，焦栀子及栀子炭常用于止血，栀子仁（用种子）功善清心除烦，栀子皮（用果皮）兼清表热。

【使用注意】因其苦寒滑肠，故脾虚便溏食少者忌用。

玄 参

【赋文】玄参治热结毒痈，清利咽膈。

【注释】热结毒痈：热毒壅结之疮痈。

赋文的原意是：玄参善治热结毒痈，能清利咽膈。玄参集清热、凉血、解毒、散结、润肠于一体，赋文既从主治病证角度指出其善治热结毒痈，又从功效角度指出其善于清利咽膈。这些虽抓住了玄参效用的某些要点，但不全面与精准。

【来源】玄参科植物玄参 *Scrophularia ningpoensis* Hemsl. 的干燥根。

【药性】苦、甘、咸，寒。归肺、胃、肾经。

【性能特点】苦泄甘润寒清，咸软入肾走血，入肺胃肾经。既清热降火而凉血、解热毒，又滋阴生津、润肠通便，还散肿结。功似生地黄，滋阴力较生地黄弱，降火力较生地黄强，长于解毒散结。凡血热、虚热、火毒、疮结皆可选用，最宜阴虚火旺者。

【功效应用】清热凉血，降火滋阴，解毒散结，润肠通便。治温病烦热，属营分热证，常配生地黄、金银花等，如《温病条辨》清营汤；属血分热证，常配生地黄、赤芍、水牛角等；属气血两燔，常配生石膏、生地黄、大青叶等；属后期阴伤心烦不眠，常配生地黄、麦冬、丹参等。治骨蒸劳热，常配知母、鳖甲、牡丹皮、黄柏等。治阴虚火炎之口疮，常配知母、黄柏、肉桂等。治咽喉肿痛，属风火上炎者，常配菊花、桑叶、牛蒡子等；属火热上炎者，常配黄芩、生石膏、大青叶等；属虚火上炎或咽喉干痛者，常配桔梗、甘草、麦冬等，如《中成药制剂手册》玄麦甘桔汤。治目赤肿痛，常配菊花、桑叶、木贼等。治痄腮、大头瘟，常配大青叶、板蓝根、夏枯草等。治痈肿疮毒，常配金银花、连翘、蒲公英等。治阳毒脱疽，以本品120g配当归、银花各60g，甘草30g煎服，即《验方新编》四妙勇安汤。治瘰疬痰核，常配夏枯草、连翘、昆布、浙贝母等，如

《医学心悟》消瘰丸。治阴虚肠燥便秘，常配生地黄、麦冬等，如《温病条辨》增液汤。

【用法用量】内服 10 ～ 15g，煎汤，或入丸散。

【使用注意】因其寒滑腻滞，故脾胃虚寒、胸闷少食便溏者忌服。反藜芦，忌同用。

升　麻

【赋文】升麻消风热肿毒，发散疮痍。

【注释】痍：音同胰，即伤、创伤。疮痍：泛指疮痛痘疹。

赋文的原意是：升麻善消风热肿毒，发散疮痛痘疹。升麻主以升散，兼以清泄，集发表、透疹、清解、升阳于一体，赋文虽指出了升麻功效主治的某些要点，但仍有缺漏。其次，赋文将其列入寒性类药，而实则微寒。

【来源】毛茛科植物大三叶升麻 *Cimicifuga heracleifolia* Kom. 等的干燥根茎。

【药性】辛、微甘，微寒。归肺、脾、胃、大肠经。

【性能特点】辛散轻浮上行，微甘微寒清解，散升清泄，入肺脾胃大肠经。生用既散肌表与阳明经邪气而发表，又清泄热毒而解毒、透疹，最善治阳明头痛及疹痘斑透发不畅。炙用升举脾胃清阳之气，治中气下陷证每用。

【功效应用】发表透疹，清热解毒，升阳举陷。治外感风热阳明头痛，常配白芷、葛根、紫苏等，如《和剂局方》十神汤。治疹痘斑透发不畅，常配葛根等，如《阎氏小儿方论》升麻葛根汤。治咽喉肿痛，常配玄参、牛蒡子、桔梗等，如《证治准绳》牛蒡子汤。治疮疡肿毒（初期），常配金银花、连翘、菊花等。治牙痛，属风火者，常配白芷、生石膏、大青叶等；属胃火者，常配黄连、生石膏、黄芩等；属虚火者，常配熟地黄、生石膏、知母、牛膝等。治中气下陷，常配黄芪、白术、柴胡等，如《脾胃论》补中益气汤。

此外，还治外感风邪之雷头风，症见头面起核肿痛，或憎寒壮热，或头痛，头中如雷鸣，常配苍术、荷叶，如《素问病机气宜保命集》清震散。

【用法用量】内服 3 ～ 9g，煎汤或入丸散。升阳举陷蜜炙用，余皆宜生用。

【使用注意】因其辛散轻浮上行，故阴虚阳浮、肝阳上亢、气逆不降及麻疹已透者忌服。

轻 粉

【赋文】尝闻腻粉抑肺而敛肛门。

【注释】腻粉：轻粉之别名。抑：抑制、收敛也。

赋文的原意是：曾听说，轻粉既抑敛肺，又敛肛门。今考，赋文据李东垣轻粉"抑肺而敛肛门"（引自李梴《医学入门》）而撰。显而易见，赋文认为轻粉以收敛为用，与今之认识大相径庭。今人认为其外用能攻毒杀虫、收湿敛疮，内服能攻毒、利水、通便，当熟知。其次，其毒大多作外用而极少作内服，当谨记慎用。

【来源】用水银、明矾、食盐等经升华法制成的氯化亚汞（Hg_2Cl_2）结晶性粉末。

【药性】辛，寒。有毒。归肺、大肠经。

【性能特点】辛寒燥烈，毒大力强，入肺与大肠经。外用攻毒杀虫、收湿敛疮，善治梅毒湿疮。内服能攻毒杀虫、利水通便，可治水肿。

【功效应用】攻毒杀虫，收湿敛疮，利水通便。治梅毒，可单用研末干掺或调涂，或配大风子、土茯苓、苦参等内服。治疮疡兼热者，可配煅石膏、枯矾、黄连粉等。治疥癣，可用10%轻粉软膏外涂，或配硫黄等研粉调涂。治大腹水肿、二便不利，常配牵牛子等，如《景岳全书》舟车丸。

【用法用量】外用适量，研末调敷或干掺。内服，每次0.06～0.15g，1日不超过2次，入丸散或装胶囊服。

【使用注意】因其有毒，外用不可大面积或长久涂敷；内服宜慎，不可过量或久服，孕妇及肝肾功能不全特别是肾衰性水肿者忌服；服后要及时漱口，以免口腔糜烂；皮肤过敏者忌用。与水共煮，易析出水银，使毒性增强，故禁入煎剂。

金　箔

【赋文】金箔镇心而安魂魄。

【注释】赋文的原意是：金箔能镇心而安魂魄。赋文指出了金箔的主要功效与主治病证。其首载于南北朝之末甄权的《药性论》，但未言其性属寒或平。迨至五代，李珣《海药本草》始云其"性多寒。生者有毒，熟者无毒"。而《日华子本草》却云其"平，无毒"。此后，便有性平与性寒两说。赋文从李珣之说，今人多从日华子之说，且认为其为重镇、解毒之品，效用由此而出焉。

【来源】自然元素同族矿物自然金 Nativ Gold 经加工锤成的薄片。

【药性】辛、苦，平。归心、肝经。

【性能特点】辛苦降泄，质重镇潜，平而偏寒，入心肝经。既善镇心、平肝而安神，治惊痫、癫狂、心悸；又能解毒，治疮毒。凡惊痫癫狂与心神不安属实证皆宜，兼热者尤宜。

【功效应用】镇心，平肝，安神，解毒。治心脏风邪之恍惚狂言、意志不定，可配轻粉等制成丸服，如《证治准绳》金箔丸。治中风邪发狂及肝心风热、气虚不足之惊恚瘈疭，可配人参、轻粉等为丸服，如《圣济总录》守神丸。治痰火癫痫之惊悸、怔忡，可配牛黄、天竺黄、胆星、琥珀等为丸服，如《沈氏尊生书》金箔镇心丸。治中耳流脓，可配白矾、胭脂等研末外掺，如《补要袖珍小儿方论》金箔散。

【用法用量】内服适量，入丸散，一般多作丸药挂衣。外用适量，研末撒。

【使用注意】阳虚气陷者禁服。生用有毒。

茵　陈

【赋文】茵陈主黄疸而利水。

【注释】利水：利水湿。

赋文的原意是：茵陈主治黄疸，是因其能利水湿。茵陈为利胆退黄之要药，赋文虽指出茵陈最宜治黄疸的原因是因其具利水湿之功，但却不知其尚具疏理肝胆之能亦有助于黄疸之消退。其次，赋文将其列入寒性类药，而实则微寒。

【来源】菊科植物茵陈蒿 *Artemisia capillaris* Thunb. 等的干燥地上部分。

【药性】苦，微寒。芳香。归肝、胆、脾经。

【性能特点】苦泄微寒清利，芳香质轻疏理。入肝胆脾经，主清利湿热兼疏理而退黄。为治黄疸要药，无论阳黄阴黄皆宜。兼止痒，治疮疹湿痒。

【功效应用】清利湿热，退黄。治黄疸，属湿热（阳黄）者，常配栀子、大黄等，如《伤寒论》茵陈蒿汤；属寒湿（阴黄）者，常配桂枝、茯苓等，如《金匮要略》茵陈五苓散。治湿温、暑湿，常配滑石、黄芩等。

此外，兼止痒、降脂，治湿疹、湿疮，单用或配地肤子、蛇床子等，内服或外洗。治脂肪肝，可配泽泻、决明子、丹参等。

【用法用量】内服 10 ～ 30g，煎汤，或入丸散。外用适量，煎汤熏洗。

【使用注意】因其苦寒清利，故脾虚或气血不足，以及食滞、虫积所致的虚黄、萎黄均不宜服。

瞿　麦

【赋文】瞿麦治热淋之有血。

【注释】热淋之有血：血淋。

赋文的原意是：瞿麦善治热淋之有血（血淋）。瞿麦善清利破血，赋文虽指出了其主治最宜，但与今之认识仍有差距。其次，未言其善清心与小肠之火。其三，未言其善破血通经。如此，均不利于全面掌握与精准应用，特予以细释之。

【来源】石竹科植物瞿麦 *Dianthus superbus* L. 等的干燥地上部分。

【药性】苦，寒。归心、小肠、膀胱经。

【性能特点】苦寒泄降清利。入心小肠经，既善清心与小肠火，又通畅血脉而破血通经。入膀胱经，善清利膀胱湿热而清热利尿、通淋止痛。药力较强，淋证火盛痛重、水肿或瘀血经闭兼火者宜用。

【功效应用】利尿通淋，破血通经。治热淋，常配木通、栀子、车前子等，如《和剂局方》八正散。治血淋，常配白茅根、栀子、小蓟、海金沙等。治石淋，常配猫须草、金钱草、乌药、海金沙等。治水肿兼热，常配车前子、泽泻、冬瓜皮等。治瘀血经闭，可配桃仁、当归、红花、牡丹皮等。治瘀血痛经，可配当归、赤芍、丹参、益母草等。

此外，治疮肿未脓，鲜品捣敷，或煎汤外洗。

【用法用量】内服 5～10g，煎汤，或入丸散。外用适量，煎水洗或捣敷。

【使用注意】因其苦寒泄降，能破血通经，故脾胃虚寒者慎用，孕妇忌服。

朴 硝

【赋文】朴硝通大肠，破血而止痰癖。

【注释】止：停止，可引申为"祛除"。痰癖：癖，本意为偏爱成习惯，引申为量多；痰癖，即痰饮量多。

赋文的原意是：朴硝能通大肠、破血，又祛除痰饮。据考，赋文据《神农本草经》朴硝"逐六腑积聚，结固留癖"与《名医别录》朴硝"破留血、闭绝，停痰癖满"而撰。今人一般认为朴硝为攻下药，此虽与"通大肠"相吻合，但却不能"破血"。其次，祛除痰饮，乃因其泻下力强，使水邪从后阴而出，以促进痰饮之消除。其三，尚能软坚、消肿，而赋文未言及。其四，朴硝经过炮制又可衍生出马牙硝、玄明粉等，性效与之相近，当知。

【来源】硫酸盐类矿物芒硝族芒硝或人工制品芒硝的粗制品。主含含结晶水的硫酸钠（$Na_2SO_4 \cdot 10H_2O$），兼含 $MgSO_4$、$NaCl$、$CaSO_4$。

【药性】苦、咸，寒。归胃、大肠、三焦经。

【性能特点】苦寒沉降，咸能软润，入胃大肠三焦经，内服泻热通便，润软燥屎，加速排便，外用能软散坚硬肿块、回乳、清火。泻热通便力甚强，为溶积性泻药。功似大黄，泻热通肠，长于润软、燥结粪便与肿块。既稀软燥结之便，又促肠蠕动而泻热排便，善治里热燥结之便秘。

【功效主治】内服泻热通便，润燥软坚；外用清火消肿，回乳。治实热积滞燥结便秘，或谵语发狂，或热结旁流下利如水，常配大黄、枳实、厚朴，如《伤寒论》大承气汤。治水饮与热互结之大结胸证，常配甘遂、大黄，如《伤寒论》大陷胸汤。治乳痈肿痛，大量单用沸水溶解，热敷患处。治痔疮肿痛，大量单用沸水溶解，先熏洗，后坐浴。治咽喉肿痛、口疮，常配玄明粉或西瓜霜吹敷。治目赤肿痛，单用本品或玄明粉沸水化后待凉，点或洗患眼。用于断奶，大量单用热水溶解，热敷双侧乳房。

【用法用量】内服煎汤，10～15g，冲入药汁内或开水溶化，或入丸散。外用适量，喷撒，漱口，点眼，化水坐浴。

【使用注意】因其咸寒攻下，故脾胃虚寒及孕妇忌服。哺乳妇女患乳痈外敷时，见效即停，以免敷用太过，乳汁减少。

【附注】天然芒硝，主含 $Na_2SO_4 \cdot 10H_2O$，兼含 $MgSO_4$、$NaCl$、$CaSO_4$。水溶过滤，去杂质后，置容器中，水分蒸发析出结晶，结于上面有芒刺者称芒硝；沉于下面者称朴硝。芒硝之芒刺形同马牙，故又名马牙硝，简称牙硝；风化失去结晶水即风化硝（Na_2SO_4）。芒硝、朴硝、风化硝，均可用于熟牛马羊皮，故又名皮硝；入水即消，又名皮消。芒硝与白萝卜（100∶10）同煮，去渣滤净，待冷析出结晶，风化脱水或炒脱水，即玄明粉，因避讳又名元明粉。纳西瓜中（西瓜一个6～7斤，入硝1斤）放通风处析出结晶即西瓜霜（白）。

石 膏

【赋文】石膏坠头疼，解肌而消烦渴。

【注释】坠：重坠；一作治，亦佳。坠头疼：石膏质重性寒，主以清泄，兼以透解，用治火热上攻之头痛，有清热泻火止痛之妙，故而云之。解：透解。解肌：透解肌表邪气。消：消除也。

赋文的原意是：石膏善清火治头痛，透解肌表邪气，又消烦渴。石膏清泄兼透散，以清为主，清中兼透。赋文不但列举了石膏的主治最宜，而且还指出了石膏能透解肌表邪气。至于"邪气"，依据热者寒之与石膏为寒性药，当指透解肌表热邪。其次，石膏生用、煅用之性能特点与功效应用有所不同，当知。

【来源】硫酸盐类矿物硬石膏族石膏。主含含水硫酸钙（$CaSO_4 \cdot 2H_2O$）。

【药性】辛、甘，大寒。归肺、胃经。

【性能特点】生用辛甘大寒，清泄兼透散，入肺胃经。生用善清热泻火、保津而除烦止渴，兼透散解肌，为清解肺胃或气分实热之要药。煅用辛去寒减而味涩，清泄力弱，以敛为主，敛中兼清，为收湿敛疮所常用。

【功效应用】生用清热泻火，除烦止渴；煅用收湿敛疮。治气分高热，常配知母等，如《伤寒论》白虎汤。治气血两燔，常配水牛角、知母等。治肺热咳喘，属喘促，常配麻黄、苦杏仁、甘草等，如《伤寒论》麻黄杏仁甘草石膏汤；属咳嗽，常配黄芩、桑白皮等。治胃火之头痛牙痛、口舌生疮，属火热上炎者，常配黄连、黄芩等；属虚火上炎者，常配熟地黄、知母等。治热痹红肿，常配桂枝、芍药、秦艽、知母等。治湿疹，常配青黛、黄柏、枯矾等研末外敷。治水火烫伤，常配大黄、地榆、虎杖等研细调敷。

【用法用量】内服 15～60g，煎汤，打碎先下。外用适量，研末撒敷患处。内服用生品，入汤剂宜打碎先煎。煅石膏研细，多供外用。

【使用注意】因其大寒，故脾胃虚寒者忌服。

珍珠囊补遗药性赋 | 白话解读本

前　胡

【赋文】前胡除内外之痰实。

【注释】内外：内因与外因。

赋文的原意是：前胡治内因或外因所致的痰实咳喘。前胡升降并举，为常用的止咳药，赋文虽概述了前胡之咳喘的作用机理为"除内外之痰实"，但显得笼统，仍当深究。其次，赋文将其列为寒性类药，而实则微寒。

【来源】伞形科植物白花前胡 *Peucedanum praeruptorum* Dunn 等的干燥根。

【药性】苦、辛，微寒。归肺经。

【性能特点】苦泄辛散，微寒能清，专入肺经，能降能宣兼清热。既降气祛痰，又宣散风热，凡咳喘痰黄，无论痰热还是风热所致者均宜。

【功效应用】降气祛痰，宣散风热。治痰热咳喘，常配麻黄、生石膏、苦杏仁、黄芩等。治风热咳嗽，常配白前、桑叶、苦杏仁等。

此外，因其性微寒，故也可用治风寒咳嗽，常配紫苏、苦杏仁等，如《温病条辨》杏苏散。

【用法用量】内服 6～10g，煎汤或入丸散。蜜炙前胡，其寒性减而兼润肺，久咳肺虚或燥咳少痰者宜用。

【使用注意】因其苦泄宣散，故阴虚咳嗽、寒饮咳喘者不宜服。

滑　石

【赋文】滑石利六腑之涩结。

【注释】六腑：膀胱、胃、胆、大肠、小肠、三焦，能传化

边栏中医白话解读本丛书

物、实而不满。涩结：不利也。

赋文的原意是：滑石能清利六腑之涩结。滑石清解滑利兼收敛。今考，赋文据《名医别录》滑石"通九窍六腑津液，去留结"而撰，似有言之太过之嫌，今人认为滑石主能清利膀胱湿热，兼清胃热。其次，其内服尚能清解暑热，外用尚能收湿敛疮，当知。

【来源】硅酸盐类矿物滑石族滑石。水飞后名飞滑石。主含含水硅酸镁 $[Mg_3(Si_4O_{10})(OH)_2]$。

【药性】甘，寒。归膀胱、肺、胃。

【性能特点】甘寒滑利，清解兼收敛，既入膀胱经，又入肺胃经。内服主清利，既清利膀胱湿热而利尿通淋、实肠止泻，又清解暑热，治湿热、暑热或暑湿常投。外用主清敛，既收湿敛疮，又清热，治湿热疮疹与暑热痱疮每用。

【功效应用】利尿通淋，清热解暑，收湿敛疮。治热淋，常配木通、车前子、萹蓄、栀子等，如《和剂局方》八正散。治血淋，常配石韦、海金沙、白茅根、栀子等。治脚气浮肿，内服常配生薏苡仁、黄柏、槟榔、川牛膝等，外用常配枯矾、黄柏、冰片、苦参等。治暑热烦渴尿赤，常配生甘草（6∶1），即《伤寒直格》六一散。治暑湿水泻，常配车前子、泽泻、生薏苡仁、茯苓等。治湿疹湿疮，可配冰片、煅石膏、炉甘石或枯矾等外用。

此外，治暑热痱疮，可配干枣叶、冰片、枯矾等，研极细粉外扑。

【用法用量】内服 10～15g，块者打碎先煎，细粉者纱布包煎；或入丸散。外用适量，研细粉敷。

【使用注意】因其寒滑清利，故脾虚气弱、精滑及热病津伤者忌服。

天 冬

【赋文】天门冬止嗽，补血涸而润肝心。

【注释】天门冬：天冬。嗽：咳嗽也。涸：枯竭；血涸，即血枯竭，血虚也。因阴血同源而互生，火邪烁阴灼液，阴虚累及生血，火旺又烁阴液，遂致阴液伤枯而血涸，天冬既滋阴又清火，且药力较强，故而能补血涸。补血涸而润肝心：此乃心主血，肝藏血，血虚得补而自能润心肝也。

赋文的原意是：天冬止咳嗽；补血虚，又润心肝。赋文与今之对天冬效用的认识大相径庭，今则一般认为天冬乃清滋肺肾之品，而非清补心肝之药也。其次，天冬唯善清肺养阴，阴虚燥咳或燥热咳宜用，其他则不宜也。其三，赋文将其列入寒性类药，而实则大寒。

【来源】百合科植物天冬 *Asparagus cochinchinensis*（Lour.）Merr. 的干燥块根。

【药性】甘、苦，大寒。归肺、肾经。

【性能特点】甘润滋养，苦寒清降，清养滋润，入肺肾经。善清肺降火滋阴，以生津润燥而止咳、通便、止渴。善清养肺肾之阴，清润滋腻性较强，凡肺肾阴虚火旺者每用。此外，治乳结可用。

【功效应用】清肺养阴，润肠通便。治燥热咳嗽，常配麦冬、知母、川贝母等，如《张氏医通》二冬膏。治劳嗽咳血，常配麦冬、川贝母、百部等，如《医学心悟》月华丸。治久咳伤阴，常配麦冬、紫菀、百部等。治肺火咳喘痰黄，常配桑白皮、地骨皮、黄芩、生石膏等。治热病伤阴口干，若无气虚者，单用或配麦冬为膏服，如《医学正传》天冬膏；若兼气虚者，常配人参、地黄等，如《温病条辨》三才汤。治内热消渴，

常配麦冬、天花粉、知母、生葛根等。治咽喉肿痛，属肾阴虚
虚火上炎者，常配熟地黄、玄参、麦冬等；属肺火炽盛者，常
配黄芩、桔梗、生甘草、射干等。治阴虚肠燥便秘，常配麦冬、
知母、玄参等。

此外，治乳腺增生及乳腺癌，单用鲜品削皮隔水蒸服，或
配柴胡、夏枯草、猫爪草、漏芦、橘叶等。

【用法用量】内服 6～15g，煎汤、熬膏、隔水蒸或入
丸、散。

【使用注意】因其甘润滋养，苦寒清降，故虚寒泄泻、风寒
或痰饮咳嗽者忌服。

麦 冬

【赋文】麦门冬清心，解烦渴而除肺热。

【注释】麦门冬：麦冬也。

赋文的原意是：麦冬既清心而解烦渴，又清除肺热。麦冬
清养肺心胃，赋文虽与今之认识相近，但未言明清养与及胃。
其次，赋文将其归为寒性类药，而实则微寒。

【来源】百合科植物麦冬 *Ophiopogon japonicus*（Thunb.）
Ker Gawl. 的干燥块根。

【药性】甘、微苦，微寒。归肺、心、胃经。

【性能特点】甘能补润，微苦微寒清泄，清养滋润。入肺
胃经，善清养肺胃，以养阴生津、润肺益胃润肠而止渴、通便。
入心经，善清心养阴而除烦。善清养肺胃心之阴，凡肺胃心阴
伤有热者每用。与天冬相比，虽均能清热养阴润肠，但清热润
燥力与滋腻性均较天冬为弱，并能清心除烦。治肺燥咳嗽常用，
尤宜温燥或燥邪化火者。

【功效应用】清肺养阴，养胃生津，清心除烦，润肠通便。

治燥热咳嗽，属外感温燥者，常配桑叶、阿胶等，如《医门法律》清燥救肺汤；属燥邪化火，常配天冬、知母、川贝母等。治劳嗽咳血，常配天冬、川贝母、百部、白及等。治胃阴亏虚，无兼证者，常配石斛、玉竹、南沙参等，如《温病条辨》益胃汤；兼气逆呕呃，可配姜半夏、粳米、甘草等，如《金匮要略》麦门冬汤；兼气虚者，可配党参、五味子等，如《内外伤辨惑论》生脉散。治内热消渴，常配天冬、天花粉、生葛根、知母等。治心烦不眠，属阴虚火旺，可配知母、炒酸枣仁、黄柏等；属热病邪入营血，可配生地黄、丹参、赤芍等，如《温病条辨》清营汤。治气阴两虚自汗，常配人参、五味子、南沙参等。治阴虚肠燥便秘，常配玄参、干地黄等，如《温病条辨》增液汤。

【用法用量】内服 10 ～ 15g，煎汤、熬膏或入丸散。清养肺胃之阴多去心用，滋阴清心多连心用。

【使用注意】因其微寒润养，故风寒或痰饮咳嗽、脾虚便溏者忌服。

竹 茹

【赋文】又闻治虚烦，除哕呕，须用竹茹。

【注释】又闻：又听说也。

赋文的原意是：又听说，治虚烦，除呕哕，须用竹茹。竹茹集清化、凉安于一体，赋文只指出了竹茹的主要主治病证，而未言其余。其次，赋文未言其功效，特别是清热化痰、凉血安胎等，当知。其三，赋文将其列入寒性类药，而实则微寒。

【来源】禾本科植物青秆竹 *Bambusa tuldoides* Munro 等茎秆的干燥中间层。

【药性】甘，微寒。归肺、胃、胆经。

【性能特点】甘微寒清泄，药力较缓，入肺胃胆经。既清肺热化痰而止咳，又清肺胃胆热而除烦止呕。兼入血分，凉血而止血、安胎。与竹沥、天竺黄相比，清热化痰除烦力较弱，善治痰热咳嗽、烦热不眠之轻症。又能清胃止呕、凉血安胎，治胃热呕吐、血热吐衄及胎热胎动等。

【功效应用】清热化痰，除烦止呕，凉血安胎。治痰热咳嗽，症轻者，单用或配姜汁等；症重者，常配瓜蒌、黄芩、浙贝母等。治燥热咳嗽有痰，常配南沙参、麦冬、川贝母、桑叶等。治痰热郁结、虚烦不眠，常配茯苓、陈皮、半夏、黄芩等，如《备急千金要方》温胆汤。治中风痰迷，常配胆南星、石菖蒲、茯苓、半夏等。治热证呕吐，属胃中痰热者，常配半夏、陈皮、黄连等，如《温热经纬》黄连竹茹橘皮半夏汤；属胃虚有热者，常配陈皮、生姜、人参等，如《金匮要略》橘皮竹茹汤；属胃热较重者，常配半夏、陈皮、黄连、生石膏等。治妊娠呕吐，常配黄芩、生姜、芦根、陈皮等。治血热吐衄、崩漏，常配生地黄、牡丹皮、黄芩、阿胶等。治胎热胎动不安，常配黄芩、苎麻根、白术等。

【用法用量】内服 6～9g，煎汤或入丸散。外用适量，熬膏敷。鲜品药力较强，止呕宜用姜汁制。

【使用注意】因其甘寒，故风寒或寒痰咳喘、胃寒呕吐及脾虚便溏者忌服。

大　黄

【赋文】通秘结，导瘀血，必资大黄。

【注释】秘结：大便秘结。通秘结：通下秘结大便。导：疏导、疏通，可引申为活散；导瘀血：活血化瘀。资：资助，可引申为依赖；必资：必须依赖。

赋文的原意是：通大便秘结、活血化瘀必须依赖大黄。大

黄清泄沉降、通利行散，赋文虽触及大黄的主要功效，但由此
而引发的其他功效则未触及。其次，其生用、熟用、炒炭用的
性效有别。

【来源】蓼科植物掌叶大黄 *Rheum palmatum* L.、唐古特大
黄 *Rheum tanguticum* Maxim ex Balf 等的干燥根和根茎。

【药性】苦，寒。归脾、胃、大肠、心、肝经。

【性能特点】苦寒沉降，清泄通利，既入脾胃大肠经，又
入心肝血分。内服善荡涤胃肠实积实热而泻热通便，导湿热之
邪从大便出而利胆退黄，釜底抽薪与除血分热毒而解热毒，泄
散血分热毒与瘀血而活血化瘀、凉血止血、消肿。外用善清火、
消肿、止痛、解毒而疗疮痈烫伤。泻热通便力甚强，素有"将
军"之号。生用泻下力猛，熟用药力较缓，炒炭清散兼收敛。
凡便秘属实证或里实证虚者即可酌投，热结便秘兼瘀者尤宜。
凡血瘀有热之肿痛或出血者亦可酌投，兼便秘或不爽者尤佳。

【功效主治】泻下攻积，泻火解毒，凉血止血，破血祛瘀，
利胆退黄；外用清火消肿。治大便秘结，兼热尤宜，症轻可单
用（3～6g）；稍重常配枳实、厚朴，如《伤寒论》小承气汤；
再重常配枳实、厚朴、芒硝，如《伤寒论》大承气汤。治里实
正虚，属热结伤阴，常配生地黄、玄参等，如《温病条辨》增
液承气汤；属气血亏虚，常配人参、当归等，如《伤寒六书》
黄龙汤；属阳虚里寒，常配干姜、巴豆，如《金匮要略》三物
备急丸。治湿热积滞泻痢腹痛，常配黄连、木香、芍药等，如
《素问病机气宜保命集》芍药汤。治食积胀满泄泻，常配木香、
槟榔、茯苓等。治肠粘连，常配木香、郁金、大腹皮等。治实
热迫血妄行之吐衄便尿血，单用或配栀子、小蓟等。治上消化
道出血（肝硬化除外），单用每次 1g 研末服。治实热火毒，属
上攻头目之头痛目赤牙痛，常配栀子、金银花、黄芪等；属外

犯肌肤之疖疮痈疔便秘，常配金银花、连翘等；属内蕴败腑之肠痈腹痛，常配牡丹皮、蒲公英等，如《金匮要略》大黄牡丹皮汤。治瘀血阻滞兼热或便秘尤宜，新、旧瘀皆效，属瘀血痛经经闭或产后瘀阻腹痛，常配当归、川芎、红花、丹参等；属癥瘕积聚，常配土鳖虫、丹参、三棱等；属跌打伤肿，常配当归、穿山甲等。治湿热黄疸，常配茵陈、栀子等，如《伤寒论》茵陈蒿汤。治新生儿溶血性黄疸，常配茵陈、栀子、柴胡、郁金等。治热毒疮肿，单用或配蒲公英、黄芩、黄柏等。治水火烫伤，常配地榆、虎杖、羊蹄等。

此外，少量内服（1～3g）能健脾胃，常配健脾胃药。治胸水，常配防己、椒目、葶苈子等。治腹水，常配牵牛子、大戟等。治肝胆结石，常配金钱草、海金沙、郁金、木香等。

【用法用量】内服煎汤，一般用5～10g，热结重症用15～20g，散剂酌情减量。外用适量，研末敷。生大黄泻下作用强，欲攻下者宜生用，入汤剂不宜久煎，应后下，以免减弱泻下力；亦可用开水泡服，或研末吞服。酒大黄，取酒上行之性，多用于上部火热之证。制大黄，泻下力减弱，活血作用较好，多用于瘀血证或不宜峻下者。炒炭则凉血化瘀止血。

【使用注意】因其苦寒泄降破血，故非实证不宜服，津亏血少内服忌单用，孕妇慎服，虽有适应证可用，但量宜小不宜大，以防堕胎。产后、哺乳期、月经期慎服。泻后有致便秘的副作用，停用时要酌情选用缓泻药，以防引发便秘。

黄 连

【赋文】宣黄连治冷热之痢，又厚肠胃而止泻。

【注释】宣：地名之简称，即宣城或宣州，在今安徽宣城东南。宣黄连：指宣城地区产的黄连。自唐代萧炳《四声本草》

首云黄连"出宣州绝佳"始，直至清代均沿袭此说，以宣城出产的黄连为道地药材。

赋文的原意是：宣城（或州）产的黄连既能治冷热之痢疾，又能厚肠胃而止泻。黄连清泄而燥，药力颇强。赋文虽昭示了其既善治冷热之痢疾，又有厚肠胃而止泻之功，但未言其性能特点及其他效用。其次，黄连的用量影响疗效，且使用宜忌独特，这些均应当知。

【来源】毛茛科植物黄连 *Coptis chinensis* Franch. 等的干燥根茎。

【药性】苦，寒。归心、胃、脾、肝、胆、大肠经。

【性能特点】大苦大寒，清泄而燥，泄降纯阴，主入心与胃脾经，兼入肝胆大肠经。既清热泻火而解热毒，又燥湿除湿毒而解湿热毒，为治湿热火毒之要药，广泛用于湿热火毒之病证。与黄芩相比，其清热燥湿力较强，作用偏于心及中焦脾胃，最善清心胃之火，除中焦湿热。

【功效应用】清热燥湿，泻火解毒。治热病神昏烦躁，属热入营分，常配丹参、金银花等，如《温病条辨》清营汤；属热入血分，常配生地黄、水牛角等；属气血两燔，常配生石膏、生地黄等。治痰热蒙蔽心窍，常配石菖蒲、郁金、冰片等。治胃火牙痛、口舌生疮，属火毒上炎者，常配黄芩、石膏等，如《医宗金鉴》清胃汤；属虚火上炎者，常配生地黄、玄参等。治内热心烦不眠，属火热上炎者，常配朱砂、栀子等，如《内外伤辨惑论》朱砂安神丸；属虚火上炎者，常配生地黄、麦冬、栀子等。治肝火犯胃之呕吐吞酸，常配吴茱萸（6：1）等，如《丹溪心法》左金丸。治湿热痞满呕哕，常配黄芩、陈皮、半夏、厚朴等。治湿热泻痢，初期兼表者，常配黄芩、生葛根等，如《伤寒论》葛根芩连汤；中期热毒盛、便脓血者，常配白头翁、秦皮，如《伤寒论》白头翁汤；兼气滞、里急后重者，常配木香（4∶1），如《和剂局方》香连丸。治湿热黄疸，常配茵陈、栀子等。治湿热疮疹，内服配黄柏等，外用配炉甘石等。治火毒疮肿、血热出血，常配黄芩、黄柏、大黄、金银花、栀子等，如《外科正宗》黄连解毒汤。治目赤肿痛，常配桑叶、菊花、木贼、秦皮等内服或外洗。

此外，治胃火炽盛之消渴，可配天花粉、知母等。少量用能健胃，治脾胃不健、消化不良，可配健脾开胃消食药同用。

【用法用量】内服 2～10g，煎汤，不宜久煎，或入丸散。外用适量，研末敷。清热泻火当生用，清肝胆火宜猪胆汁炒，清上焦火宜酒炒，清中焦火宜姜汁炒，降逆止呕宜吴茱萸水炒，治出血证宜炒炭。健胃宜少量用。

【使用注意】因其大苦大寒，过量或服用较久能伤阳败胃或伤阴，故不宜过量或长期服用，阳虚、胃寒呕吐或脾虚泄泻及非热证均忌服，温热病津液大伤及阴虚火旺者慎服。

淫羊藿

【赋文】淫羊藿疗风寒之痹，且补阴虚而助阳。

【注释】赋文的原意是：淫羊藿既疗风寒痹痛，又补阴虚而助阳。据考，赋文据《神农本草经》淫羊藿"味辛，寒"之论而将其列入寒性药，而实则如《蜀本草》所云其性"温"也，今之中药专著与《中国药典》均从后者当是。赋文前半句疗风寒痹痛，与今之临床应用同；后半句补阴虚而助阳，则与今之认识有别，当明辨。其次，今人认为其性温而能助阳，而赋文则认为其补阴虚而助阳（即阴阳双补），试问寒性之药云其补阴尚可，而云其助阳则又从何说起？淫羊藿实为温补助阳之品，而非阴阳并补之物，理当纠之。

【来源】小檗科植物淫羊藿 *Epimedium brevicornum* Maxim. 等的干燥地上部分。又名仙灵脾。

【药性】辛、甘，温。归肝、肾经。

【性能特点】辛散甘补温燥，入肝肾经。既补肾阳、强筋骨，又祛风除湿。补肾阳与祛风湿力均较强，既善治肝肾亏虚、阳气衰微诸证，又可治风寒湿痹兼肝肾虚或肾阳虚者。

【功效应用】补肾阳，强筋骨，祛风湿。治肾虚阳衰，症见阳痿精冷者，单用或配金樱子、枸杞子、沙苑子等；症见宫冷不孕者，单用或配仙茅、巴戟天、当归、小茴香等；症见遗尿尿频者，常配覆盆子、桑螵蛸、菟丝子、乌药等；症见筋骨无力者，常配巴戟天、桑寄生、刺五加等。治风寒湿痹兼阳虚，常配桂枝、独活、刺五加等。治偏枯不遂（小儿麻痹症），急性期制成注射液，能抑制脊髓灰质炎病毒；后遗症期能强筋骨，多配桑寄生、五加皮、萆薢、炒杜仲等。治月经不调、围绝经期高血压或综合征，证属阴阳两虚，常配仙茅、当归、巴戟天、知母、黄柏，如上海中医学院《中医方剂临床手册》二仙汤。

此外，口服淫羊藿总黄酮苷片，治冠心病有效。

【用法用量】内服 10 ～ 15g，煎汤，或浸酒、熬膏及入丸散。壮阳当用羊油炒。

【使用注意】因其辛燥温热，有伤阴助火之弊，故阴虚火旺与湿热火毒者忌服。

白茅根

【赋文】茅根止血与吐衄。

【注释】茅根：白茅根之简称。吐衄：吐血、衄血。

赋文的原意是：白茅根能止血，治吐血、衄血。白茅根为清热、凉血、利尿之品，赋文只指出了白茅根能止血，治吐血、

中医白话解读本丛书

衄血，而遗漏了凉血、利尿、生津之功及其他主治病证。

【来源】禾本科植物白茅 Imperata cylindrica Beauv. var. *major*（Nees）C. E. Hubb. 的新鲜或干燥根茎。

【药性】甘，寒。归心、肺、胃、膀胱经。

【性能特点】甘淡渗利，寒能清解。既入心经，凉血而止血；又入肺胃经，清肺胃热而止咳、生津、止呕；还入膀胱经，清利湿热而利尿通淋、退黄。血热出血皆宜，兼津伤及呕、咳、渴、淋者尤佳。且药力较缓，寒不伤胃，甘不腻膈，不燥不腻。与芦根相比，芦根入气以清透泄利为功，茅根入血分以清降泄利为能。

【功效应用】凉血止血，清热生津，利尿通淋。治血热出血诸证，属尿血者，单用或配苎麻根、栀子、小蓟等；属吐血者，单用或配大蓟、黄芩、槐花等；属便血者，可配槐花、地榆、当归、黄芩、虎杖等；属崩漏者，常配贯众炭、大蓟、仙鹤草等；属紫癜者，常配羊蹄、紫草、牡丹皮等；属咯血衄血者，单用或配白及、小蓟、栀子等。治胃热呕哕，常配竹茹、陈皮、芦根、枇杷叶等。治热病烦渴，常配生石膏、知母、芦根、竹叶等。治肺热咳嗽，常配黄芩、地骨皮、桑白皮等。治血淋，常配栀子、海金沙、小蓟、石韦等。治热淋，可配车前草、淡竹叶、萹蓄等。治湿热黄疸，可配茵陈、栀子、金钱草、黄柏等。治水肿兼热，可配车前子、泽泻、冬瓜皮等。

【用法用量】内服 15～30g，鲜品 30～60g，入汤剂或捣汁服。外用适量，煎汤外洗，或鲜品捣敷。生用清热生津、凉血止血、利尿，鲜品更佳。止血宜炒炭。

【使用注意】因其寒清凉血，故脾胃虚寒及血分无热者不宜服。

石 韦

【赋文】石韦通淋与小肠。

【注释】石韦：古之本草原作石韦，今从之。淋：湿热淋痛。通淋与小肠：通淋与通利小肠。

赋文的原意是：石韦能通淋与通利小肠。石韦乃清利凉化之品，赋文虽指出其能通淋与通利小肠，但与今之认识有别。首先，古往今来云石韦能归小肠经者只有《滇南本草》，而是书明清两代的内地医药学家根本看不到，赋文云其"通小肠"不知据何而撰？其既不归小肠经，又怎能通利小肠？其次，其尚能化痰而止咳、凉血而止血，赋文却均未言及。其三，赋文将其列入寒性类药，而实则性微寒。

【来源】水龙骨科植物庐山石韦 *Pyrrosia sheareri*（Bak.）Ching 等的干燥叶。

【药性】苦、甘，微寒。归肺、膀胱经。

【性能特点】苦甘泄利，微寒能清，入肺与膀胱经。上清肺热而清化热痰止咳，下利膀胱而利尿通淋、止血、排石。血淋最宜，热淋、石淋亦佳。

【功效应用】利尿通淋，凉血止血，化痰止咳。治血淋，常配白茅根、小蓟、栀子、海金沙等。治石淋，常配猫须草、金钱草、鸡内金、乌药等。治热淋，常配瞿麦、萹蓄、木通等。治水肿兼热，可配车前子、冬瓜皮、桑白皮等。治血热出血，属尿血者，常配小蓟、海金沙、栀子、白茅根等；属吐衄者，可配焦栀子、桑白皮、黄芩等；属咳血者，可配白及、紫珠、黄芩等；属崩漏者，可配棕榈炭、蒲黄炭、三七、茜草炭等。治痰热咳嗽，常配桑白皮、浙贝母、竹茹等。

此外，用于消尿蛋白，治慢性肾炎尿蛋白不退，常配生黄

056

芪、山药、茯苓、桔梗、鱼腥草、丹参等。治肺癌，可配鱼腥
草、重楼、瓜蒌皮等；治膀胱肿瘤，可配八月札、连翘、仙鹤
草、川牛膝等。

【用法用量】内服 5～10g，煎汤或入丸散。

【使用注意】因其苦甘泄利，故阴虚口渴者慎用。

熟地黄

【赋文】熟地黄补血，且疗虚损。

【注释】赋文的原意是：熟地黄补血，而且疗虚损。熟地
黄始见于《备急千金要方》，原名熟干地黄，为微温性滋阴补血
固本之品。首先，赋文表达直白，虽直击熟地黄的补血之功与
补虚损之用，但却缺漏了滋阴之效。其次，赋文据《医学启源》
熟地黄"气寒，味苦"，将其归入寒性类药而实则微温，当明
辨。其三，其滋腻补虚力较强而易腻膈碍胃，当知。

【来源】玄参科植物地黄 *Rehmannia glutinosa* Libosch. 根的
炮制加工品。

【药性】甘，微温。归肝、肾经。

【性能特点】质润黏腻，甘补微温，入肝肾经，微温滋养。
既善养血填精而固本、生髓，又善滋阴而促生津液。滋腻性强，
凡血虚有寒、阴血两虚或阴虚热不盛及阴阳两虚者均宜，脾胃
虚弱者当配健脾胃药。

【功效应用】养血滋阴，填精补髓。治血虚萎黄眩晕，常
配当归，如《普济本事方》内补丸。治血虚心悸气短，常配人
参，如《景岳全书》两仪膏。治月经不调，常配当归、川芎等，
如《和剂局方》四物汤。治崩漏，常配当归、党参、乌贼骨等。
治肾阴虚，症见腰酸盗汗，常配山药、牡丹皮等，如《小儿药
证直诀》六味地黄丸；症见火旺潮热，常配知母、黄柏等，如

《景岳全书》知柏地黄丸。治精血虚，症见头晕眼花，常配当归、枸杞子、楮实子等；症见耳鸣耳聋，常配石菖蒲、磁石等；症见须发早白，常配制何首乌、女贞子、墨旱莲等。治阴虚津亏消渴，常配生山药、山茱萸、麦冬等。

此外，治肾虚水泛咳喘，常配当归、陈皮、半夏等，如《景岳全书》金水六君煎。

【用法用量】内服 10～30g，煎汤或入丸散膏剂。为防其滋腻，宜与健脾胃的砂仁、陈皮等同用。

【使用注意】因其滋腻恋邪，易碍消化，故脾胃气滞、痰湿内阻之脘腹胀满、食少便溏者忌服。

生地黄

【赋文】生地黄宣血，更医眼疮。

【注释】宣：宣泄也。其性寒，其味甘重于苦；如此，生地黄宣血即可解释为生地黄清泄血热。

赋文的原意是：生地黄既清泄血热，更能医治眼疮。生地黄清凉滋润，赋文虽指出了生地黄清泄血热（即凉血），更善治眼疮，但却未言其滋阴生津、润肠之效。

【来源】玄参科植物地黄 *Rehmannia glutinosa* Libosch. 的干燥块根。

【药性】甘、苦，寒。归心、肝、肾经。

【性能特点】甘重于苦，质润甘滋，苦寒清泄。入心肝经，清热凉血而除烦止血；入肾经，滋阴生津、润滑大肠而止渴、通便。祛邪扶正兼顾，血热、阴虚有热、阴血亏虚、津枯肠燥皆可，热盛阴伤者最宜。与鲜者相比滋阴力强，阴虚血热、骨蒸劳热多用。

【功效应用】清热凉血，滋阴生津，润肠通便。治热入营血证，属营分者，常配麦冬、金银花等，如《温病条辨》清营汤；属血分者，常配水牛角、赤芍、牡丹皮等，如《备急千金要方》犀角地黄汤。治血热妄行出血，常配大蓟、小蓟、黄芩、栀子等。治病后期之阴虚发热，常配青蒿、鳖甲、知母等，如《温病条辨》青蒿鳖甲汤。治久病阴血被伤之骨蒸劳热，常配黄柏、秦艽、胡黄连等。治内热消渴，轻者单用，重者配知母、天花粉、生葛根等，如《医学衷中参西录》滋膵饮。治阴虚肠燥便秘，常配麦冬、玄参，如《温病条辨》增液汤。

【用法用量】内服 10～30g，煎汤，或入丸散。细生地黄滋阴力较弱，但不甚滋腻。大生地黄滋阴力与滋腻性均较强。酒炒可减弱寒凉腻滞之性，炒炭多用于止血，但清热凉血力均弱。

【使用注意】因其寒滑腻滞，故脾虚食少便溏及湿滞中满者忌服。

赤 芍

【赋文】赤芍药破血而疗腹疼，烦热亦解。

【注释】赤芍与白芍，汉代不分，《神农本草经》通称芍药。南北朝始有赤、白之分。金代，成无己"白补而赤泻，白收而赤散"之论对后世影响极大。自明代始，本草记载将其分列，沿袭至今。赤芍药：今简称赤芍。破血：活血力强也。烦热亦解：烦热亦能解，可引申为解烦热。

赋文的原意是：赤芍既善破血而疗腹痛，又解烦热。赤芍清泄凉散，赋文虽道出了其主要功效，但仍欠全面、精准。其次，赋文将其列入寒性类药，而实则微寒。

【来源】毛茛科植物芍药 *Paeonia lactiflora* Pall. 等的干燥根。

【药性】苦，微寒。归肝经。

【性能特点】苦能泄散，微寒能清，专入肝经，清凉散瘀。

既清肝火凉血，又活血化瘀。集凉血热、清肝火、散瘀血于一体，凡血热、血瘀、肝火，无论单发或并发皆可酌投，尤宜血热有瘀或血瘀有热或肝火夹瘀者。

【功效应用】清热凉血，活血化瘀，清肝火。治血热出血兼瘀，无论热病还是内伤均宜，常配水牛角、生地黄、牡丹皮等，如《备急千金要方》犀角地黄汤。治胸痹心痛，常配丹参、红花、川芎等，如验方冠心二号。治瘀血经闭，常配丹参、红花、土鳖虫等。治瘀血痛经，常配当归、川芎等，如《三因极一病证方论》滋血汤。治月经不调，常配川芎、当归、生地黄等。治癥瘕积聚，常配土鳖虫、莪术、三棱等。治跌打损伤，常配当归、苏木、红花等。治肠痈，常配金银花、连翘、红藤、大黄等。治痈肿疮毒，可配金银花、蒲公英、紫花地丁等。治肝郁化火，常配牡丹皮、栀子、柴胡等，如《校注妇人良方》丹栀逍遥丸。治肝火上炎，常配龙胆、夏枯草、车前子等。

【用法用量】内服用量为 6 ～ 15g，煎汤或入丸散。

【使用注意】因其苦而微寒，故经闭、痛经证属虚寒者忌服。反藜芦，忌同用。

白 芍

【赋文】白芍药补虚而生新血，退热尤良。

【注释】赤芍与白芍，《神农本草经》通称芍药。南北朝始有赤、白之分。金代，成无己"白补而赤泻，白收而赤散"之论对后世影响极大。自明代始，本草记载将其分列，沿袭至今。白芍药：今简称白芍。补虚而生新血：指补虚而促进新血的生长。

赋文的原意是：白芍因补虚而能生新血，退热尤良。白芍补敛兼清热，赋文前半句用另一种语言表述了白芍善养血，后半句指出白芍能退热，虽道出其某些主要功效，但未言敛阴之能。其次，通过养血敛阴之效，还能平肝、柔肝、止痛，当知。其三，赋文将其列入寒性类药，而实则微寒。

【来源】毛茛科植物芍药 *Paeonia lactiflora* Pall. 的干燥根。

【药性】酸、甘、苦，微寒。归肝、脾经。

【性能特点】甘补酸敛，苦微寒兼清泄，入肝脾经，养血敛阴。善平肝、柔肝而调经、止痛、止汗，又略兼清热。治血虚阴亏、肝阳上亢、虚风内动、肝急诸痛皆宜，兼内热或便秘者宜生用，兼里寒或便溏者宜炒用。治体虚多汗无论盗汗自汗还是风寒表虚汗出不止者皆可。治肝急诸痛要药，无论兼寒兼热、属虚属实抑或虚实夹杂，也无论是平滑肌痉挛还是横纹肌痉挛皆可酌选，并常配甘草。

【功效应用】养血调经，敛阴止汗，平抑肝阳，柔肝止痛。治血虚萎黄，常配熟地黄、制何首乌、当归等。治妇科血虚诸证，症见月经不调、痛经、崩漏、妊产诸疾，常配川芎、地黄、当归，如《和剂局方》四物汤；若偏热再配黄芩、栀子、牡丹皮等；若偏寒再配官桂、艾叶、小茴香等；若兼肝郁再配柴胡、香附、蒺藜等。治体虚多汗，属盗汗者，常配五味子、黄柏、知母等；属自汗者，常用炒白芍配桂枝、黄芪、煅龙骨等；属外感风寒表虚自汗者，常配桂枝、生姜、大枣等，如《伤寒论》桂枝汤。治虚风内动惊惕肉瞤，常配龟甲、地黄、生牡蛎等。治肝阳上亢，常配生地黄、生牛膝、生赭石等。治肝急诸痛常配甘草，属肝郁胁痛，再配柴胡、香附、当归等；属脘腹挛急痛，若为肝气乘脾者再配防风等，若为中寒肝乘脾者再配饴糖等，若为热痢里急后重者再配黄连等，若为术后肠粘连者再配木香等；属四肢挛急痛，若为血虚不养筋者再配木瓜、鸡血藤等，若为久痹血虚兼瘀者再配鸡血藤、独活等。

此外，治习惯性便秘，可用大量生白芍配甘草、枳壳同用。治糖尿病证属阴血亏虚而热盛者，以生白芍配天花粉、黄连同用。

【用法用量】内服 5 ~ 10g，大剂量 15 ~ 30g，煎汤，或入丸散。炒用偏温，故养血调经多炒用，平肝敛阴多生用。杭白芍效最佳。

【使用注意】因其微寒有伤阳之虞，故阳衰虚寒者不宜单用。反藜芦，故内服忌与藜芦同用。

牵牛子

【赋文】若乃消肿满，逐水于牵牛。

【注释】赋文的原意是：若是消肿满，可选用逐水的牵牛子。牵牛子集攻下、逐水、去积、杀虫于一体，赋文虽昭示了牵牛子善逐水、消肿满之功，但未言泻下、去积、杀虫之能。其次，其有毒，且用量又易影响药力，而赋文均未言及。

【来源】旋花科植物裂叶牵牛 *Pharbitis nil*（L.）Choisy 等的干燥成熟种子。

【药性】苦，寒。有毒。归肺、肾、大肠经。

【性能特点】苦寒泄降，峻下有毒，入肺肾大肠经。既善通利二便而泻下逐水，又善驱杀肠道寄生虫，药力较强。少则动大便，多则下水饮。功似遂、戟、芫，虽泻下逐水，使水邪从二便出，但药力与毒性均稍缓。传统认为，皮有收涩之性，故泻下逐水宜去皮用。

【功效主治】泻下，逐水，去积，杀虫。治身面浮肿或大腹水肿兼便秘者尤宜，单用研末服即可，或配大戟、甘遂、大黄、轻粉等，如《景岳全书》舟车丸。治痰饮喘满，可配葶苈子、苦杏仁、陈皮等。治食积腹痛便秘，单用或配炒莱菔子、焦神曲等。治虫积腹痛，属蛔虫者，常配槟榔等；属蛲虫者，常配雷丸、大黄等；属绦虫者，常配槟榔、南瓜子、雷丸等。

此外，治癫痫，可单用研末制成蜜丸（每丸重 6g，含牵牛子粉 3g）服。治肾炎水肿与肝硬化腹水，卢氏肾炎丸以其配老姜汁、红糖、大枣（去核去皮）为丸服，有逐水而不增加肾脏负担之妙。

【用法用量】内服，汤剂 3～10g，打碎入煎；散剂每次1.5～3g。生用或炒用，炒用药性较缓，副作用较小。

【使用注意】因其峻泻有毒，故孕妇忌服，体虚者慎服；中病即止，不宜过量或久服。畏巴豆，不宜与巴豆同用。服用大剂量牵牛子，除对胃肠的直接刺激引起呕吐、腹痛、腹泻与黏液血便外，还可能刺激肾脏，引起血尿，重者尚可损及神经系统，发生语言障碍、昏迷等。

贯　众

【赋文】除热毒，杀虫于贯众。

【注释】赋文的原意是：若是除热毒、杀虫可选择贯众。贯众清解杀虫，赋文虽昭示了贯众善清解热毒与杀虫作用，但仍欠详细。其次，其生用与炒炭用的性效相差较大，当知。其三，赋文将其列入寒性类药，而实则性微寒、有小毒。

【来源】鳞毛蕨科植物粗茎鳞毛蕨 *Dryopteris crassirhizoma* Nakai 的干燥根茎及叶柄残基。今名绵马贯众。

【药性】苦，微寒。有小毒。归肝、脾、胃经。

【性能特点】苦微寒而清解，有小毒力较强，入肝脾胃经。生用苦寒清泄杀虫，既杀蛔虫、蛲虫、钩虫，又清解热毒。炒炭涩敛兼清泄，善凉血收敛而止血，为治妇科崩漏之佳品。贮存日久者驱虫疗效大减。

【功效应用】生用杀虫，清热解毒；炒炭止血。治蛲虫病，常配苦楝皮、鹤虱、牵牛子等。治钩虫病，常配榧子、槟榔、红藤等。治绦虫病，可配苦楝皮、使君子、牵牛子等。治温毒发斑，常配金银花、连翘、大青叶等。治疔腮肿痛，常配板蓝根、牛蒡子、赤芍等。治血热出血，属吐衄者，常配栀子、桑白皮、黄芩等；属便血者，常配槐花、地榆炭、黄芩等；属崩漏者，常配荆芥炭、海螵蛸、棕榈炭等。

此外，生用能抗病毒、细菌、真菌、原虫，防治流感、流脑、肝炎、麻疹，单用或配生甘草、板蓝根、紫草等同用。

【用法用量】内服 10～15g，煎汤或入丸散。驱虫、清热解毒宜生用，止血宜炒炭用。

【使用注意】因其苦寒有小毒，故用量不宜过大，孕妇及脾胃虚寒者慎服。

川楝子

【赋文】金铃子治疝气而补精血。

【注释】金铃子：川楝子之别名也。

赋文的原意是：川楝子既治疝气，又补精血。从今之认识看，川楝子为理气止痛、清肝利湿、杀虫之品，赋文前半句昭示了川楝子"治疝气"与理气止痛相对应，而后半句"补精血"却不知据何而撰，似为作者之己见。其次，清肝、利湿则未言及。其三，其有小毒而药力较强，且能杀虫。其四，生用与炒用的药性有变，均当知。

【来源】楝科植物川楝 *Melia toosendan* Sieb.et Zucc. 的干燥成熟果实。

【药性】苦，寒。有小毒。归肝、胃、小肠、膀胱经。

【性能特点】苦泄散，寒能清，有小毒，力较强。主入肝胃

经，善清火、行气、杀虫、止痛；兼入小肠膀胱经，能清利下
焦湿热；外用能杀虫、清热而止痒。炒用寒性减，气滞有寒者
宜用。肝郁气滞或肝气犯胃宜用，有热者最宜，兼寒者当炒用，
并常与延胡索相须为用。

【功效应用】理气止痛，清泻肝火，清利湿热，杀虫止痒。
治肝胃不和、胸腹胀痛，兼热者，常配延胡索、柴胡、栀子、
香附等，如《素问病机气宜保命集》金铃子散等；兼寒者，常
配延胡索、姜黄、香附、木香等。治疝气痛，属肝经有热者，
常配夏枯草、昆布、泽泻等；属寒滞肝脉者，常配吴茱萸、木
香、小茴香等，如《医方集解》导气汤。治肝胆火盛急躁易怒，
常配龙胆、栀子、地黄等。治虫积腹痛，常配槟榔、鹤虱、使
君子等。治湿热小便不利，常配瞿麦、萹蓄、石韦等。治头癣，
单用鲜品或干品开水浸润后捣敷。治疥疮，可配硫黄等研末
外敷。

【用法用量】内服 3 ～ 10g，煎汤或入丸散。外用适量，研
末调涂。气滞有寒者宜炒用。

【使用注意】因其味苦性寒有小毒，过量用可引起头晕呕
吐、腹泻、呼吸困难、心跳加快、震颤、痉挛，甚则麻痹失去
知觉，故不可过量服，脾胃虚寒者慎服生品。

萱草根

【赋文】萱草根治五淋而消乳肿。

【注释】五淋：五种淋证，包括石淋、气淋、膏淋、劳淋、
热淋。

赋文的原意是：萱草根既治石、气、膏、劳、热五种淋证，
又消乳房肿痛。赋文虽昭示了萱草根的善治病证，但未言及其
功效。其次，赋文将其列入寒性类药，而实则性凉。其三，其

有毒，用当谨慎。

【来源】百合科植物萱草 *Hemerocallis fulva*（L.）L. 等的干燥或鲜根。

【药性】甘，凉。有毒。归脾、肝、膀胱经。

【性能特点】甘淡渗利，凉能清解，有毒力强。既入脾肝经，又入膀胱经，入气走血，善清利湿热而利尿通淋、退黄；能凉血而止血，解热毒而消肿。凡湿热、血热、热毒所致诸疾皆可酌选，黄疸、淋痛、乳痈者尤宜。唯有毒内服宜慎，忌生服，宜久煎。

【功效应用】清热利湿，凉血止血，解毒消肿。治湿热黄疸，可配茵陈、溪黄草、栀子等。治水肿，可配茯苓、猪苓、车前子等。治淋浊，属热淋者，可配车前子、瞿麦、木通等；属血淋者，可配栀子、白茅根、小蓟等；属膏淋白浊者，可配土茯苓、萆薢等。治湿热带下，可配黄柏、苍术、车前子等。治血热出血，属衄血者，可配黄芩、桑白皮、栀子等。治便血，可配地榆、槐角、黄芩等。治崩漏，可配仙鹤草、海螵蛸等。治瘰疬，可配夏枯草、连翘、猫爪草等。治乳痈，单用捣烂酒浸服，渣外敷；或可配蒲公英、金银花、赤芍等煎服。治乳汁不下，取鲜品 30g，猪蹄 2 只，炖烂，吃肉喝汤。

此外，还治毒蛇咬伤。

【用法用量】内服 3 ～ 10g，煎汤，鲜品加倍。外用适量，捣敷。

【使用注意】因其有毒，内服宜慎。宜久煎，忌生服。不宜久服、过量，以免中毒。中毒反应瞳孔散大、失明，甚至呼吸抑制而死亡。

侧柏叶

【赋文】 侧柏叶治血出崩漏之疾。

【注释】 血出：出血。出：一作山，古书为竖写版而疑错刻，又与文义不合故舍去。崩漏：崩，即出血量多而势猛之疾；漏，即妇女月经淋沥不断；今常将二者合称，名曰崩漏。

赋文的原意是：侧柏叶治出血、崩漏之疾。侧柏叶清泄与收敛并俱，赋文只叙其治出血与崩漏等病证，余则未言。其次，其又燥湿止带、生发乌发及祛痰止咳，而赋文未言。其四，其生用与炒炭用的性效有别，当知。

【来源】 柏科植物侧柏 *Platycladus orientalis*（L.）Franco 的干燥枝梢及叶。

【药性】 苦、涩，微寒。归肺、肝、大肠经。

【性味归经】 苦寒清泄而燥，味涩质黏而敛，入肝肺大肠经。生用凉血收敛止血兼燥湿祛痰，出血属血热兼湿或痰者宜用；炒炭平凉涩敛，虚寒或热不明显之出血者宜选，可谓止血通用药。生用既凉血又燥湿而生发乌发，血热夹风湿之头发早白或脱落者最宜。

【功效应用】 凉血收敛止血，清热燥湿止带，生发乌发，祛痰止咳。治血热妄行诸出血证，常配生地黄、牡丹皮、紫珠、白茅根等；或配生地黄、生艾叶、生荷叶，如《校注妇人良方》四生丸。治虚寒出血，炒炭后配干姜、艾叶炭等。治湿热带下，常配椿皮、苍术、黄柏等。治脱发，属血热者，单用泡酒外涂，并配生地黄、赤芍、墨旱莲等服；属血虚夹湿者，常配当归、枸杞子、苍术、防风等。治须发早白，属血热者，常配生地黄、赤芍、墨旱莲等；属肝肾亏虚者，常配何首乌、女贞子、黑芝麻等。治咳嗽痰多而黏，常配瓜蒌、浙贝母、竹茹、黄芩等。

中医白话解读本丛书

此外，治疮肿，可配金银花、连翘、蒲公英等；治热毒血痢，可配金银花、马齿苋、黄连等。

【用法用量】内服 10 ～ 15g，煎汤或入丸散。外用适量，煎汤洗或研末调敷，鲜品捣敷或涂擦。生用长于凉血止血、祛痰止咳，炒炭则长于收敛止血。

【使用注意】因其苦寒黏涩，故虚寒者不宜单用，出血有瘀血者慎服。

香　附

【赋文】香附子理血气妇人之用。

【注释】香附子：香附。理血气：理气血。

赋文的原意是：香附善理气血，是妇科常用药。香附素有"妇科之主帅，气病之总司"之美誉，赋文虽昭示了香附的效用，并指出其为妇科习用药，但缺漏较多。其次，其生用与炒用性能有别，当知。其三，据考赋文约据《名医别录》香附"微寒"之论，将其列入寒性类药，而实则性平。

【来源】莎草科植物莎草 *Cyperus rotundus* L. 的干燥根茎。

【药性】辛、微苦、微甘，平。芳香。归肝、三焦经。

【性能特点】辛香行散，微苦略降，微甘能和，性平不偏。入肝三焦经。善疏肝理气而止痛、调经，生用并兼发表。通理三焦气滞而作用偏于肝，气病之总司，妇科之主帅，为行气止痛之良药。凡气滞、肝郁诸证，无论兼寒兼热皆宜。

【功效应用】疏肝理气，调经止痛。治肝郁气滞，常配枳壳、柴胡、川芎等，如《景岳全书》柴胡疏肝散。治肝胃不和，常配柴胡、青皮、佛手等。治寒凝气滞之脘腹胀痛，常配高良姜等，如《良方集腋》良附丸。治寒疝腹痛，常配乌药、青皮、小茴香等。治月经不调，常配柴胡、当归、白芍等。治痛经，

中医白话解读本丛书

常配川芎、当归、红花等。治乳房胀痛，常配柴胡、当归、橘叶等。治胎前产后诸疾，可据情酌配他药。

此外，治表证兼气滞，常取生品配陈皮、紫苏叶等，如《和剂局方》香苏散。治扁平疣，大量生香附煎汤外洗。

【用法用量】内服 6 ～ 12g，煎汤或入丸散。外用适量，研末撒、调敷或作饼热熨外用。醋炙止痛力增强。

【使用注意】因其虽平和，但终属辛香之品，故气虚无滞及阴虚血热者慎服。

地肤子

【赋文】地肤子利膀胱，可洗皮肤之风。

【注释】洗：洗去，可引申为祛除。

赋文的原意是：地肤子既清利膀胱，又祛皮肤之风邪。地肤子善清利祛风止痒，赋文虽较全面地昭示了地肤子的功效，但未言其主治病证，故特予以细释之。

【来源】藜科植物地肤 *Kochia scoparia*（L.）Schrad. 的干燥成熟果实。

【药性】甘、苦，寒。归肾、膀胱经。

【性能特点】甘寒清利，苦能泄降，入肾膀胱经。既清利湿热而通淋，又祛风除湿而止痒。为治湿热疮疹瘙痒之要药，常与蛇床子相须为用。药力平和而不伤阴，湿热下注兼阴虚者也宜。

【功效应用】清热利湿，祛风止痒。治热淋涩痛、小便不利，属实证者，可配木通、车前子、瞿麦等；兼阴虚者，可配熟地黄、车前子、楮实子等。治疮疹瘙痒，属湿热者，可配白鲜皮、苦参、地肤子等；属风湿者，可配蛇床子、炒苍耳子、土茯苓等。

【用法用量】内服 10～15g，煎汤，或入丸散。外用适量，煎汤洗或敷，或研末敷。

山豆根

【赋文】山豆根解热毒，能止咽喉之痛。

【注释】止：停止。

赋文的原意是：山豆根善清解热毒，止咽喉之痛。山豆根清泄而降，药力较强。赋文虽昭示了其效用之擅长，但仍有缺憾。其次，苦寒有毒易伤胃，当知。

【来源】豆科植物越南槐 *Sophora tonkinensis* Gapnep. 的干燥根及根茎。

【药性】苦，寒。有毒。归肺、胃、心经。

【性能特点】寒清苦泄而降，有毒力强，入肺胃心经。善清泻心肺胃火而解毒、消肿、利咽，药力颇强，治咽喉肿痛属火毒炽盛者最宜，治胃火牙龈肿痛亦佳。实火壅塞者多用，风热者不宜早用，完全化热时方可用。

【功效应用】泻火解毒，消肿利咽。治咽喉肿痛，单用含之咽汁，或配射干、黄芩、玄参等煎服。治牙龈肿痛，单用醋磨汁噙之，或配生石膏、升麻、大青叶等煎服。治肺热咳嗽，可配黄芩、浙贝母、桔梗等。

此外，能攻蛇毒，治毒蛇咬伤，单用或配半边莲。能抗肿瘤，治喉癌，可配玄参、大青叶、金荞麦、射干等。

【用法用量】内服 3～6g，煎汤或磨汁服。外用适量，煎汤含漱或研末涂敷。

【使用注意】因其苦寒有毒，故内服不宜过量，脾胃虚寒、食少便溏者忌服。

白鲜皮

【赋文】白鲜皮去风治筋弱，而疗足顽痹。

【注释】白鲜皮：原作白藓皮。去：通"祛"。去风：祛风。

赋文的原意是：白鲜皮能祛风，既治筋弱，又疗足部之顽痹。白鲜皮清解除湿止痒，赋文仅昭示了白鲜皮祛风之功能与主治筋弱与足顽痹之病证，丢掉了清热、燥湿、利湿之效用，今予以细释之，以窥其全貌。

【来源】芸香科植物白鲜 *Dictamnus dasycarpus* Turcz. 的干燥根皮。

【药性】苦，寒。归脾、胃、膀胱、小肠经。

【性能特点】苦燥泄，寒清解，既入脾胃经，又入膀胱小肠经。善清热解毒、燥湿、利湿、祛风而退黄、止痒、蠲痹。为"诸黄风痹之要药"。凡热、湿、风三邪合致或湿热、风湿所致病证，皆可酌用。

【功效应用】清热解毒，除湿祛风，止痒。治湿疮痒痛，常配苦参、连翘、枯矾、黄芩等。治湿热疹痒，常配苦参、黄芩、地肤子等。治风热疹痒，常配地肤子、荆芥穗、金银花等。治阴痒带下，常配黄柏、苍术、川牛膝等。治疥癣麻风，可配苦参、硫黄、雄黄、大风子等。治湿热黄疸，常配秦艽、青蒿、垂盆草、虎杖等。治风湿热痹，常配秦艽、络石藤、忍冬藤等。

此外，治热淋涩痛，常配车前草、蒲公英、栀子等。

【用法用量】内服 5 ～ 10g，煎汤或入丸散。外用适量，煎汤熏洗，或研末掺、撒，或调涂。

【使用注意】因其苦寒易伤阳败胃，故脾胃虚寒者忌服。

旋覆花

【赋文】旋覆花明目治头风，而消痰嗽壅。

【注释】痰嗽壅：痰壅咳嗽。消痰嗽壅：消除痰壅之咳嗽。

赋文的原意是：旋覆花既明目、治头风，又消除痰壅咳嗽。据考，赋文据《名医别录》旋覆花"微冷利"之论，将其列入寒性类药，而实则微温。今人对旋覆花的认识与应用，远非如赋文所云。首先，今人认为旋覆花是治疗痰壅气逆咳喘之要药，此点与赋文"消除痰壅咳嗽"相近。其次，赋文云其"明目治头风"之论，今人则极少应用。其三，其质轻，煎后不宜与药液分离，故当包煎。

【来源】菊科植物旋覆花 *Inula japonica* Thunb. 等的干燥头状花序。

【药性】苦、辛、咸，微温。归肺、胃、大肠经。

【性能特点】苦降辛散，微温咸软。既入肺经，善降气行水消痰；又入胃与大肠经，善降气止呕止呃。降气力强，兼消胶黏之痰、通血脉，凡肺胃气逆不降重症每用，气滞气逆兼血脉瘀滞者亦佳。

【功效应用】卜气行水消痰，降逆止呕止呃，兼疏通血脉。治气逆咳喘痰多，属寒痰者，单用或配杏仁、半夏、白前等；属热痰者，常配全瓜蒌、黄芩、浙贝母等；属痰胶黏者，常配海浮石、海蛤壳等。治气逆呕吐呃逆噫气，常配赭石、半夏等，如《伤寒论》旋覆代赭汤。治气滞血瘀胸痛、欲蹈其胸，常配柴胡、郁金、茜草等。

【用法用量】内服 3 ~ 10g，包煎。蜜炙温燥性减缓，肺虚喘促夹痰饮者宜用。

【使用注意】因其温散降逆，故阴虚燥咳、体虚便溏者不宜用。

荆芥穗

【赋文】又况荆芥穗清头目便血，疏风散疮之用。

【注释】清：清散，或清止。

赋文的原意是：又比方，荆芥穗清头目、止便血、疏风散疮可用。赋文只云荆芥穗，是因其药力强也。今则以地上部分入药，药称荆芥。其次，其生用与炒炭用的性效有别，生用发散，赋义"清头目"与"疏风散疮"当指生用；而炒炭则主涩敛，略兼散风，赋文止"便血"当指炒炭用，当明辨。其三，赋文将其列入寒性药，与古今认识多不相合。今考，荆芥入药始于汉代《神农本草经》，云其性温。至明初，《滇南本草》又云其微温，当代承袭之。唯明末《药品化义》独言其性凉。

【来源】唇形科植物荆芥 *Schizonepeta tenuifolia* Briq. 的干燥地上部分。花穗名荆芥穗。

【药性】辛，微温。归肺、肝经。

【性能特点】生用辛微温发散，入肺肝经。既善散肌表与血分风邪而解表、透疹、止痒、疗疮，又兼散息内风而止痉。力平和，散风发表通用，风寒、风热皆宜。炒炭微温涩敛，入肝经血分，收敛止血，治崩漏功良。

【功效应用】生用：散风发表，透疹止痒，止痉；炒炭：止血。治风寒表证，常配防风、羌活等。治风热表证，常配金银花、连翘、菊花等。治头风头痛，属风寒者，常配白芷、川芎、防风等；属风热者，常配菊花、川芎、蔓荆子等。治麻疹不透（初期），常配蝉蜕、牛蒡子等。治风疹瘙痒，常用荆芥穗，并配防风、地肤子、蝉蜕等。治疮疡初起，常配蒲公英、金银花、连翘等。治产后发痉，古人单用，今常配蝉蜕、防风等。治崩漏下血，常配贯众炭、海螵蛸、三七等。

【用法用量】内服 3 ～ 10g，入汤剂不宜久煎，或入丸散。荆芥穗发汗力强。无汗生用，有汗炒用，止血炒炭。

【使用注意】因其生用辛散微温，发汗力较强，故体虚多汗者慎服。

天花粉

【赋文】瓜蒌根疗黄疸毒痈，消渴解痰之忧。

【注释】瓜蒌根：也作栝楼根，今正名作天花粉。毒痈：痈肿疮毒。消渴：消渴病，也可释为消除口渴。解痰之忧：消解痰之忧患。

赋文的原意是：天花粉既治黄疸、痈肿疮毒、消渴，又解痰之忧患。天花粉集清、润、消、溃于一体，赋文虽列举了天花粉的众多主治病证，但未言其功效。其次，今考赋文"疗黄疸"之论，据《名医别录》栝楼根主"八疸身面黄"而撰，今之临床治黄疸罕见用。其三，"解痰"之说，大约据明代《本草蒙筌》天花粉"大降膈上热痰"而撰。其四，赋文将其列入寒性类药，而实则微寒。

【来源】葫芦科植物栝楼 *Trichosanthes kirilowii* Maxim. 等的干燥根。

【药性】甘、微苦、酸，微寒。归肺、胃经。

【性能特点】微苦微寒清泄，甘酸益润，清润消溃，入肺胃经。既清热生津止渴，又润肺燥、清肺热而止咳，还消散肿块、溃疮、促进脓液排出。清热不如石膏，生津不如知母，长于消肿溃脓。治疮肿，未脓可消，已脓可溃，脓多促排，脓尽不用。因兼酸味而有敛邪之嫌，故温热病不宜早用。

【功效应用】清热生津，清肺润燥，消肿溃脓。治热病伤津烦渴，属气分证，常配石膏、知母等；属营分证，常配金银花、黄芩等；属血分证，常配水牛角、生地黄等。治内热消渴，常配生白芍、黄连等。治肺热咳嗽，常配黄芩、生石膏、竹茹等。治燥热咳嗽，常配知母、川贝母等。治疮疡肿毒，初期未脓，常配金银花、连翘、蒲公英等；中期脓成，常配金银花、蒲公英、白芷等；后期脓多，常配白芷、皂角刺、蒲公英等。

此外，制成天花粉蛋白注射液肌内注射，能引产。

【用法用量】内服 10～15g，煎汤，或入丸散。外用适量，研末，水或醋调敷。用注射剂需做皮试。

【使用注意】因其苦寒清泄，甘酸益润，故脾胃虚寒、大便滑泄者忌用；温热病初期一般不用。孕妇忌服。反乌头，不宜与乌头、草乌、附子同用。

地 榆

【赋文】地榆疗崩漏，止血止痢。

【注释】赋文的原意是：地榆善疗崩漏，功能止血止痢。地榆清凉与收敛并具，赋文虽切中了地榆临床应用之要点，即治崩漏最宜，善止血、止痢，当仍欠深刻与全面。其次，其生用与炒炭用的性效有别，当明辨。其三，赋文将其列入寒性类药，而实则微寒。

【来源】蔷薇科植物地榆 *Sanguisorba officinalis* L. 等的干燥根。

【药性】苦、酸，微寒。归肝、胃、大肠经。

【性能特点】苦泄降，酸收敛，微寒清解，清凉收敛，入肝胃大肠经。内服解热毒、凉血而止血、消肿止痛，血热出血者宜；又因沉降入下焦，善治下焦血热妄行诸证，为治痔疮、便血及崩漏之佳品。外用善解毒消肿、敛疮止痛，为治水火烫伤之要药。炒炭平偏凉而涩敛，止血力增强。

【功效应用】清热凉血，收敛止血，消肿解毒，敛疮止痛。治肠热痔肿便血，常配槐角、生地黄等。治血热崩漏，常配生地黄、黄芩、茜草炭、苎麻根等。治血热尿血，可配白茅根、栀子、苎麻根、小蓟等。治血热鼻衄，可配黄芩、栀子、白茅根、桑白皮等。治血小板减少性紫癜，可配太子参、牛膝、大枣等。治肠痈腹痛，常配生薏苡仁、黄芩、金银花等。治热毒泻痢，常配黄连、木香、马齿苋等。治痈肿疮毒，常配金银花、蒲公英、野菊花、紫花地丁等。治水火烫伤，轻者单味外用，重者常配大黄、四季青、虎杖等。

此外，抗 TB（人型结核）菌，治肺痨、骨痨、盆腔结核等，常配夏枯草、郁金、香附、矮地茶等。

【用法用量】内服 10 ～ 15g，煎汤或入丸散；研末吞服，每次 1.5 ～ 3g。外用适量，煎汤洗渍或湿敷，或研末掺或调敷，或鲜品捣敷。生用凉血解毒力胜，炒炭止血力强。

【使用注意】因其微寒酸涩，故体质虚寒或出血有瘀者慎服，热痢初起者不宜单用。对大面积烧伤，不宜使用本品制剂外涂，以防其所含水解型鞣质被机体大量吸收而引起中毒性肝炎。

昆 布

【赋文】昆布破疝气，散瘿散瘤。

【注释】破：破碎，在此可引申为治疗。疝气：此处指"癞"，又作癞疝，即痰湿下传所致的睾丸肿痛。散：消散。瘿：颈生瘤，习称大脖子病，多为情志不畅、痰气相搏所致，常见甲状腺肿。瘤：情志失调，生痰聚瘀，气血凝结，留滞不去所致的包块。

赋文的原意是：昆布善疗疝气（睾丸肿痛），消瘿散瘤。昆布集清热消痰、软坚散结、利水、止咳喘于一体，赋文虽明言其治疝、消瘿、消瘤最宜，但未言治脚气浮肿及痰热咳喘等。

【来源】昆布科植物海带 *Laminaria japonica* Aresch. 或翅藻科植物昆布 *Ecklonia kurome* Okam. 的干燥叶状体。

【药性】咸，寒。归肝、胃、肾经。

【性能特点】咸软寒清，入肝胃肾经。既清热消痰、软坚散结，又利水消肿。且含碘，治缺碘型粗脖子病（即瘿瘤）有效，治肝脾肿硬亦可。与海藻相比，药力较强，兼止咳平喘。

【功效应用】清热消痰，软坚散结，利水消肿，止咳平喘。治瘰疬痰核，常配海藻、夏枯草、浙贝母、猫爪草等。治瘿瘤，常配海藻、夏枯草、黄药子、山慈菇等。治睾丸肿痛，常配青皮、川楝子、延胡索、荔枝核等。治癥瘕肿块，常配丹参、鳖甲、土鳖虫等。治脚气浮肿，常配槟榔、木瓜、防己等。治水肿，常配猪苓、茯苓、冬瓜皮等。治痰热咳喘，常配麻黄、苦杏仁、瓜蒌、桑白皮等。

此外，还能降压、降脂，治高血压，常配夏枯草、钩藤、天麻、生牡蛎等；治高脂血症，常配茵陈、泽泻、决明子等。

【用法用量】内服 10～15g，煎汤或入丸散。

竹 叶

【赋文】疗伤寒，解虚烦，淡竹叶之功倍。

【注释】淡竹叶：又名竹叶，即乔木状淡竹之叶，而非同科草本状淡竹叶的茎叶。前者始载于南北朝的《名医别录》，后者始载于明初的《滇南本草》。也就是说，赋文所云淡竹叶当为前者而非后者。伤寒：伤于寒邪。倍：加倍，可引申为最佳。

赋文的原意是：治疗伤寒发热，解虚烦，淡竹叶功效最佳。

中医白话解读本丛书

竹叶为清利兼透散之品，赋文虽言能"疗发热，解虚烦"，但表述不够精准。其次，竹叶尚能利尿，而赋文未言。

【来源】禾本科植物淡竹 *Phyllostachys nigra*（Lodd.）Munro var.*henonis*（Mitf.）Stapf ex Rendle 的干燥或新鲜叶。

【药性】辛、甘，寒。归心、肺经。

【性能特点】甘寒清利，辛散轻扬，入心肺经，清利兼透。既清心除烦、利尿，又凉散上焦风热。与淡竹叶相比，清心除烦力强，兼生津，热病心烦多用；又兼辛味，能凉散上焦风热，治风热表证及温病初期常用。其嫩心药力最强，善清心包之火，多用治温病热入心包之神昏谵语。

【功效应用】清心除烦，利尿，凉散风热。治心火上炎之口舌生疮，常配木通、生甘草等，如《小儿药证直诀》导赤散。治热病心烦口渴，常配黄连、生地黄、石膏、知母等。治热入心包之神昏谵语，常取竹叶卷心配连翘、麦冬等，如《温病条辨》清宫汤。治热淋尿赤涩痛，常配栀子、连翘、瞿麦、石韦等。治风热表证或温病初期，常配金银花、连翘等，如《温病条辨》银翘散。

【用法用量】内服 6 ～ 15g，煎汤或入丸散。

【使用注意】因其甘寒清利，故脾胃虚寒及阴虚火旺者慎用。

牡丹皮

【赋文】除结气，破瘀血，牡丹皮之用同。

【注释】结气：气滞郁结。用同：皆可用。

赋文的原意是：牡丹皮除郁结之气，破散瘀血皆可用。牡丹皮苦泄辛散，微寒能清，集清血热、退虚热、散瘀血于一体。赋文只强调其行散而忽略其清泄，当补之。其次，赋文将其列入寒性类药，而实则微寒，又当正之。

【来源】毛茛科植物牡丹 *Paeonia suffruticosa* Andr. 的干燥根皮。

【药性】苦、辛，微寒。归心、肝、肾经。

【性能特点】苦泄辛散，微寒能清，清泄行散。入心肝经，善清热凉血、活血化瘀；入肾经，能退虚热。集清血热、退虚热、散瘀血于一体，凡血热、血瘀、虚热，无论单发或并发皆可酌投，尤宜血热有瘀，或血瘀有热，或虚热夹瘀，或无汗骨蒸者。

【性能特点】清热凉血，活血化瘀，退虚热。治血热出血兼瘀，无论热病还是内伤均宜，常配水牛角、生地黄、赤芍等。血瘀经闭有热，常配丹参、红花、益母草等。治血瘀痛经有热，常配当归、川芎、赤芍、续断等。治月经先期，属阳盛血热者，常配地骨皮、黄柏等；属肝郁化火者，常配栀子、柴胡、当归等。治经行发热，属阳盛血热者，常配地骨皮、黄柏、益母草等；属肝郁化火者，常配栀子、柴胡、赤芍等；属血热瘀阻者，常配当归、赤芍、红花等。治癥瘕积聚，常配土鳖虫、莪术、丹参等。治跌打损伤，常配当归、桃仁、赤芍、丹参等。治肠痈腹痛，属热毒兼瘀者，常配金银花、连翘、大黄等；属化脓兼瘀者，常配生薏苡仁、败酱草、虎杖等；属恢复有瘀者，常配赤芍、大黄、红藤等。治热毒兼瘀之痈肿疮毒，常配金银花、蒲公英、紫花地丁等。治温病后期阴虚发热，常配青蒿、生地黄、鳖甲等。治无汗骨蒸，常配青蒿、知母、黄柏等。

【用法用量】内服用量为 6～12g，煎汤或入丸散。清热凉血、退虚热宜生用，活血化瘀宜酒炒用，用于止血宜炒炭。

【使用注意】因其清泄行散，故血虚有寒、孕妇及月经过多者不宜用。

知 母

【赋文】知母止嗽而骨蒸退。

【注释】止嗽：止咳嗽。骨蒸退：此为倒装句，即清退骨蒸。

赋文的原意是：知母既治咳嗽，又退骨蒸。知母清降与滋阴并俱，实火与虚热皆清，治热咳与阴虚燥咳皆宜，赋文只触及了知母效用之一角，当予以广而细释之。

【来源】百合科植物知母 *Anemarrhena asphodeloides* Bge. 的干燥根茎。

【药性】苦、甘，寒。归肺、胃、肾、大肠经。

【性能特点】苦泄寒清，甘润滋滑，既入肺胃经，又入肾与大肠经。但清降，不透散，并滋阴。上清肺热而泻火，中清胃热而除烦渴，下滋肾阴而润燥滑肠、退虚热。清热泻火虽不及石膏，但长于滋阴润燥，驱邪扶正两相兼。实火、虚热皆宜，高热或燥热津伤及阴虚发热者用之尤佳。

【功效应用】清热泻火，滋阴润燥，润肠通便。治热病烦渴，属气分高热，常配生石膏等，如《伤寒论》白虎汤；属气血两燔，常配水牛角、地黄、生石膏等。治内热消渴，上中下三消皆宜，常配天花粉、生地黄等。治肺热燥咳，属肺热咳嗽而痰黄稠者，常配黄芩、浙贝母；属燥热咳嗽无痰或痰少而黏者，常配川贝母等，如《医方考》二母散。治阴虚劳嗽，常配川贝母、天冬、麦冬等。治潮热骨蒸，常配黄柏、鳖甲、青蒿等，如《丹溪心法》大补阴丸、《温病条辨》青蒿鳖甲汤。治阴虚津枯之肠燥便秘，常配生地黄、玄参、麦冬等。

此外，治癃闭，证属下焦湿热、郁久伤阴，症见小便不利、点滴不通，常配黄柏、肉桂等。治心烦不眠，常配酸枣仁、茯苓、川芎、甘草等。

【用法用量】内服 6～12g，入汤剂或丸散。清泻实火宜生用，滋阴降火宜盐水炒用。

【使用注意】因其苦泄甘寒滋滑，能恋邪腻膈滑肠，故湿浊停滞、脾胃虚寒、大便溏泻者忌服。

牡　蛎

【赋文】牡蛎涩精而虚汗收。

【注释】涩精：固肾精也。虚汗收：倒装句，即收虚汗，现多用"止汗"或"敛汗"表述。

赋文的原意是：牡蛎固肾精，又敛虚汗。牡蛎集镇潜、软坚、收敛、制酸、兼益阴于一体，赋文只昭示了牡蛎收敛固涩之功效，而未言其平肝潜阳、镇惊安神、软坚散结等。其次，赋文将其列入寒性类药，而实则微寒。其二，其生用、煅用的性效有别，当明辨。

【来源】牡蛎科动物长牡蛎 *Ostrea gigas* Thunberg 等的贝壳。

【药性】咸，微寒。归肝、肾经。

【性能特点】介类质重镇潜，咸软微寒兼补，入肝肾经。生用既镇潜上浮肝阳而镇惊惕，又益肝肾阴而涵养浮阳，还软坚硬而散肿块，为治阳亢、虚风、坚肿之要药。煅用涩平质重，收湿敛疮、制酸止痛，为治滑脱、泛酸脘痛所常用。生用、煅用，均善镇惊安神，为治神乱失眠之佳品。与龙骨相比，镇惊固涩力虽不及，但兼益阴，并善软坚散结。

【功效应用】平肝潜阳，镇惊安神，软坚散结，收敛固涩，制酸止痛。治肝阳上亢，常配龙骨、生白芍、钩藤、生牛膝等。治阴亏血虚之虚风内动，常配生龟甲、生鳖甲等，如《温病条辨》三甲复脉汤。治惊狂躁烦，常配龙骨、生铁落、磁石等。

治心悸怔忡，常配龙骨、磁石、丹参、酸枣仁等。治失眠多梦，常配龙骨、酸枣仁、夜交藤、茯神等。治疗瘰疬痰核，常配浙贝母、玄参、夏枯草、连翘、猫爪草等，如《医学心悟》消瘰丸。治肝脾肿大，常配柴胡、赤芍、丹参、土鳖虫等。治自汗，常配煅龙骨、桂枝、炒白芍、浮小麦等。治盗汗，常配煅龙骨、知母、黄柏、桑叶等。治遗精滑精，常配煅龙骨、沙苑子、莲须等，如《医方集解》金锁固精丸。治白带不止，常配煅龙骨、芡实、山药、炒白术等。治胃痛吐酸，常配煅龙骨、炒川楝子、延胡索、佛手等。

【用法用量】内服，煎汤 10～30g，打碎先下；或入丸散。外用适量，研末干掺。平肝潜阳、软坚散结宜生用，收敛固涩、制酸宜煅用。

【使用注意】因其煅后收敛，故内有湿热实邪者不宜服。

贝 母

【赋文】贝母清痰，止咳嗽而利心肺。

【注释】贝母：川贝母。此因贝母有川贝母与浙贝母，前者始于汉代《神农本草经》，原名贝母；后者，始于明末《本草正》，原名土贝母。赋文的撰成年代大约在金元至明，此时所说的贝母，只能是川贝母。清痰：清热化痰。

赋文的原意是：贝母能清热化痰，止咳嗽又利心肺。川贝母集清化、润肺、散结、开郁于一体，应用也较广泛，赋文虽昭示了其主要效用，但不够精准与全面。其次，赋文将其列入寒性类药，而实则微寒。

【来源】百合科植物川贝母 *Fritillaria cirrhosa* D.Don 等的干燥鳞茎。

【药性】甘、苦、辛，微寒。归肺、心经。

【性能特点】甘润辛散，苦微寒清泄，入肺心经。既清热化痰、润肺而止咳，又开郁散结而消散肿块。与浙贝母相比，虽微寒而清热力弱，但却又兼辛味而能行散开郁宣肺，还兼甘味而润，善润肺止咳。凡咳喘无论外感或内伤、有痰或无痰皆宜，以燥咳、虚劳咳多用，兼热而不盛者尤佳；并治疮肿、痰核瘰疬及痰热火郁胸中之心胸烦闷等。

【功效应用】清热化痰，润肺止咳，散结消肿，兼能开郁。治痰热咳嗽，常配黄芩、瓜蒌、竹茹等。治外感咳喘，属风热者，常配桔梗、牛蒡子、黄芩、前胡等；属风寒者，常配紫苏、苦杏仁、麻黄、生甘草等。治肺痈吐脓，常配芦根、鱼腥草、金荞麦、桔梗等。治燥咳无痰或痰少而黏，常配知母、桑叶、苦杏仁、南沙参等。治虚咳劳嗽，常配知母、麦冬、天冬、百部等。治疮肿，常配金银花、连翘、赤芍、蒲公英等。治乳痈，常配蒲公英、漏芦、牛蒡子、瓜蒌等。治瘰疬痰核，常配夏枯草、玄参、连翘、猫爪草等。治瘿瘤，常配夏枯草、昆布、海藻、黄药子等。治痰热火郁之心胸烦闷，常配栀子、枳壳、丝瓜络、竹叶等。

此外，治胃溃疡，常配海螵蛸、白及、炒枳壳等。

【用法用量】内服，煎汤 3～10g，研末每次 1～1.5g，或入丸散。

【使用注意】因其性微寒，故脾胃虚寒者慎服。反乌头，不宜与附子、乌头、草乌、天雄等乌头类药同用。

桔 梗

【赋文】桔梗开肺，利胸膈而治咽喉。

【注释】开肺：开宣肺气。

赋文的原意是：桔梗能开宣肺气，既利胸膈，又治咽喉疾

中医白话解读本丛书

患。桔梗为开宣之品，集宣肺、祛痰、利咽、排脓于一体，赋文虽昭示了其"开肺"之特点，指出其通过开宣肺气、利胸膈而治咽喉疾患，但却未言其祛痰、排脓等。其次，其又常做引药上行之用，赋文亦未涉及。其三，赋文将其列入寒性类药，而实则性平。

【来源】桔梗科植物桔梗 *Platycodon grandiflorum*（Jacq.）A. DC. 的干燥根。

【药性】辛、苦，平。归肺经。

【性能特点】辛散苦泄，质轻上浮，性平少偏，专入肺经。善开泄宣散肺气而宣肺祛痰、止咳利咽、排脓。为开宣肺气之要药，凡痰阻气机胸膈满闷，无论寒热或兼否表证皆宜；凡咳嗽有痰证属肺气不宣者，无论有无表证或属寒属热皆宜；凡属邪热客肺喑哑咽痛，无论虚实或兼否表证皆可。

【功效应用】宣肺祛痰，利咽止咳，排脓。治咳嗽有痰，属风邪犯肺者，常配荆芥、桔梗、白前等，如《医学心悟》止嗽散；属风寒袭肺者，常配杏仁、紫苏叶、半夏等，如《温病条辨》杏苏散；属风热袭肺者，常配桑叶、菊花、杏仁等，如《温病条辨》桑菊饮；属痰火壅肺者，常配全瓜蒌、竹茹、黄芩、桑白皮等。治喑哑咽痛，常配生甘草，如《伤寒论》桔梗汤；属风热者，再配马勃、牛蒡子、蝉蜕等；属热毒者，再配板蓝根、黄芩、山豆根等；属虚火者，再配玄参、麦冬、南沙参等。治肺痈吐脓，属初期兼表邪者，常配鱼腥草、芦根、金银花等；属中期咳吐脓血痰者，常配黄芩、生薏苡仁、冬瓜仁、芦根等；属后期胸闷咳痰者，常配竹茹、丝瓜络、炒枳壳等。治肺气不宣、胸闷不畅，常配枳壳、柴胡、香附等。

此外，取其宣散之功，治肺气不宣的水肿，常配猪苓、茯苓等，以宣肺利水；又为舟楫之剂，载药上浮，治上部疾患与他药同用，能引诸药直达病所。

【用法用量】内服 3 ～ 9g，煎汤或入丸散。

【使用注意】因其升散，用量过大易致恶心，故用量不宜过大，气机上逆之呕吐、眩晕者慎服，阴虚久咳痰少、咳血及肺痈脓净者不宜服。

黄 芩

【赋文】若夫黄芩治诸热，兼主五淋。

【注释】若夫：语句开头语，即"如果"之意。五淋：五种淋证，包括石淋、气淋、膏淋、劳淋、热淋。

赋文的原意是：如果是黄芩，主治诸热，兼治五淋。黄芩集清解、燥湿、凉血于一体，赋文虽说到黄芩的主治病证，但太笼统而不精准，使人不知其治何种淋证与热证最宜。其次，其功效为何？是清实热还是虚热，抑或湿热，均未言明。

【来源】唇形科植物黄芩 *Scutellaria baicalensis* Georgi 的干燥根。

【药性】苦，寒。归肺、胃、大肠、胆、脾经。

【性能特点】苦寒清泄而燥，主入肺与大肠经，兼入胆脾胃经。既清热泻火而凉血止血、安胎、解热毒，又燥湿、除湿毒而解湿热毒。为治湿热火毒之要药，广泛用于湿热火毒之病证。与黄连相比，其清热燥湿力较弱，作用偏于上焦肺及大肠，善清上焦湿热，除肺与大肠之火。

【功效应用】清热燥湿，泻火解毒，止血，安胎。治温热病，属气分证，常配生石膏、知母、连翘等；属营分证，常配丹参、赤芍、金银花等；属血分证，常配水牛角、生地黄、牡丹皮等。治半表半里之热（少阳证），常配柴胡、半夏等，如《伤寒论》小柴胡汤。治肺热咳喘，属咳嗽痰黄，单用或配桑白

中医白话解读本丛书

皮、牛蒡子、竹茹等；属喘促痰黄或灰白黏稠，常配麻黄、生
石膏等。治湿温、暑湿证（湿热弥漫三焦），初期常配薏苡仁、
滑石、白豆蔻等；中期属湿重于热常配滑石，热重于湿常配生
石膏，湿热并重则常配滑石、草豆蔻等。治湿热泻痢，初期兼
表，常配黄连、生葛根等，如《伤寒论》葛根芩连汤；中期湿
热毒盛，常配白头翁、秦皮、马齿苋等。治湿热黄疸，常配大
黄、山栀子、青蒿、茵陈等。治湿热淋痛，常配芦根、车前子、
瞿麦、木通等。治湿热疮疹，常配苦参、白鲜皮、穿心莲、地
肤子等。治热毒疮肿，常配黄连、黄柏、大黄、山栀子等。治
火毒上攻之目赤肿痛、口舌生疮，常配菊花、金银花等。治血
热妄行之出血，常配山栀子、黄连、黄柏等。治胎热之胎动、
胎漏，常配竹茹、苎麻根等。

【用法用量】内服 3～9g，煎汤，或入丸散。清热多生用，
安胎多炒用，清上焦热可用酒炒，清肝胆火可用胆汁炒，止血
多炒炭用。年久根空、体轻虚者善清肺火，习称片芩、枯芩。
年少根实、体重者善清大肠火，习称子芩、条芩。

【使用注意】因其苦寒燥泄，能伐生发之气，故脾胃虚寒、
食少便溏者忌服。

槐　花

【赋文】槐花治肠风，亦医痔痢。

【注释】肠风：病名，系指以便血为主症的疾病。痔痢：痔
疮、痢疾。

赋文的原意是：槐花既治肠风，又治痔疮、痢疾。槐花集
清肝、凉血、止血于一体，赋文虽昭示了槐花的主治病证，但
未言其功效。其次，赋文将其列入寒性类药，而实则微寒。

【来源】豆科植物槐 *Sophora japonica* L. 的干燥花及花蕾。

后者称槐米。

【药性】苦，微寒。归肝、大肠经。

【性能特点】苦泄降，微寒清，质轻散，入肝大肠经。善清肝与大肠之火而凉血止血。虽与槐角功效相似，但清火力较缓，止血作用较强，应用范围广泛，凡血热出血皆宜，便血、尿血、崩漏、衄血常用，兼肝火者尤佳。

【功效应用】凉血止血，清肝降压。治便血，属火热炽盛者，常配栀子、黄芩、大黄等；属风火相搏者，常配防风炭、荆芥炭、黄芩、升麻等；属兼气滞者，常配炒枳壳或炒枳实、当归、黄芩等。治痔疮出血，属火热炽盛者，常配栀子、黄芩、地榆、大黄等；属湿热蕴结者，常配地榆、苦参、黄芩、虎杖等。治血热鼻衄，常配黄芩、栀子、白茅根、桑白皮等。治血热崩漏，常配生地黄、黄芩、苎麻根、贯众炭等。治热毒血痢，常配黄连、黄柏、白头翁、秦皮等。治肝火头晕目眩（或高血压属肝火上炎者），常配石决明、赤芍、夏枯草、车前子等。治肝火目赤肿痛，常配夏枯草、菊花、青葙子等。

【用法用量】内服 10 ～ 15g，煎汤或入丸散。外用适量，研末调敷。凉血泻火与降血压宜生用，止血宜炒炭或炒用。

【使用注意】因其苦微寒，故脾胃虚寒者慎服。

常 山

【赋文】常山理痰结而治温疟。

【注释】理痰结：祛除痰结。而：连词，表示与前半句为因果关系，与"无痰不成疟"恰合。温疟：疟疾之一种，以发作时先热而后寒为特点。

赋文的原意是：常山能理痰结而治温疟。据考，赋文据《神农本草经》常山"主伤寒寒热，温疟鬼毒，胸中痰结吐逆"

之论而撰。常山善涌吐截疟，赋文虽言其能除痰结而治温疟，但未明言其能涌吐。其次，其生用、酒炒效用与药力有别。其三，其有毒，用当谨慎。

【来源】虎耳草科植物常山 *Dichroa febrifuga* Lour. 的干燥根。

【药性】苦、辛，寒。有毒。归肺、心、肝经。

【性能特点】苦泄寒清，辛能开宣，毒烈上涌。入肺心经，上行引吐胸中痰水而涌吐；入肝经，行胁下痰水、抗疟原虫而截疟。无痰不成疟，善开痰结兼清热，为治疟疾之良药。

【功效应用】涌吐，截疟。治胸中痰饮积聚，常配甘草（2∶1）水煎服，或再加蜂蜜适量。治新久疟疾，常配槟榔等，如《和剂局方》胜金丸。

【用法用量】内服 5～9g，煎汤或入丸散。涌吐宜生用，截疟宜酒炒用。用治疟疾时，应在疟发前 2～4 小时服。

【使用注意】因其毒烈，易伤正气，故用量不宜过大，孕妇及体虚者慎服。

葶苈子

【赋文】葶苈泻肺喘而通水气。

【注释】葶苈：葶苈子。泻肺喘：泻肺实、平喘。通水气：行水气。

赋文的原意是：葶苈子既泻肺实而平喘，又行水气。葶苈子清泄散降，泻肺行水，赋文虽概括了葶苈子效用之特点，但不够精准，仍有细化之必要。其次，其与桑白皮效用相似，如何鉴别之？其三，其既为泻肺之品，为何今之临床用治心衰性水肿每用而取效？鉴此，故特予以再释之。

【来源】十字花科植物独行菜 *Lepidium apetalum* Willd. 或播娘蒿 *Descurainia sophia*（L.）Webb ex prantl 的干燥成熟种子。

前者习称北葶苈子，后者习称南葶苈子。

【**药性**】苦、辛，大寒。归肺、膀胱经。

【**性能特点**】苦泄辛散，大寒清降。既入肺经，清泻肺气之实而平喘；又入膀胱经，行水邪而消水肿胀满。北者药力较强，易伤胃；南者药力稍缓，不宜伤胃。与桑白皮相比，虽均性寒力强，善泻肺平喘、消退水肿，但重在泻肺实，多用于痰水壅盛或肺痈痰多之咳喘，兼二便不利者更宜。研究证明其能强心利尿，治心衰性水肿亦宜。

【**功效应用**】泻肺平喘，行水消肿。治肺热痰饮喘咳，常配大枣或桑白皮等，如《金匮要略》葶苈大枣泻肺汤。治肺痈，属初期表证解、脓未成者，常配桑白皮、黄芩、瓜蒌等；属中期脓成痰多者，常配鱼腥草、桔梗、生薏苡仁、芦根等；属恢复期属肺壅实证者，常配桔梗、黄芩、紫菀等。治水肿，属胸胁积水者，常配苦杏仁、大黄、芒硝等，如《伤寒论》大陷胸丸；属胸腹积水者，常配汉防己、椒目、大黄，如《金匮要略》己椒苈黄丸。

此外，能强心利尿，治慢性肺源性心脏病并发心力衰竭，症见水肿、心律不齐、心音弱，脉无力、舌质紫黯、苔水滑等，多与大枣、附子、桂枝、黄芪、白术、茯苓等同用，以强心补虚、利水消肿。

【**用法用量**】内服 3 ～ 10g，包煎或入丸散。常配大枣同用，以缓解其峻烈之性。

【**使用注意**】因其泻肺力强，故肺虚喘促、脾虚肿满者慎服，肺痈恢复期无肺壅实证一般不用。

本章结语

【**附文**】此六十六种药性之寒，又当考《图经》以博其所治，观夫方书以参其所用焉，其庶几矣。

【注释】《图经》:《图经本草》。以：用此、据此。博：广泛、全面。观夫：查看。参其所用：参考它的配伍应用。庶几：大概就差不多了。

赋文的原意是：以上六十六种寒性药，又当参研《本草图经》，以全面熟悉其临床主治；查研方书，以参考、掌握其配伍应用。这样，大概就能达到精准应用之目的了。

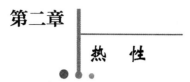

第二章

热　性

【赋文】药有温热，又当审详。

【注释】审详：审辨详细、详细审辨。

赋文的原意是：药有性温性热，又当详细审辨。本章所列药物均当为热性，此乃作者当时的认识，抑或是极而言之而已。从今天看章中所列药物，除热性外，也有温、微温、平，乃至于凉、寒性者。

荜　茇

【赋文】欲温中以荜茇。

【注释】欲：想要、准备、打算。以：介词，就用、选用。

赋文的原意是：想要温中就选用荜茇。荜茇善温中散寒而止痛，赋文揭示了荜茇的主要功效，与今之认识基本一致，可谓一言中的。其次，赋文将其列入热性类药，也与今之认识也一致。

【来源】胡椒科植物荜茇 *Piper longum* L. 的干燥近成熟或成熟果穗。

【药性】辛，热。归胃、大肠经。

【性能特点】辛热行散，入胃大肠经。善温中散寒、行气而止痛。药食兼用，功虽似胡椒，但药力较强且持久，善散胃寒，兼行气，以止泻为优，多做药用。

【功效应用】温中散寒止痛。治脘腹冷痛吐泻，常配高良

中医白话解读本丛书

姜、木香、厚朴等。治虚寒腹痛久泻，常配煨诃子、肉豆蔻等。治龋齿疼痛，以荜茇粉涂于痛处即可。治鼻渊鼻塞流清涕，症轻者单用研末吹鼻，症重者配香附、大蒜杵成饼敷囟门。

【用法用量】内服 2～5g，煎汤或入丸散。外用适量，研末干掺或调敷。

【使用注意】因其辛热行散，有助火伤阴之弊，故热病及阴虚火旺者忌服，孕妇慎服。

生 姜

【赋文】用发散以生姜。

【注释】用：介词，用来、用于。以：介词，就用、选用。

赋文的原意是：用于发散就选用生姜。生姜集发表、散寒、温中、除湿、止呕、解药毒于一体。赋文虽揭示了生姜的主要性能特点，体现其"走而不守"之特性，但功效与主治病证却均未言及。其次，赋文将其列入热性类药，而实则微温。

【来源】姜科植物姜 *Zingiber officinale* Rosc. 的当年新鲜根茎。

【药性】辛，微温。归肺、脾、胃经。

【性能特点】辛微温而发散，入肺经，发表散寒、止咳；入脾胃经，温中、祛湿而止呕、开胃、调味、解药毒。药食兼用，走而不守，既散表寒，又散里寒。散风寒解表力缓，风寒感冒轻证多用。善温中止呕，有呕家圣药之美誉，胃寒呕吐者最宜。

【功效应用】发汗解表，温中止呕，除湿开胃，温肺止咳，解半夏、天南星毒。治风寒感冒轻证，单用或配紫苏叶等。治呕吐，属胃寒者，常配半夏、陈皮等；属风寒者，常配陈皮、紫苏叶等；属气滞者，常配紫苏梗、沉香等；属胃热者，常配竹茹、黄连等；属胃虚者，常配太子参、清半夏等。治湿浊中阻之痞满呕吐，常配陈皮、半夏、茯苓等。治风寒咳嗽，常配杏仁、紫苏等。治虚劳咳嗽，鲜品取汁，配人乳汁、白萝卜汁、蜂蜜等。治误食生半夏或生天南星中毒，单用口嚼或煎汤服。又为调味、烹调常用之品，常配葱等。

此外，生姜配大枣，若再与桂枝、白芍、炙甘草同用，则能调和营卫，治风寒表虚证；若与补虚药同用，则能健脾开胃，增强补药的功效。

【用法用量】本品内服 3 ～ 10g，煎汤，或捣汁冲服，或入丸散。外用适量，捣敷，擦患处，或炒热熨。

【使用注意】因其辛温，故阴虚劳嗽、疮疡红肿者慎服。

五味子

【赋文】五味子止嗽痰，且滋肾水。

【注释】止嗽痰：止咳嗽吐痰。

赋文的原意是：五味子既止咳嗽吐痰，又滋肾水。五味子补虚兼收敛，集滋肾、生津、宁心、敛肺、固精、止泻于一体，赋文只揭示了五味子"止咳嗽痰"与"滋肾水"之效，而对其收敛之能却只字未提。其次，赋文将其列入热性类药，而实则性温。其三，新近研究表明其有助于降血清丙氨酸氨基转移酶。

【来源】木兰科植物五味子 *Schisandra chinensis*（Turcz.）Baill. 的干燥成熟果实。

【药性】酸，温。归肺、肾、心经。

【性能特点】酸敛质润温补。入肺肾经，善敛肺气、滋肾阴，以定咳喘、生津液、止汗；固下元，以固精、止遗、止泻。入心经，善养心阴、益心气，以宁心安神。五味俱备，唯酸独胜；虽曰性温，但质滋润；敛补相兼，节流增源。药力较强，为补虚强壮收涩之要药。有南北两种，北者效果较好。

【功效应用】敛肺滋肾，生津止汗，固精止泻，宁心安神。

治肺虚久咳，可配罂粟壳、饴糖等煎膏服。治肾虚喘息，偏阴虚者，常配熟地黄、山药等，如《医宗己任编》都气丸；偏阳虚者，可配补骨脂、沉香及桂附地黄丸等。治痰饮咳喘日久不愈，常配干姜、细辛、麻黄等，如《伤寒论》小青龙汤。治气阴虚津伤口渴，常配麦冬、人参，如《内外伤辨惑论》生脉散。治消渴证属气阴虚，常配麦冬、西洋参、天花粉等。治自汗，常配黄芪、白术、麻黄根、煅龙骨等。治盗汗，常配黄柏、知母、青蒿、鳖甲等。治肾虚遗精，常配沙苑子、菟丝子、枸杞子、山茱萸等。治肾虚久泻，常配吴茱萸、补骨脂、肉豆蔻等，如《校注妇人良方》四神丸。治虚烦心悸、失眠多梦，属气阴两虚，常配人参、麦冬、炒酸枣仁等；属气血亏虚，常配人参、龙眼肉、酸枣仁等；属阴血亏虚，常配丹参、麦冬、柏子仁等，如《摄生秘剖》天王补心丹。

此外，能降血清丙氨酸氨基转移酶，在辨证组方时适量加入本品，对减低血清丙氨酸氨基转移酶有帮助。

【用法用量】内服，煎汤2～6g，研末每次1～3g，也可入丸散、熬膏。

【使用注意】因其酸温补涩敛，故表邪未解、内有实热、咳嗽初起及麻疹初发均忌服。

腽肭脐

【赋文】腽肭脐疗劳瘵，更壮元阳。

【注释】腽肭脐：海狗肾。劳瘵：病名，即痨病。更：副词，愈加、更能。元阳：肾阳也。

赋文的原意是：腽肭脐能疗劳瘵，更能壮元阳。腽肭脐壮阳补精，血肉有情。赋文虽指出了腽肭脐的部分功效与主治病证，但不够精准。首先，只强调壮元阳，未言能补精。其次，古今临床将其用治劳瘵的很少，赋文不知据何而撰？其三是劳瘵多属阴虚潮热者，而本品性热能壮元阳，以其治之，岂不是助纣为虐？其四，因含动物激素，故用法很有讲究。其五，本品难得，何以替代？为此，当予补之正之释之。

【来源】海狮科动物海狗 *Callorhinus ursinus* Linnaeus 和海豹科动物斑海豹 *Phoca largha* Pallas 等的干燥阴茎和睾丸。

【药性】咸，热。归肾经。

【性能特点】咸热入肾而补，专入肾经。善壮阳补精，为血肉有情之品。鲜品带血、低温焙干吃，或泡酒服，或干品研末服，壮阳力均较强。水煎则壮阳力减，但可补虚。羊肾子（睾丸）、公鸡殖（睾丸）与其功似可替代。

【功效应用】壮阳补精。治肾阳不足、精亏虚冷之阳痿精冷、腰膝酸软、畏寒肢冷，单用鲜品，勿用水洗，带血焙干吃，或研末，或入丸、泡酒，或配淫羊藿、枸杞子、覆盆子等。治腹中冷痛，可配吴茱萸、高良姜、甘松等。

【用法用量】内服：煎汤，3～9g；研末或装胶囊，每次1～2g；亦可泡酒。带血者焙干效佳，补虚可入汤剂，用治生殖机能障碍不入汤剂，研末装胶囊服。也可用鲜品，每次10g，切薄片，焙熟，口嚼服，早晚各1次。

【使用注意】因其温热壮阳，易伤阴助火，故不可过量、长期连续服用，阴虚火旺、痰热咳喘者忌服。

川 芎

【赋文】原夫川芎祛风湿，补血清头。

【注释】原夫：指程式律赋中之起转语助词，可理解为原本说。补血清头：据《珍珠囊》川芎"上行头角，助清阳之气，止痛；下行血海，养新生之血，调经"而撰。清：清除也。

赋文的原意是：原本说，川芎既能祛风湿，又能补血清头。川芎为活血、行气、散风、止痛之品，赋文虽道出了川芎善祛风湿、祛瘀生新而补血、上行头颠而清除头面邪气等，但行气之功却未言及。其次，赋文将其列入热性类药，而实则性温。

【来源】伞形科植物川芎 Ligusticum chuanxiong Hort. 的干燥根茎。

【药性】辛，温。芳香。归肝、胆、心包经。

【性能特点】辛香行散温通，入肝胆心包经。上行头颠，下走血海，内行血气，外散风寒。活血力强，并善行气，血瘀气滞兼寒或风寒者宜用。

【功效应用】活血行气，散风止痛。治月经不调、痛经经闭、产后瘀阻，常配当归、地黄、芍药，即《和剂局方》四物汤。治癥瘕积聚，常配丹参、三棱、鳖甲等。治肝郁气滞之胸胁刺痛，常配柴胡、香附、赤芍等。治胸痹绞痛，常配红花、丹参、赤芍等，如经验方冠心二号。治跌打损伤，常配当归、红花、血竭等。治痈肿疮毒，属热毒者，常配蒲公英、赤芍、金银花等；属气血亏兼瘀者，可配当归、黄芪、甘草等。治头痛，属头风日久不愈者，常配细辛、白芷、独活等；属风寒者，常配羌活、白芷、荆芥穗等；属血瘀者，常配红花、苏木、赤芍等；属风热者，常配菊花、蔓荆子、白芷、生石膏等；属气虚兼瘀者，常配黄芪、当归尾、红花等，如《医林改错》补阳还五汤；属血虚兼瘀者，常配当归、熟地黄、苏木等。治风寒湿痹日久不愈，常配威灵仙、川乌、草乌、蕲蛇等。

此外，通过扩张周围血管还有助于降血压，常配菊花、牛膝各 10g，车前子 12g（包），夏枯草、泽泻各 15g，薄荷 6g（后下）。每日 1 剂水煎服。

【用法用量】内服，煎汤 3～10g，研末 1～1.5g。外用适量，研末敷或煎汤洗。

【使用注意】因其辛温升散，故阴虚火旺、气虚多汗、气逆呕吐、月经过多及出血性疾病不宜用。

续　断

【赋文】续断治崩漏，益筋强脚。

【注释】益：补益、增强也；强：增强力度。益筋强脚：强筋健脚，使腿脚强健有力灵活。

赋文的原意是：续断既善治崩漏，又益筋强脚。续断温补行散、扶正托疮，赋文虽概括了其突出的主治病证与功效，但不够完全、准确。其次，续断生用与炒炭用性效有别，用当区别。其三，赋文将续断列入热性药，而实则微温。

【来源】川续断科植物川续断 *Dipsacus asperoides* C.Y.Cheng et T.M. Ai 的干燥根。

【药性】苦、甘、辛，微温。归肝、肾经。

【性能特点】甘补微温，苦泄辛散，入肝肾经。生用温补行散，既补肝肾、强筋骨、安胎，又行血脉、续筋骨而消伤肿、止痛，还扶正托疮、消肿生肌而促疮疡愈合。炒炭则温补行散中兼收敛而止血，虚寒出血兼瘀者宜用。有补而不滞之长，虽补力不及杜仲，但兼行散，为妇、伤、外、内科所常用。

【功效应用】补肝肾，强腰膝，安胎，通血脉，续筋骨。治肝肾亏虚诸证，症见肾虚腰痛者，常配杜仲、桑寄生、牛膝等；症见筋骨无力者，可配杜仲、牛膝、巴戟天、熟地黄等；症见胎动欲坠者，常配菟丝子、桑寄生、阿胶，如《医学衷中参西录》寿胎丸；症见胎漏下血者，常配阿胶、菟丝子、苎麻根、艾炭等；症见血瘀崩漏者，常炒炭后配熟地黄炭、藕节炭、艾炭等。治筋骨折伤，常配骨碎补、自然铜、土鳖虫等。治痈疽

中医白话解读本丛书

溃疡，常配连翘、金银花、当归、黄芪等。治乳痈肿痛，常配
蒲公英、牛蒡子、瓜蒌等。治乳汁不下，常配王不留行、漏芦、
穿山甲等。

【用法用量】内服 10 ～ 20g，水煎或入丸散。外用适量，研
末调敷。治崩漏下血宜炒炭用。

【使用注意】因其甘补微温，有伤阴助火之虞，故阴虚火旺
者不宜单用。

麻　黄

【赋文】麻黄表汗以疗咳逆。

【注释】表汗：发汗解表。以：介词，用也，又也。咳逆：
咳喘气逆。

赋文的原意是：麻黄发汗解表又疗咳喘气逆。麻黄集发汗、
宣肺、利水于一体，赋文虽揭示了麻黄的主要功效与应用，但
却不够精准，遗漏了利水之效用。其次，其生用与蜜炙用性效
有别，用当区别。其三，赋文将其列为热性类药，而实则性温。

【来源】源于麻黄科植物草麻黄 *Ephedra sinica* Stapf 及中麻
黄 *Ephedra intermedia* Schrenk et C.A.Mey. 等的干燥草质茎。

【药性】辛、微苦，温。归肺、膀胱经。

【性能特点】辛散温通，微苦略降，入肺与膀胱经，善开
宣肺气而发汗解表、平喘，通调水道下输膀胱而利水消肿，温
通散寒而通痹、散结。发散力强，平喘力好。治风寒表实无汗，
兼咳喘者最宜。治肺气不宣之喘咳，风寒、寒痰者径用，风热、
痰热者当配辛凉发散或清泄化痰之品。并善治风水水肿及痹痛
与阴疽。

【功效应用】发汗解表，宣肺平喘，利水消肿。治风寒表实
无汗，常配桂枝、苦杏仁等，如《伤寒论》麻黄汤。治肺气不

宣的喘咳，属风寒袭肺者，常配苦杏仁、甘草等，如《和剂局方》三拗汤；属寒饮客肺者，常配细辛、干姜、法半夏等，如《伤寒论》小青龙汤；属邪热客肺者，常配生石膏、苦杏仁、甘草，如《伤寒论》麻黄杏仁甘草石膏汤。治风水水肿（水肿兼表证），常配白术、苍术、茯苓等。治风寒湿痹，常配防风、羌活、独活等。治阴疽，常配熟地黄、鹿角胶、白芥子等，如《外科全生集》阳和汤。

【用法用量】内服 1.5 ～ 10g，煎汤，或入丸散。解表宜生用，平喘宜蜜炙用或生用。

【使用注意】因其发汗升压，故表虚自汗、阴虚盗汗及肾虚咳喘者忌服，高血压及失眠患者慎服。

韭菜子

【赋文】韭子助阳而医白浊。

【注释】韭子：韭菜子。医：医治也。白浊：小便混浊色白；《诸病源候论》虚劳小便白浊候云："胞冷肾损，故小便白而浊也。"此病证多为肾亏阳虚、下元不固所致。

赋文的原意是：韭菜子助肾阳而治白浊。韭菜子为温肾、固涩、兼养肝之品，赋文虽昭示了韭菜子的主要效用，但不够全面与精准。其次，赋文将其列入热性类药，而实则性温。

【来源】百合科植物韭菜 *Allium tuberosum* Rottler 的干燥成熟种子。

【药性】辛、甘，温。归肝、肾经。

【性能特点】辛甘发散，温补兼涩，温补固涩，入肝肾经。既补益肝肾，又固精缩尿。善治肝肾亏虚、下元不固诸证。

【功效应用】补肾壮阳，固精缩尿，兼养肝。治肾肝亏虚、下元不固，症见阳痿不举者，常配山萸肉、鹿茸、枸杞子等；

症见遗精早泄者，常配金樱子、覆盆子、补骨脂等；症见宫冷不孕者，常配淫羊藿、当归、巴戟天等；症见白带清稀者，常配芡实、海螵蛸、龙骨等；症见遗尿尿频者，常配益智仁、乌药、山药等；症见腰膝冷痛者，常配炒杜仲、续断、狗脊等。

【用法用量】内服 5 ～ 15g，煎汤或入丸散。

【使用注意】因其温燥，易伤阴助火，故阴虚火旺者均忌服。

川　乌

【赋文】川乌破积，有消痰治风痹之功。

【注释】积：累积、积聚。《医学启源》认为川乌的效用有五，"破积聚滞气五也"，赋文破积之论似据此而撰。

赋文的原意是：善破积聚，有消痰治风痹之功。今人对川乌破积与消痰之能常予以淡化而不提，强调突出其祛风除湿、散寒止痛之功。其次，其有大毒，当炮制与久煎后用。

【来源】毛茛科植物乌头 *Aconitum carmichaelii* Debx. 的干燥母根。

【药性】辛、苦，热。有大毒。归心、脾、肝、肾经。

【性能特点】辛苦燥散，热而温化，大毒力猛，入心、脾、肝、肾经。善祛风除湿、散寒止痛，药力峻猛，治寒痹、顽痹痛重者尤佳。为去其毒，宜先下久煎。

【功效应用】祛风除湿，散寒止痛。治风寒湿痹，常配草乌、威灵仙、徐长卿、羌活等。治瘫痪麻木，常配天麻、威灵仙、防风、蕲蛇等。治心腹冷痛，常配干姜、桂枝、川芎、当归等。治寒疝腹痛，常配乌药、青皮、木香、延胡索等。治手足厥冷，可配干姜、甘草、桂枝、白芍等。治外伤肿痛，可配草乌、洋金花、细辛等酒浸外涂。

此外，可用于局麻，常以生品配生半夏、生天南星（三生
饮）等泡酒外涂。治久积癥癖及疝气急痛，可配花椒等，如
《圣惠方》方。

【用法用量】内服 1.5～3g，煎汤或入丸散。宜炮制后用
（三生饮除外）。入汤剂应先煎 30～60 分钟，以减低毒性。外
用适量，煎汤洗或泡酒涂。

【使用注意】因其性热有毒，故孕妇忌服，不宜过量或久
服。反半夏、瓜蒌、天花粉、川贝母、浙贝母、白蔹、白及，
畏犀角，均不宜同用。酒浸毒性增强，故不宜浸酒饮用。

天 雄

【赋文】天雄散寒，为去湿助精阳之药。

【注释】助精阳：温肾阳而助精生。去：通"祛"。

赋文的原意是：天雄散寒，是温肾阳、助精生之约。天雄
为祛邪扶正之品，赋文虽昭示了其主要功效，但文字过简而不
精准。其次，其有大毒，内服宜炮制，并先下久煎，以减其毒。

【来源】毛茛科植物乌头 Aconitum carmichaelii Debx. 形长
的干燥根。

【药性】辛、甘，热。有大毒。归肾经。

【性能特点】辛苦燥散，热而温化，大毒力猛，专入肾经。
善祛风除湿、散寒止痛、益火助阳，药力峻猛，治寒痹、顽痹
痛重及阳虚火衰者尤佳。为去其毒，宜制用，并先下久煎。

【功效应用】祛风除湿，散寒止痛，益火助阳。治风湿痹
痛、皮肤不仁，可配麻黄、全蝎、羌活等，如《圣惠方》天雄
丸。治肾脏风邪所伤之语言謇涩、腰脊不能转侧、脚膝缓弱疼
痹、头眩身重乏力，可配人参、杜仲、牛膝等，如《圣惠方》
天雄散。治真气不足、元阳久虚、寒邪攻冲之肢节烦痛、腰背

中医白话解读本丛书

珍珠囊补遗药性赋 白话解读本

酸痛，可配附子、川乌，如《和剂局方》三建汤。治男子失精、腰膝冷痛，可配白术、桂枝、龙骨，如《金匮要略》天雄散；或配覆盆子、龙骨、莲花蕊等，如《鸡峰普济方》固真丹。治阳虚体倦乏力、腰脊强痛、腰膝软弱、足冷畏寒，可配巴戟天、补骨脂、杜仲、地黄等，如《圣惠方》天雄丸。治肾阳虚之小便频数，可配桑螵蛸、龙骨、牡蛎，如《圣济总录》天雄丸。

此外，治阴疽，可配附子、川乌、官桂等制成膏剂外用，如《张氏医通》三建膏。

【用法用量】内服 2 ～ 6g，煎汤或入丸散。宜炮制后用。入汤剂应先煎 30 ～ 60 分钟，以减低毒性。外用适量，研末调敷或入膏剂。

【使用注意】因其性热大毒，故孕妇及阴虚阳盛者忌服，不宜过量或久服。反半夏、瓜蒌、天花粉、川贝母、浙贝母、白蔹、白及，畏犀角，均不宜同用。酒浸毒性增强，故不宜浸酒饮用。

川　椒

【赋文】观夫川椒达下。

【注释】观夫：观，观看；夫，语气用词，也可理解为这个、那个；观夫，即观看那个。川椒：产在川蜀地的花椒。达下：到达下焦。

赋文的原意是：观看那个川椒能达下（而温暖下焦）。此赋文与后条之秦椒相对应，昭示了川椒在人体的作用趋向与部位是到达下焦、治下焦病证。今人认为，川椒与秦椒均为同种而名花椒，只不过产地不同而已。川椒主产古蜀国，即今之四川省与重庆市一带，又名蜀椒、巴椒；秦椒主产古秦国，即今之陕西与甘肃一带；二者的性能功效完全相同。然而，古本草认

中医白话解读本丛书

102

为二者性能特点与功效应用有所区别，并常将二者分列，赋文也体现了这一观点。今则认为川椒与秦椒同属花椒，其辛热燥散，药食兼用，集散寒、温中、助阳、燥湿、杀虫于一体。

【来源】芸香科植物花椒 *Zanthoxylum bungeanum* Maxim. 等的干燥成熟果皮。

【药性】辛，热。有小毒。归脾、肺、肾经。

【性能特点】辛热燥散，有小毒，力较强。内服入脾经，既散寒、燥湿、温中而止痛，又毒伏蛔、蛲而杀虫；入肺肾经，既补命门火而助阳，又温肺肾而纳气、平喘。外用除燥湿杀虫止痒外，又局麻止痛。药食兼用，治阳虚、寒凝、湿滞、虫痛均可酌选。

【功效应用】内服：散寒止痛，补火止喘，燥湿杀虫；外用：燥湿杀虫止痒。治胸腹冷痛，常配干姜、人参、饴糖，如《金匮要略》大建中汤。治寒性呃逆，单用煎汤即可。治阳虚喘息，可配熟地黄、山药、山萸肉等。治阳痿宫冷，可配附子、鹿茸等。治寒湿泄泻（痢），可配苍术、白术、肉豆蔻等。治蛔虫腹痛，单用或配干姜、乌梅、细辛、黄连等。治湿疹、脚气，可配白鲜皮、蛇床子、地肤子等外用。局麻，可配川乌、草乌、洋金花、延胡索等浸酒外涂。

【用法用量】内服 2 ～ 6g，煎汤或入丸散。外用适量，煎汤熏洗。

【使用注意】因其辛热助火伤阴，故阴虚火旺者忌服，孕妇慎用。

干 姜

【赋文】干姜暖中。

【注释】暖中：暖，通温；中，即中焦；暖中，即温暖中焦。

赋文的原意是：干姜温暖中焦（简称暖中或温中）。干姜为温中、散寒、回阳、温肺化饮之品，赋文突出其温暖中焦之功，而未言回阳与温肺。

【来源】姜科植物姜 *Zingiber officinale* Rosc. 的干燥往年根茎。

【药性】辛，热。归脾、胃、肺、心经。

【性能特点】辛热温散燥烈。入脾胃经，善温中散寒而止痛；入心经，能回阳通脉，助附子回阳救逆；入肺经，善温肺、化寒饮而止咳喘。药食（调料）兼用，能守能走。助阳不及桂附，能回阳通脉，常辅助附子以回阳救逆。善温中散寒、温肺化饮，为治中寒、寒痰之要药。

【功效应用】温中散寒，回阳通脉，温肺化饮。治寒邪直中脘腹痛，单用为末服，或配高良姜等，如《和剂局方》二姜丸。治脾阳虚腹痛吐泻，常配白术、人参等，如《伤寒论》理中丸。治亡阳欲脱，常配附子、甘草等，如《伤寒论》四逆汤。治寒饮咳喘，常配细辛、五味子等，如《伤寒论》小青龙汤。

此外，治冷痹作痛，内服可配乌头等，外用研末醋或酒调敷。

【用法用量】内服 3 ～ 10g，煎汤或入丸散。外用适量，研末调敷。

【使用注意】因其燥热，故孕妇慎服，阴虚火旺、血热妄行者忌服。

胡芦巴

【赋文】胡芦巴治虚冷之疝气。

【注释】胡芦巴：原作葫芦巴。之：助词，的也，可引申为

中焦。

　　赋文的原意是：干姜温暖中焦（简称暖中或温中）。干姜为温中、散寒、回阳、温肺化饮之品，赋文突出其温暖中焦之功，而未言回阳与温肺。

　　【来源】姜科植物姜 *Zingiber officinale* Rosc. 的干燥往年根茎。

　　【药性】辛，热。归脾、胃、肺、心经。

　　【性能特点】辛热温散燥烈。入脾胃经，善温中散寒而止痛；入心经，能回阳通脉，助附子回阳救逆；入肺经，善温肺、化寒饮而止咳喘。药食（调料）兼用，能守能走。助阳不及桂附，能回阳通脉，常辅助附子以回阳救逆。善温中散寒、温肺化饮，为治中寒、寒痰之要药。

　　【功效应用】温中散寒，回阳通脉，温肺化饮。治寒邪直中脘腹痛，单用为末服，或配高良姜等，如《和剂局方》二姜丸。治脾阳虚腹痛吐泻，常配白术、人参等，如《伤寒论》理中丸。治亡阳欲脱，常配附子、甘草等，如《伤寒论》四逆汤。治寒饮咳喘，常配细辛、五味子等，如《伤寒论》小青龙汤。

　　此外，治冷痹作痛，内服可配乌头等，外用研末醋或酒调敷。

　　【用法用量】内服 3 ～ 10g，煎汤或入丸散。外用适量，研末调敷。

　　【使用注意】因其燥热，故孕妇慎服，阴虚火旺、血热妄行者忌服。

胡芦巴

　　【赋文】胡芦巴治虚冷之疝气。

　　【注释】胡芦巴：原作葫芦巴。之：助词，的也，可引申为

引发或所致的。

赋文的原意是：胡芦巴治虚冷引发的疝气。胡芦巴扶正与祛邪并俱，赋文虽道出了胡芦巴最善治的病证，但未言其如何扶正与祛邪，有待细化。其次，赋文将其列入热性类药，而实则性温。

【来源】豆科植物胡芦巴 *Trigonella foenum-graecum* L. 的干燥成熟种子。

【药性】苦，温。归肝、肾经。

【性能特点】苦燥温补，入肝肾经。既温肾阳、暖肝，又逐寒湿。祛寒燥湿力较强，尤宜阳虚兼寒湿者，并能暖肝，寒滞肝脉者亦宜。

【功效应用】温肾阳，除寒湿。治阳痿遗精，常配韭菜子、菟丝子、沙苑子、枸杞子等。治宫冷不孕，常配淫羊藿、巴戟天、当归等。治肾寒虚冷之胁腹胀痛，常配附子、干姜、青皮等。治寒湿下注之脚气肿痛，常配蛇床子、木瓜、吴茱萸、槟榔等。治寒疝腹痛，常配木香、香附、青皮、延胡索等。

【用法用量】内服 3～10g，煎汤或入丸散。

【使用注意】因其苦温燥热，易伤阴助火，故阴虚火旺或有湿热者忌服。

卷 柏

【赋文】生卷柏破癥瘕而血通。

【注释】血通：通血，通血脉，活血化瘀也。

赋文的原意是：生卷柏善破癥瘕而通血脉。卷柏生用与炒炭用性效有别，赋文只云生品之功，而未言炒炭之效。其次，赋文据《神农本草经》云其"温"，而将其列入热性类药，而实则平而偏温。

【来源】卷柏科多年生常绿草本植物卷柏 *Selaginella tamariscina*（Beauv.）Spring 的干燥全草。

【药性】辛，平。归肝、心经。

【性能特点】卷柏入肝心经，纯血分之药，且生用、炒炭性效有别。生用辛行散，平偏温，活血通经、散瘀止痛力较强，凡血瘀无论有瘀无瘀或兼否寒热皆宜。炒炭涩敛兼辛，平而偏温，化瘀止血力较好，凡瘀血出血无论兼否寒热皆宜。

【功效应用】化瘀止血，活血通经。治吐血，常炒炭配焦栀子、仙鹤草等。治崩漏下血，常炒炭配茜草、三七、海螵蛸等。治大便下血，常配侧柏炭、棕榈炭等，如《仁存堂集验方》三神乌金散。治尿血，常配白茅根、小蓟、石韦等。治妇女瘀滞经闭、痛经，常配红花、香附、当归等。治气滞血瘀之癥瘕痞块，常配三棱、莪术、鳖甲、丹参等。治跌打损伤，可单用鲜卷柏煎汤内服，或配积雪草、乳香、没药、自然铜等。

【用法用量】内服：3～10g，鲜品15～30g；入汤剂，也可入丸、散或浸酒。外用：适量，捣敷或研末撒。生用活血行瘀力胜，宜用于各种瘀阻之证。炒炭用功专止血，宜用于各种出血病证。

【使用注意】因其行散活血力强，有动胎之虞，故孕妇忌服。无瘀者慎用。

白　术

【赋文】白术消痰壅，温胃兼止吐泻。

【注释】兼：连词，兼能、又能。吐泻：呕吐、泄泻。

赋文的原意是：白术消痰壅，温胃又止吐泻。白术与苍术，古时不分而统言术，南北朝陶弘景虽言术有白术、赤术两种，但未分论其性效。《药性论》单论白术之性效而未及赤术。宋金以降逐渐分用。赋文"消痰壅",据《名医别录》术"消痰水"与《药性论》白术"祛痰涎"而撰;"温胃",据《医学启源》白术"温中"而撰;"止吐泻",据《名医别录》术"除霍乱吐下不止"与《药性论》白术"止下泄……呕逆"而撰。今论白术,前两者少提及,而"止吐泻"则时而论及。其次,白术扶正与祛邪两相兼,集补、固、安、燥、利于一体,赋文虽涉及一些,但不够精准与全面。其三,赋文将其列入热性类药,而实则性温。其四,白术生用与炒用性效有别,用当区分。

【来源】菊科植物白术 *Atractylodes macrocephala* Koidz. 的干燥根茎。

【药性】甘、苦,温。归脾、胃经。

【性能特点】甘补渗利,苦温而燥,入脾胃经。既补气健脾而固表、止汗、安胎,又燥湿、利湿。集补、固、安、燥、利于一体,既补气健脾又燥湿利水,凡脾虚气弱、脾虚夹湿、脾虚水肿均宜。生用炒用性能小有差别,炒后补脾力强,生用祛湿力强。补气、固表、利水与黄芪相似,力虽稍缓,但长于燥湿与安胎。

【功效应用】补气健脾,燥湿利水,固表止汗,安胎。治脾气虚弱,常配人参、茯苓、甘草,如《和剂局方》四君子汤。治脾虚兼寒,常配人参、干姜等,如《伤寒论》理中丸。治脾虚夹湿,常配人参、薏苡仁、陈皮等,如《和剂局方》参苓白术散。治脾虚气滞,常配枳实,如张洁古方枳术丸。治心脾两虚,常配人参、当归、黄芪、龙眼肉等,如《校注妇人良方》归脾汤。治气虚水肿,常配黄芪、茯苓、猪苓等。治阳虚水肿,属脾阳虚者,常配桂枝、茯苓等,如《伤寒论》五苓散;属肾阳虚者,常配附子、茯苓等,如《伤寒论》真武汤。治痰饮眩晕心悸,可配半夏、天麻、茯苓、泽泻等。治湿浊带下,常配苍术、山药、陈皮、海螵蛸等。治气虚自汗，单用或配黄芪、浮小麦、麻黄根等；夹风者常配防风、黄芪，如《丹溪心法》玉屏风散。治气虚胎动不安，无热者可配党参、砂仁等；有热者可配黄芩、竹茹等。

此外，大量生用可通便，治老年脾虚便秘，取生品配熟地黄、升麻煎汤。治消渴病证属脾虚夹湿者，可酌情选用。

【用法用量】内服 5 ～ 15g，通便 30 ～ 90g，水煎，或入丸散。补气健脾宜炒用，健脾止泻宜炒焦用，燥湿利水宜生用。

【使用注意】因其苦燥伤阴，故津亏燥渴、阴虚内热或盗汗者不宜服。

石菖蒲

【赋文】菖蒲开心气，散冷更治耳聋。

【注释】菖蒲：指石菖蒲。开心气：可理解为开心窍。散冷：散寒。更：副词，愈加、更擅也。

赋文的原意是：石菖蒲能开心窍，散寒，更善治耳聋。赋文虽揭示了石菖蒲的某些效用，但不够全面与精准。其次，其内服与外用效用有别，理当谙熟。其三，赋文将其列入热性类药，而实则性温且芳香也。

【来源】天南星科植物石菖蒲 *Acorus tatarinowii* Schott 的新鲜或干燥根茎。

【药性】辛、苦，温。芳香。归心、胃、肾经。

【性能特点】辛散香窜，苦燥温化。内服既入心肾经，除痰开心、肾之窍而宁神；又入胃经，化湿浊而开胃、醒神。外用能祛湿而止痒。尤善祛湿邪痰浊而开窍开胃，治痰湿蒙蔽清窍或中阻皆宜。

【功效应用】内服除痰开窍，祛湿开胃；外用祛湿止痒。治湿温神昏，常配郁金等，如《温病全书》菖蒲郁金汤。治癫狂神乱，轻者常配铁落等，如《医学心悟》生铁落饮，重者可加入大承气汤中用。治健忘恍惚，常配远志、人参、茯苓等，如《备急千金要方》开心散。治耳聋耳鸣，属肝火上炎者，可配龙胆、栀子、黄芩等；属肝肾亏虚者，常配磁石等，如《全国中药成药处方集》耳聋左慈丸。治湿阻中焦，属寒者可配苍术、半夏、陈皮、藿香等，属热者可配苍术、黄芩、黄连、佩兰等。治噤口痢，属湿热蕴结者，常配黄芩、黄连、木香、石莲子等；属脾虚夹湿者，常配党参、茯苓、白术、陈仓米等；属热毒炽盛者，常配黄芩、黄连、秦皮等。治湿疹瘙痒，常配白鲜皮、地肤子、苦参等。

【用法用量】内服 5～10g，鲜品加倍，煎汤或入丸散。外用适量，研末敷或煎汤洗。

【使用注意】因其辛温杳散，易伤阴耗气，故阴亏血虚及精滑多汗者慎服。

丁 香

【赋文】丁香快脾胃而止吐逆。

【注释】快脾胃：快，畅快、畅顺；快脾胃，畅顺和降脾胃。

赋文的原意是：丁香能使脾胃和降而止吐逆。赋文简要揭示了丁香善止吐逆之特点。其次，赋文将其列入热性药，而实则性温。

【来源】桃金娘科植物丁香 *Eugenia caryophyllata* Thunb. 的干燥花蕾。

【药性】辛，温。芳香。归脾、胃、肾经。

【性能特点】辛香温散沉降，入脾胃肾经。既温中散寒、降逆而止呃、止痛，又补火助阳，为治虚寒呃逆之要药。

【功效应用】温中降逆，散寒止痛，补肾阳。治虚寒呃逆，常配柿蒂、刀豆等，如《症因脉治》丁香柿蒂汤。治脘腹冷痛，可配高良姜、干姜、香附等。治阳痿宫冷，常配鹿茸、淫羊藿等。治寒湿带下，常配白术、苍术、山药等。

此外，治手足癣，用丁香15g，70% 乙醇100mL，泡两天，外涂患处。

【用法用量】内服2～5g，煎汤，或入丸散。外用适量，研末敷，煎汤熏洗，浸酒涂。

【使用注意】因其辛香温燥，能伤阴助火，故热证及阴虚内热者忌用。畏郁金，不宜同用。

高良姜

【赋文】良姜止心气痛之攻冲。

【注释】良姜：高良姜之简称。心气痛：实则指胃气痛，古今习惯将胃脘痛称作心口痛者就是明证。攻冲：气窜之描述也。

赋文的原意是：良姜善止胃气攻冲之疼痛。据考，赋文据《名医别录》高良姜"主胃中冷逆，霍乱腹痛"和《药性论》高良姜"疗下气冷逆冲心，腹痛吐泻"而撰。良姜善散寒温中止痛，此语虽击中其效用，但过于笼统，实当细释之。

【来源】姜科植物高良姜 *Alpinia officinarum* Hance 的干燥根茎。

【药性】辛，热。归胃、脾经。

【性能特点】辛热燥散，入胃脾经。善温中散寒而止痛、止呕、止泻。功似干姜，长于散胃寒，为治脘腹冷痛之良药。

【功效应用】温中散寒，止痛止呕。治寒邪直中脘腹痛，单用为末服，或配干姜等，如《和剂局方》二姜丸。治胃寒胀痛，常配香附，如《良方集腋》良附丸。治中焦虚寒脘腹冷痛，可配干姜、党参等。

【用法用量】内服 3 ～ 10g，煎汤；入丸散，每次 1 ～ 3g。

【使用注意】因其辛热助火伤阴，故阴虚有热者忌服。

肉苁蓉

【赋文】肉苁蓉填精益肾。

【注释】填精：也称补精、益精。益肾：也称补肾。

赋文的原意是：肉苁蓉能填精益肾。赋文言简意赅，虽触及了肉苁蓉的核心功效，但唯云填精益肾而未言助阳与润肠。其次，赋文将其列入热性药，而实则性温。

【来源】列当科植物肉苁蓉 Cistanche deserticola Y.C.Ma 带鳞叶的干燥肉质茎。

【药性】甘、咸，温。归肾、大肠经。

【性能特点】味咸入肾，甘温补润。入肾经，能补肾阳、益精血；入大肠经，润肠燥而通便。药力和缓从容不峻，与锁阳相比，助阳润肠而不燥热，但润肠力较强，津枯肠燥便秘宜用，并治阴阳两虚之消渴。

【功效应用】补肾阳，益精血，润肠通便。治肾阳亏虚、精血不足，若见腰膝冷痛，常配巴戟天、杜仲等；若见筋骨无力，常配杜仲、马钱子等；若见阳痿遗精，可配鹿茸、菟丝子、桑螵蛸等；若见宫冷不孕，常配鹿角胶、当归、紫河车、熟地黄等。治肾虚精滑、遗溺白浊，常配鹿茸、山药、茯苓，如《世医得效方》四精丸。治津枯肠燥便秘，常配火麻仁、当归、柏子仁等。

此外，治阴阳两虚之消渴，常配枸杞子、菟丝子、覆盆子等。

【用法用量】用量宜大，内服 10～20g，煎汤或入丸散。

【使用注意】因其甘温助火滑肠，故阴虚火旺、热结便秘、便溏者忌服。

硫　黄

【赋文】石硫黄暖胃驱虫。

【注释】石硫黄：硫黄。暖胃：当作"暖肾"为是，因"暖胃"之说古今本草少见，疑"胃"为"肾"字之讹。驱虫：驱杀人体寄生虫。

赋文的原意是：硫黄能暖肾杀虫。赋文言简意赅，虽昭示了硫黄的功效，但不够准确。其次，赋文据《名医别录》云其"大热"而将其列入热性类药，而后世一般认为其性温。其三，硫黄有毒内服宜慎，并要恪守制法与用量，以防中毒。

【来源】自然元素类矿物硫族自然硫或含硫矿物的加工品。

【药性】酸，温。有毒。归肾、大肠经。

【性能特点】酸涩温助，有毒力强，入肾与大肠经。既善杀虫、止痒，又善补火、通便，为治疥疮癣痒之要药。

【功效应用】杀虫止痒，补火助阳，通利大便。治疥癣瘙痒，单用或配雄黄等研细末，若创面干燥凡士林调涂；若创面湿烂即研末干掺。治皮肤湿疹，可配枯矾、雄黄等，研末调敷或干掺。治肾阳衰微、下元虚冷，症见畏寒倦怠肢冷者，可与猪大肠合用；症见肾虚喘息者，常配沉香、补骨脂等，如《和剂局方》黑锡丹；症见阳痿腰痛者，可配鹿茸、补骨脂等；症见遗尿尿频者，单用内服或外敷肚脐；症见五更泻者，单用或入复方，内服或敷肚脐。治虚冷便秘，常配半夏，即《和剂局方》半硫丸；也可配肉苁蓉等。

【用法用量】外用适量，研末撒或调敷，或烧烟熏。内服

1 ～ 3g，炮制后入丸散。内服宜与豆腐同煮，以减其毒。

【使用注意】因其温燥有毒，故孕妇及阴虚火旺者忌服。

胡　椒

【赋文】胡椒主去痰而除冷。

【注释】主去痰：引自唐《新修本草》。去：通"祛"。除冷：除寒邪。

赋文的原意是：胡椒既主祛痰，又除寒邪。赋文"主祛痰"之论，今之中药学专著很少谈及；而"除冷"之说则被承袭至今，为散寒温中止痛之品。其次，胡椒药食兼用，常作调味品。

【来源】胡椒科植物胡椒 *Piper nigrum* L. 的干燥近成熟或成熟果实。

【药性】辛，热。归胃、大肠经。

【性能特点】辛热行散，入胃大肠经，善温暖胃肠而散寒止痛。药食兼用，但药力短暂，多做调味品。

【功效应用】温中散寒止痛。治脘腹冷痛、吐泻，内服单用或配荜茇、高良姜等；外敷单用研末置膏药中贴脐部。

此外，可作调味品，少量使用，能增进食欲；烹调鱼时加少量，能去腥增鲜。治龋齿疼痛，取胡椒粉与等量蜡，化蜡制丸如麻子大，塞入龋齿孔中即可。

【用法用量】内服，煎汤 2 ～ 3g；散剂 0.5 ～ 1g，冲服。外用适量，研末调敷，或置膏药内外贴。

【使用注意】因其辛热行散，有助火伤阴之弊，故热病及阴虚火旺者忌服，孕妇慎服。

秦　椒

【赋文】秦椒主攻痛而治风。

【注释】秦椒：产在古秦国的花椒。攻痛：阵发性冲逆作痛。

赋文的原意是：秦椒既主阵发性冲逆作痛，又祛风。据考，赋文据《神农本草经》秦椒"主风邪气"与《药性论》秦椒"能治恶风遍身"等而撰，昭示了秦椒主要功效，与前条之川椒相对应。今人认为，秦椒与川椒均为同种而名花椒，只不过产地不同而已。秦椒主产古秦国，即今之陕西与甘肃一带；川椒却主产古蜀国，即今之四川省与重庆市一带，二者的性能功效完全相同。然而，古本草认为二者性能特点与功效应用有所区别，并常将二者分列，赋文也体现了这一观点。前文云"川椒达下"，本文云"秦椒主攻痛而治风"，今则认为川椒与秦椒同属花椒，其辛热燥散，集散寒、温中、助阳、燥湿、杀虫于一体。

【来源】芸香科植物花椒 *Zanthoxylum bungeanum* Maxim. 等的干燥成熟果皮。

【药性】辛，热。有小毒。归脾、肺、肾经。

【性能特点】辛热燥散，有小毒，力较强。内服入脾经，既散寒、燥湿、温中而止痛，又毒伏蛔、蛲而杀虫；入肺肾经，既补命门火而助阳，又温肺肾而纳气、平喘。外用除燥湿杀虫止痒外，又局麻止痛。药食兼用，治阳虚、寒凝、湿滞、虫痛均可酌选。

【功效应用】内服：散寒止痛，补火止喘，燥湿杀虫；外用：燥湿杀虫止痒。治胸腹冷痛，常配干姜、人参、饴糖，如《金匮要略》大建中汤。治寒性呃逆，单用煎汤即可。治阳虚喘息，可配熟地黄、山药、山萸肉等。治阳痿宫冷，可配附子、鹿茸等。治寒湿泄泻（痢），可配苍术、白术、肉豆蔻等。治蛔虫腹痛，单用或配干姜、乌梅、细辛、黄连等。治湿疹、脚气，可配白鲜皮、蛇床子、地肤子等外用。局麻，可配川乌、草乌、洋金花、延胡索等浸酒外涂。

【用法用量】本品内服 2 ～ 6g，煎汤或入丸散。外用适量，煎汤熏洗。

【使用注意】因其辛热助火伤阴，故阴虚火旺者忌服，孕妇慎用。

吴茱萸

【赋文】吴茱萸疗心腹之冷气。

【注释】疗：治疗、主治。心腹：泛指脘腹，与肝、胃、脾、肾经有关。

赋文的原意是：吴茱萸主治心腹之冷气。赋文虽指出了吴茱萸的主治病证，但其性能特点、功效、主治病证均未详释。其次，吴茱萸内服与外用效用有所不同，临证应用当知。

【来源】芸香科植物吴茱萸 *Evodia rutaecarpa*（Juss.）Benth. 等的干燥近成熟果实。

【药性】辛、苦，热。芳香。有小毒。归肝、胃、脾、肾经。

【性能特点】辛热香散，苦降而燥，有小毒，力较强。主入肝经，兼入脾胃肾经。善疏肝降厥阴上逆之寒气、暖肝散寒、温阳燥湿、和肝胃而制酸、止痛、止呃，并兼杀虫。外用既燥湿杀虫而止痒，又引火、引血下行而降血压。善治肝寒气逆（滞）夹湿兼阳虚诸证。药力强，内服外用皆宜。

【功效应用】内服：散寒止痛，燥湿温阳，疏肝下气，杀虫；外用：燥湿止痒。治肝胃虚寒、厥阴上逆之厥阴头痛，配人参、生姜等，如《伤寒论》吴茱萸汤。治肝气上逆之呕吐吞酸，寒者常配白芍、半夏、煅龙骨等，热者常配黄连、白芍、陈皮等，如《丹溪心法》左金丸、《中国药典》加味左金丸。治寒疝腹痛，常配香附、延胡索、炒川楝子等。治寒湿脚气，常配木瓜、蚕沙、防己、槟榔等。治阳虚泄泻，常配五味子、肉豆蔻、补骨脂，如《校注妇人良方》四神丸。治经寒痛经、月经不调，常配当归、桂枝、川芎等，如《金匮要略》温经汤。治蛲虫病腹痛，单用煎汤服。治湿疹、疥癣，常配地肤子、白鲜皮、苦参等外用。

此外，敷涌泉穴，能引火下行，治口舌生疮、小儿鹅口疮，单用为末，醋调敷；能引血下行而降血压，治高血压，单用为末，醋调敷。敷神厥穴可散寒止痛止泻，治脘腹痛、泄泻，单用为末敷。

【用法用量】内服 1.5～5g，煎汤或入丸散。外用适量，研末调敷。

【使用注意】因其辛热燥烈，易损气动火，故不宜过量或久服，孕妇慎服，阴虚有热忌服。

灵　砂

【赋文】灵砂定心脏之怔忡。

【注释】怔忡：心悸之重症，症见心中筑筑惕惕不安。

赋文的原意是：灵砂定心脏之悸动不安。灵砂镇降、温化，集祛痰、降逆、安神于一体，赋文虽点出了其主要效用，但不够精准。其次，其有毒内服宜慎于用法用量。其三，赋文将其列为热性类药，而实则性温。其四，其与朱砂属同类而性效有别，当明鉴。

【来源】以水银与硫黄为原料，经人工加热升华而成的硫化汞。主含硫化汞（HgS）。

【药性】甘，温。有毒。归心、胃经。

【性能特点】质重镇降，甘而温化，有毒力强，入心胃经。

中医白话解读本丛书

既祛痰降逆，又安神定惊，凡痰浊停胃、惊悸失眠即可选用。此为温性安神药，兼寒或痰者尤宜，唯有毒内服宜慎。其与朱砂虽均善重镇安神而有毒，但却性温，当别。

【功效应用】祛痰，降逆，安神，定惊。治胃寒痰停之疼痛反胃，可配蛤粉、丁香、胡椒、生姜汁、半夏粉，糊为丸服，如《普济方》粉灵砂丸。治反胃膈食肠结呕吐，可配玄明粉、豆腐等，如《古今医统》灵砂玄明粉。治冷气胃痛，可配五灵脂为糊丸，食前石菖蒲、生姜汤下。如《仁斋直指附遗方》灵砂丹。治虚人夜不得寐、梦中惊魇、心悸、自汗，可配人参、酸枣仁、枣肉为丸服，即《简易普济良方》方。治阳气浮越之惊悸怔忡，可配桂枝、龙骨、酸枣仁、白芍等。治梦遗滑精，可配煅龙骨、砂仁、煨诃子为丸服，如《普济方》秘精丹。

【用法用量】内服 0.3 ～ 1g，研末冲，或入丸散。

【使用注意】因其有毒，故内服不宜过量或久服，肝肾功能不正常者慎服，以免汞中毒。因其性温，故内有热者忌服，不能代朱砂用。火煅析出水银而增毒，故忌火煅。

荜澄茄

【赋文】盖夫散肾冷，助脾胃，须荜澄茄。

【注释】散肾冷：温肾散膀胱冷气。

赋文的原意是：一般说，温肾、散膀胱冷气、助脾胃，须用荜澄茄。荜澄茄具有温散止痛之效。其次，赋文将其列入热性类药，而实则性温。

【来源】胡椒科植物荜澄茄 *Piper cubeba* L. 的干燥近成熟或成熟果实。

【药性】辛，温。归脾、胃、肾、膀胱经。

【性能特点】辛温行散。既入脾胃经，温中散寒、行气而止痛、止呕，以止呕消胀痛为长；又入肾与膀胱经，温肾、散膀胱冷气而助膀胱气化，尤善治小儿寒湿郁滞之小便混浊。药力持久，多作药用。

【功效应用】温中行气，散寒止痛，散膀胱冷气。治中寒气滞之脘腹胀痛或呃逆呕吐，轻者单用即可，重者常配生姜、高良姜等。治寒疝腹痛，常配吴茱萸、乌药、小茴香、香附等。治虚寒性小便不利，可配乌药、茯苓、白术等。治寒湿郁滞之小便混浊，可配萆薢、茯苓、白术等。

【用法用量】内服 2 ～ 5g，煎汤或入丸散。外用适量，研末敷。

【使用注意】因其辛温行散，有助火伤阴之弊，故热病及阴虚火旺者忌服，孕妇慎服。

莪　术

【赋文】疗心痛，破积聚，用蓬莪术。

【注释】心痛：胸脘部疼痛的总称，或指心前区或心窝部疼痛，或指胃脘痛。结合莪术性能特点，赋文所云心痛，似以胃脘痛为佳。积聚：癥瘕积聚。蓬莪术：莪术之原名，又称蓬莪茂。

赋文的原意是：治疗心痛、破消癥瘕积聚，当用莪术。莪术集破血、行气、消积、止痛于一体，赋文虽指出了莪术的主要效用，但论述粗略。其次，赋文将其列入热性类药，而实则性温。

【来源】姜科植物蓬莪术 *Curcuma phaeocaulis* Val. 等的干燥根茎。

【药性】辛、苦，温。归肝、脾经。

【性能特点】辛散苦泄温通，入肝脾经。既入血又入气，为走泄之品，药力颇强，凡血瘀、气滞、食积重症即可投用，兼寒者尤宜。近年常用于治疗各种癥瘤。与三棱相比，虽均能破血行气、消积止痛，但性温而行气力较强。治血瘀、气滞、食积重症，常与三棱相须为用，无论兼寒兼热或有无疼痛均可酌选。

【功效应用】破血行气，消积止痛。血瘀气滞诸证皆宜。治经闭痛经者，常配三棱、当归、丹参等。治癥瘕积聚者，常配三棱、丹参、穿山甲等。治产后瘀阻者，常配当归、川芎、益母草、炮姜等。治宫外孕有包块者，常配三棱、丹参、当归、桃仁、赤芍等。治食积脘腹胀痛，常配三棱、枳实、青皮、鸡内金等。

此外，研究证明，其能直接抑制、杀灭肿瘤细胞，增强机体免疫功能，增加肿瘤细胞的免疫原性。治癌症，单用或入复方。

【用法用量】内服 3～10g，煎汤或入丸散。外用适量，研末调敷。醋制能增强止痛作用。

【使用注意】因其能行气破血，故体虚无积、孕妇及月经过多者忌服。

砂　仁

【赋文】缩砂止吐泻安胎，化酒食之剂。

【注释】缩砂：砂仁。化酒食：化，消化、消解；化酒食，消解酒食。剂：药剂、药也。

赋文的原意是：砂仁是止吐泻、安胎、消解酒食的药。砂仁温散止痛化湿安胎，赋文虽昭示了砂仁的主要功效，但主治病证未及。其次，赋文将其列入热性类药，而实则温性。其三，其与白豆蔻性效相似，当鉴别。

【来源】姜科植物阳春砂 *Amomum villosum* Lour.、绿壳砂 *Amomum villosum* Lour. var. *xanthioides* T.L.Wu et Senjen、海南砂 *Amomum longiligulare* T. L. Wu 等的干燥成熟果实。

【药性】辛，温。芳香。归脾、胃、肾经。

【性能特点】辛香温化行散，入脾胃肾经。化湿、温中、行气而止泻、安胎。功似白豆蔻，作用偏于中下二焦，善去脾胃经之湿浊寒邪，理中焦之气，凡脾胃湿阻及气滞证可用，兼寒者尤宜。长于止泻、安胎，尤善治寒湿泄泻及妊娠中焦虚寒或寒湿气滞之恶阻、胎动不安。

【功效应用】化湿行气，温中止泻，安胎。治湿阻气滞，常配木香，属湿阻者，再配厚朴、苍术、陈皮等，如《中国药典》香砂平胃丸；属气滞者，再配枳实或枳壳、紫苏梗等。治脾虚气滞泄泻，常配木香、人参、白术、陈皮等，如《张氏医通》香砂六君子丸。治中寒泄泻，单用研末服，或配干姜、附子等。治饮酒过度，常配葛花、白豆蔻、泽泻、茯苓等。治中焦虚寒或寒湿气滞之妊娠恶阻、胎动不安，常配紫苏梗、白术等。

【用法用量】内服 3 ～ 6g，煎汤或入丸散，入汤剂当打碎后下。

【使用注意】因其辛香温燥，故阴虚火旺者慎服。

附 子

【赋文】附子疗虚寒翻胃，壮元阳之方。

【注释】翻胃：反胃，指食下良久不化而吐出。方：方药、药也。附子能峻补元阳，单用即效，故而云之。

赋文的原意是：附子是治虚寒反胃、壮元阳的药。赋文道出了赋文作者对附子效用的认识，后世唯推其壮元阳、疗虚寒之效用，而治反胃却少见用。其次，附子有毒，炮制与久煎可减其毒，故内服须用炮制品或先下久煎。

【来源】毛茛科植物乌头 *Aconitum carmichaelii* Debx. 子根的干燥加工品。

【药性】辛，大热。有毒。归心、肾、脾经（或云十二经）。

【性能特点】辛散大热，燥烈纯阳，毒大力猛，入心肾脾经。上补心阳，中温脾阳，下助肾阳（补命门火）。补下焦命门之火，复散失之元阳，为回阳救逆第一要药。逐风寒湿而重在寒湿，彻里彻外，无所不到。凡阳衰、里寒或风寒湿重症每用，且有毒宜制。

【功效应用】回阳救逆，补火助阳，散寒止痛，兼祛风湿。治亡阳欲脱，常配干姜、甘草，如《伤寒论》四逆汤；兼气脱者，常配人参，如《校注妇人良方》参附汤；兼血脱者，可配黄芪、当归等；兼冷汗不止者，常配黄芪、山萸肉等。治肾阳虚证，常配肉桂、熟地黄、山萸肉等，如《景岳全书》右归丸。治阳虚泄泻，常配白术、人参、干姜等，如《和剂局方》附子理中丸。治阳衰水肿，常配茯苓、白术、芍药等，如《伤寒论》真武汤。治阳虚自汗，常配黄芪、白术、龙骨等。治胸痹冷痛，可配川芎、红花、丹参等。治寒邪直中之脘腹痛，可配干姜、高良姜、桂枝等。治风寒湿顽痹，可配威灵仙、蕲蛇、乌梢蛇等。治阳虚外感，常配麻黄、细辛，如《伤寒论》麻黄附子细辛汤。

【用法用量】内服 3 ～ 15g，煎汤或入丸散。生用毒大力强，制用毒小力缓，久煎可降低毒性。入汤剂宜制用，并应先煎 30 ～ 60 分钟，以减弱其毒性。

【使用注意】因其辛热有毒，故阴虚内热、非阴盛阳衰者不宜服，孕妇忌服。反瓜蒌等，不宜与半夏、瓜蒌（皮、仁、全）、天花粉、贝母（浙、川）、白蔹、白及同用。

白豆蔻

【赋文】白豆蔻治冷泻。

【注释】冷泻：寒泻、寒湿泻。

赋文的原意是：白豆蔻治寒或寒湿泻。赋文昭示了白豆蔻主治病证的最宜。其次，赋文将其列入热性类药，而实则温性也。其三，富含芳香挥发成分，久煎则效减或失效。其四，其与砂仁性效相似，用当区别。

【来源】姜科植物白豆蔻 *Amomun kravanh* Pirre ex Gagnep. 的干燥成熟果实。

【药性】辛，温。芳香。归肺、脾、胃经。

【性能特点】辛香温化行散，入肺脾胃经。化湿、温中、行气而止呕、止泻。功似砂仁，作用偏于中上二焦，善去肺脾经湿浊寒邪，理肺脾经气滞。长于止呕，尤善治寒湿呕吐。

【功效应用】化湿行气，温中止呕。治寒湿气滞，症见脘腹胀满者，常配厚朴、木香、陈皮等；症见呕吐反胃者，常配半夏、丁香等；症见泄泻者，常配厚朴、陈皮、白术等。治饮酒过度，常配葛花、砂仁、泽泻等。治湿温初期胸闷苔腻，常配薏苡仁、通草、竹叶等，如《温病条辨》三仁汤。治湿热蕴结，常配黄芩、滑石、大腹皮等，如《温病条辨》黄芩滑石汤。

【用法用量】内服 3 ～ 6g，煎汤或入丸散，入汤剂当打碎后下。

【使用注意】因其辛香温燥，故火升作呕及阴虚血燥者忌服。

乳 香

【赋文】疗痈止痛于乳香。

中医白话解读本丛书

【注释】痈：痈疽疮疡。于：介词，在也，可引申为选用。

赋文的原意是：治疗痈疽疮疡、止痛当用乳香。乳香活血、消肿、止痛、生肌，赋文虽昭示了乳香的主要效用，但过简而不够系统精准。其次，赋文将其列入热性类药，而实则性温也。其三，其内服外用虽均可，但用法有讲究，当熟知。

【来源】橄榄科植物卡氏乳香树 *Boswellia carterii* Birdw. 及其同属植物皮部渗出的干燥油胶树脂。

【药性】辛、苦，温。芳香。归心、肝、脾经。

【性能特点】辛香走窜，苦泄温通，入心肝脾经。最善活血，血活则痛自止、筋自伸、肿自消、肌自生，故能活血止痛、消肿生肌、伸筋。外伤科要药，血瘀及疮肿皆宜。与没药相比，虽二者功效相同，但性温，长于伸筋，血瘀兼寒者宜用，故古云"活血伸筋乳香为优"。内服因行散而易耗伤正气，外用因生肌而不利于排脓。故治疮肿时，未溃可服，溃后勿服；无脓可敷，脓多勿敷。

【功效应用】活血止痛，消肿生肌，兼能伸筋。治瘀血阻滞之胸胁肋脘腹痛，常配没药、川芎、香附、柴胡等。治血瘀痛经、经闭，常配没药、当归、川芎、红花等。治癥瘕痞块，常配没药、丹参、土鳖虫等。治跌打损伤，常配没药、血竭、儿茶、麝香等。治痈疽肿毒坚硬疼痛，常配没药、雄黄、麝香等。治瘰疬癌肿，常配没药、麝香、牛黄等，如《外科全生集》西黄丸。治痹痛拘挛麻木，可配威灵仙、木瓜、鸡血藤等。

【用法用量】内服 3～9g，宜炒去油用，煎汤或入丸散。外用适量，研末敷。

【使用注意】因其源于树脂，味苦泄散活血，入煎常致汤液混浊，服后易致呕吐，故用量不宜过大，胃弱者不宜服，孕妇及无血滞者忌服，疮疡溃后勿服，脓多勿敷。

中医白话解读本丛书

红豆蔻

【赋文】红豆蔻止吐酸。

【注释】红豆蔻：高良姜之果实也。止：制止也。吐酸：胃寒所致的呕吐泛酸。

赋文的原意是：红豆蔻止呕吐泛酸。红豆蔻温中、燥湿、醒脾、消食，赋文虽简示了红豆蔻的主治，给人以启发，但性能特点与功效均未言及。其次，赋文将其列入热性类药，而实则性温。

【来源】姜科植物高良姜 *Alpinia officinarum* Hance 的干燥果实。简称红蔻。

【药性】辛，温。芳香。归脾、肺经。

【性能特点】辛温燥散，芳香化湿，入脾肺经。既善温中燥湿，又善醒脾消食。为治寒湿伤中、脘腹冷痛及伤酒之要药，兼食积者尤宜。

【功效应用】温中燥湿，醒脾消食。治寒湿伤中之呕吐泄泻，常配陈皮、法半夏、焦槟榔、厚朴、生姜等。治脘腹冷痛，常配干姜、香附、木香、延胡索等。治食积胀满，常配炒麦芽、炒神曲、焦山楂、炒莱菔子等。治饮酒过多，可配葛花、枳椇子、陈皮、茯苓等。

【用法用量】内服 3 ～ 6g，煎汤或入丸散。

【使用注意】因辛香温燥，故阴虚火旺、内热者忌服。

干　漆

【赋文】消血杀虫于干漆。

【注释】消血：消散瘀血。

赋文的原意是：消散瘀血、杀虫当选用干漆。首先，赋文赅要地总结了干漆之功效。其次,赋文将其列入热性类药,而实则性温。其三,其有毒,内服时须特定的炮制方法,务当恪守。

【来源】漆树科植物漆树 *Toxicodendron vernicifluum*(Stokes) F. A. Barkl 树脂经加工后的干燥品。

【药性】辛、苦,温。有毒。归肝、胃经。

【性能特点】辛散苦泄温通,有毒而力强,入肝胃经。既善破血逐瘀、消癥止痛,又能消积杀虫。血瘀重症宜用,兼虫积者尤佳。内服宜炒至烟尽。

【功效应用】破瘀消癥,消积杀虫。治血瘀癥瘕、经闭,可与牛膝、生地黄汁为丸服,如《妇人良方》万病丸。治产后胞衣不下、恶露不尽,可配当归等。治虚劳羸瘦、干血内结、肌肤甲错,常配大黄、䗪虫等,如《金匮要略》大黄䗪虫丸。治虫积腹痛,常配槟榔、陈皮等。治脑囊虫病,常配雄黄、雷丸、穿山甲各等份,研末装胶囊服,如经验方脑囊虫丸。治血吸虫病,可配雄黄等,如经验方雄漆丸。

【用法用量】内服多入丸散,每次吞服 0.06 ～ 0.1g;入煎剂,2 ～ 4g。入药宜烧枯或炒至焦枯黑烟尽,以减其毒性。

【使用注意】因其有毒而破血,故孕妇及体虚无瘀者忌服。畏蟹,不宜同用。

鹿 茸

【赋文】岂不知鹿茸生精血,腰脊崩漏之均补。

【注释】岂不知:此为转折语,即难道不知也。精血:维持人体生命活动的根本物质的总称,精血盈亏可影响人体的健康。

赋文的原意是:难道不知鹿茸生精血,虚弱所致的腰脊酸软与崩漏均可补。赋文只强调了鹿茸能生精血及对应的主治病证，而壮阳之效则未言及。其次，赋文将其列入热性类药，而实则性温。其三，因鹿茸含有动物激素类成分，故服用方法很有讲究，当细研熟知。

【来源】鹿科动物梅花鹿 *Cervus nippon* Temminck 或马鹿 *Cervus elaphus* Linnaeus 的雄鹿未骨化密生茸毛的幼角。

【药性】甘、咸，温。归肝、肾经。

【性能特点】甘温峻补，咸入肾走血。入肝肾经，既补肾阳、益精血而强筋骨、固本，又温补而托疮；入冲任带脉，温固冲任带脉而止血、止带。为血肉有情之品，补肾阳、益精血之主药，肾阳不足、精血亏虚、筋骨软弱及小儿发育不良（五迟、五软）之重症宜用。

【功效应用】补肾阳，益精血，强筋骨，温固冲任带脉，温补托疮。治肾阳亏虚、精血不足之畏寒肢冷、腰膝冷痛、阳痿早泄、宫冷不孕、精神疲乏、头昏耳鸣、小便频数或遗尿者，单用浸酒服或配人参、熟地黄、白术、山药、山萸肉、枸杞子等，如《中国药典》参茸固本丸与参茸卫生丸等。治肝肾亏虚筋骨无力，单用或配炒杜仲、巴戟天、刺五加等。治小儿发育不良，单用或配熟地黄、山药、山萸肉等。治冲任虚寒、带脉不固，症见崩漏不止者，常配三七、当归、阿胶等；症见带下清稀者，常配狗脊、白蔹、海螵蛸等。治阴疽久溃不敛脓清稀，常配麻黄、芥子、熟地黄等，如《外科全生集》阳和汤。

【用法用量】内服 1 ～ 2g，研粉冲，或入丸散剂；亦可浸酒。小量可以提精神，大量可以增强性功能。

【使用注意】因其温热峻烈，易伤阴助火，故阴虚阳亢、实热、痰火内盛、血热出血及外感热病者忌服。宜从小剂量开始，逐渐加量，以免伤阴动血。

虎 骨

【赋文】虎骨壮筋骨，寒湿毒风之并祛。

【注释】并祛：应置于后半句之首，文为"并祛寒湿毒风"。

赋文的原意是：虎骨既善壮筋骨，并善祛寒湿毒风。虎骨
壮筋骨、祛风湿，善治痹痛，以往颇受推崇，但虎为保护动物，
现时虎骨已被禁用，常以狗骨或塞隆骨等替代。

【来源】猫科动物虎 *Panthera tigris* L. 的干燥骨骼。以头骨、
四肢骨入药为优，雄虎的前胫骨更佳。

【药性】辛，温。归肝、肾经。

【性能特点】辛散温通，血肉有情，入肝肾经，既善祛风
定痛，又善强健筋骨，为治风湿痹痛之要药，尤宜风寒湿痹痛
重兼肝肾亏虚者。据研究，狗骨、猪骨及塞隆骨（中华鼢鼠
Myospalox fontanierii）等动物骨的成分、药理及临床应用均与
虎骨近似，可代虎骨用。

【功效应用】祛风定痛，强健筋骨。治风湿痹痛，症见痛无
定处、四肢拘挛、关节不利，常配木瓜、牛膝、五加皮等，如
《全国中成药处方集》虎骨木瓜酒。治肝肾亏虚之筋骨痿弱、下
肢无力，常配黄柏、龟甲、熟地黄、干姜等，如《丹溪心法》
虎潜丸。以上所举成药处方中的虎骨，可用狗骨或塞隆骨替代。

【用法用量】内服 3～6g，入丸剂或浸酒服。

狗 骨

【注释】狗骨，赋文中原无，今之临床常以此代虎骨用，故
而补撰之。

【来源】犬科动物狗 *Canis familiaris* L. 的骨骼。

【药性】甘、微咸，温。归肝、肾、脾经。

中医白话解读本丛书

【性能特点】甘补温化，微咸入肾，既入肝肾经，又入脾经。善祛风湿、强筋骨，治风湿痹痛日久，症见腰腿无力、四肢拘挛尤宜。兼固涩、敛疮，治久泻久痢、带下、疮疡等。炒焦黄或烧灰收敛性增强。

【功效应用】祛风湿，强筋骨，兼固涩。治痹证日久，症见腰腿无力、四肢拘挛，常配牛膝、木瓜等水煎或泡酒服。治久泻久痢，单用炙焦黄，捣末服，或再配他药。治崩中或带下清稀，取狗头骨烧灰存性，或酒调服，或配他药服。治疮疡久收口，取黄狗头骨烧灰，配血余炭、穿山甲灰各等份，研匀，疮口干者用自津唾调敷，若湿即干敷。治冻疮，狗骨焙炭研末，香油调涂。

【用量用法】内服：煎汤，3～10g；研末每次1.5～3g，或浸酒。外用：适量。

檀 香

【赋文】檀香定霍乱，而心气之疼愈。

【注释】定霍乱：定，即安定、定止；霍乱：泛指突然吐泻、心腹绞痛的疾患。心气之痛：指胸腹之痛。

赋文的原意是：檀香能定止霍乱，而胸腹之疼即愈。今考，赋文据唐代《本草拾遗》檀香"主心腹霍乱"与《日华子》檀香"治心痛霍乱"而撰，虽昭示了檀香的部分效用，但显得笼统而不精准。其次，赋文将其列入热性类药，而实则性温。

【来源】檀香科植物檀香 *Santalum album* L. 的干燥木质心材。

【药性】辛，温。芳香。归脾、胃、肺经。

【性能特点】辛香行散温通，入脾胃肺经。理脾肺之气、散寒、利胸膈而调中、止痛。调膈上诸气，畅脾肺，利胸膈，胸膈或胸腹气滞有寒者宜用。

【功效应用】理气调中，散寒止痛。治寒凝气滞之胸腹胀痛，常配沉香、木香等。治寒凝气滞之胸痹绞痛，常配荜茇、延胡索等，如经验方宽胸丸。治噎膈食入即吐，常配赭石、沉香、丁香等。

【用法用量】内服 1 ～ 3g，煎汤，或入丸散。

【使用注意】因其辛温香燥，能伤阴助火，故阴虚火旺、气热吐衄者忌服。

鹿 角

【赋文】鹿角秘精髓，而腰脊之痛除。

【注释】秘：本字为"祕"，即闭也，闭藏也，可引申为补益。腰脊之痛除：此为倒装句，即除腰脊之痛。

赋文的原意是：鹿角既能补益精髓，又能除腰脊之痛。鹿角长于行散，兼以温补。赋义虽昭示了鹿角补虚之功，但非单补益"精髓"，还善补肾阳。其次，未言其善行散，实乃缺憾。其三，赋文将其列入热性类药，而实则性温。

【来源】梅花鹿 *Cervus nippon* Temminck 或马鹿 *Cervus elaphus* Linnaeus 已骨化的老角。

【药性】咸，温。归肝、肾经。

【性能特点】咸入血温补，长于行散，短于温补，为补肾阳益精血行血之品。既能补肾阳、益精血、强筋骨，又长于行血消肿。补力次于鹿茸与鹿角胶，强于鹿角霜。熟用益肾助阳、强筋健骨，但因力弱而少用。肾阳虚衰、筋骨酸软轻症可用，兼瘀血伤肿者尤宜。

【功效应用】补肾阳，益精血，强筋骨，行血消肿。治肾虚腰脊冷痛，常配淫羊藿、巴戟天、炒杜仲等。治阳痿遗精，常配枸杞子、菟丝子、沙苑子等。治崩漏，常配阿胶、仙鹤草、三七等。治白带，可配金樱子、莲子肉、芡实等。治尿频尿多，可配覆盆子、益智仁、山药、乌药等。治阴疽疮疡，可配熟地黄、芥子等。治乳痈肿痛热毒甚者，常配蒲公英、夏枯草、浙贝母、全瓜蒌等。治跌打瘀肿、筋骨疼痛，可配川芎、丹参等。

【用法用量】内服煎汤 5 ～ 10g；研末 1 ～ 3g，或入丸散。外用适量，磨汁涂，研末撒或调敷。

【使用注意】因性温，故阴虚火旺者忌服。

米　醋

【赋文】消肿益血于米醋。

【注释】益血：有益于血，包括散瘀、止血能保持血液流畅，从广义讲均属"益血"范围。米醋：醋之别名，乃唐代《食疗本草》对其之称谓也。

赋文的原意是：消肿益血出于米醋。也可理解为倒装句，即米醋能消肿益血。米醋食药兼用，集散瘀、消积、安蛔、消肿、解毒为一体，赋文虽涉及了米醋的主要效用，但因过简而缺漏不少。其次，赋文将其列入热性类药，而实则性温。

【来源】以高粱、米、大麦、小米、玉米等或低度白酒酿制成的含乙酸的液体。亦有用食用冰醋酸加水和着色料配成，不加着色料即成白醋。

【药性】酸、甘，温。归肝、胃经。

【性能特点】酸敛安蛔，甘能解毒，温可行散，入肝胃经，药食兼用。既善散瘀血，又能收敛，不但能消癥瘕积聚，而且能使血流畅顺而循经不溢，显止血之效，凡血瘀无论有无出血皆可选用，兼寒者尤宜。又善安蛔消积，治虫积腹痛可投，属蛔虫者最宜。此外，又解疮毒与鱼肉菜毒，治疮肿与烹调可用。

【功效应用】散瘀消积，止血，安蛔，解毒。治产后血晕，单用大量在产房熏蒸即可。治癥瘕积聚，可配三棱、川芎、大黄等，如《普济方》醋煮三棱丸。治吐血、衄血，可配槐花、白茅根等。治便血，可配地榆、槐角等。治虫积腹痛属蛔厥者，单用即可，按年龄大小顿服酸醋 30～50mL，待痛止再服驱蛔药。治过食鱼腥、生冷水果蔬菜成积者，可用生姜适量捣烂，和米醋调食之。治喉痹，常配法半夏等，如《伤寒论》苦酒汤。治痈肿疮毒，取食醋 250mL，乳香、没药各 6g 研末，并加适量淀粉，加热调糊外敷。

此外，治急性黄疸型肝炎，每日 3 次，每次 10mL，并配复合维生素 B。治高血压，将花生米泡入食醋中，7 日后服用，每次 3～4 粒，睡前嚼吞服，7 天为一疗程。预防感冒，取食醋滴鼻，每天 2 次，连用 3 天即可。

【用法用量】内服 10～30mL，煎汤，或直接饮用，或浸渍，或拌制。外用适量，含漱，或调药敷，或熏蒸，或浸洗。

【使用注意】因其酸敛味甘温散，有敛邪助火之虞，故脾胃湿重，痿痹、筋脉拘挛者慎服。多食损脾伤胃，故不宜多食。

紫　苏

【赋文】下气散寒于紫苏。

【注释】紫苏：紫苏的干燥茎叶。下气：行气。

赋文的原意是：下气散寒出于紫苏；也可理解为倒装句，即紫苏能下气散寒。据考，赋文据《名医别录》紫苏"主下气，除寒中"衍化而撰，其中"下气"之说今作行气。其次，赋文将其列入热性类药，而实则性温。其三，紫苏的叶、梗性效有别，常分而用之。

【来源】唇形科植物紫苏 *Perilla frutescens*（L.）Britt. 的干燥茎、叶。

中医白话解读本丛书

珍珠囊补遗药性赋 白话解读本

【**药性**】辛，温。归肺、脾经。

【**性能特点**】辛温行散。入肺经，散风寒而发表；入脾经，理气而宽中、安胎，兼解鱼蟹毒。发汗不如麻黄、桂枝，长于理气、安胎、解毒。风寒感冒兼气滞，以及气滞胎动不安者用之最宜。亦作食品。

【**功效应用**】发表散寒，理气宽中，安胎，解鱼蟹毒。治风寒表证，常用紫苏叶，并配荆芥、防风等。治表证兼气滞，常配陈皮、生香附等。治脾胃气滞，常用紫苏梗，并配香附、陈皮等。治气滞胎不安，常配陈皮、砂仁等。治食鱼蟹中毒，常大剂量单用，或再配生姜水煎频服。

【**用法用量**】内服 5～10g，入汤剂不宜久煎，或入丸散。紫苏叶长于发表散寒，紫苏梗长于理气宽中、安胎。

【**使用注意**】因其辛温耗气，故气虚和表虚者慎服。

白扁豆

【**赋文**】扁豆助脾。

【**注释**】扁豆：白扁豆之简称。脾：脾气。

赋文的原意是：白扁豆健脾（或补脾）。白扁豆主以扶正，兼以祛邪，药食兼用。赋文只指出了其扶正之功，而未言其祛邪之效。其次，赋文将其列入热性药，而实则微温。

【**来源**】豆科植物扁豆 *Dolichos lablab* L. 的干燥成熟种子。

【**药性**】甘，微温。归脾、胃经。

【**性能特点**】甘补解毒，微温化湿，入脾胃经，药食兼用。既补脾化湿而消暑，又解酒毒、河豚毒。集补脾、化湿、消暑、解毒于一体，为补泄兼施之品。补虚力缓，兼能化湿消暑、解毒，脾虚夹湿与暑湿宜用。

【**功效应用**】补脾化湿，消暑，解毒。治脾虚夹湿轻症，可

中医白话解读本丛书

132

配党参、薏苡仁、茯苓等，如《和剂局方》参苓白术散。治病后体虚初进补剂，常配太子参、稻芽、谷芽等。治暑湿伤中，常配藿香、白豆蔻、砂仁、厚朴等。治大量饮酒中毒，常配陈皮、白豆蔻、葛花等。治河豚中毒，常配芦根等。

【用法用量】内服 6～20g，煎汤或入丸散。补脾化湿宜炒用，消暑解毒宜生用。

酒

【赋文】则酒有行药破血之用。

【注释】行药：行药势，使药直达病所。破血：据考，似据《本草拾遗》酒"通血脉"而撰；一作"破结"。

赋文的原意是：那个酒有行药势、破血的效用。酒药食兼用，通血脉，行药势，赋文虽昭示了酒的主效用，但却过简。其次，赋文将其列入热性药，而实则性温。

【来源】以高粱、大麦、米、甘薯、玉米、葡萄等酿造而成的饮料。

【药性】苦、甘、辛，性温。有毒。归心、肝、肺、胃经。

【性能特点】苦辛泄散，甘缓温助，既入心肝经，又入肺胃经。善通血脉兼散寒、缓急。凡血瘀、寒邪所致病痛可酌选，兼风者亦宜。能行药势，常与他药相伍，以助药力。

【功效应用】通血脉，行药势。治风寒痹痛、筋脉挛急，常配杜仲、木瓜、牛膝、五加皮等制成药酒，如《圣济总录》虎骨木瓜酒、《圣惠方》五加皮酒。治鹤膝风痛，常配当归、牛膝、五加皮等，如《外科大成》五加皮酒。治胸痹心痛，常配瓜蒌、薤白等，如《金匮要略》瓜蒌薤白白酒汤。治脘腹冷痛或寒湿泄泻，单用饮，或配炒白术、高良姜、砂仁、香附等。治产后腹痛，可配生地黄汁煎服。

【用法用量】内服适量，温饮，或和药同煎，或浸药。外用适量，单用或制成酒剂搽涂，或湿敷，或漱口。

【使用注意】因苦辛泄散，甘缓温助，故阴虚、失血及湿热盛甚者忌服。

麝　香

【赋文】麝香开窍。

【注释】开窍：开窍闭。

赋文的原意是：麝香善开窍。麝香辛香温窜，赋文虽点出了麝香开窍之主效，但却过于简约。其次，麝香又善活血、通经、辟秽、止痛，而赋文未言及。其三，赋文将其列入热性药，而实则性温。

【来源】鹿科动物林麝 *Moschus berezovskii* Flerov 等成熟雄体香囊中的干燥分泌物。

【药性】辛，温。芳香。归心、肝、脾经。

【性能特点】辛散温通，芳香走窜，入心肝脾经。既开窍辟秽而醒神，又活血通经而消肿止痛、堕胎催产。作用强烈，药力甚强。既为开窍醒神第一要药，又治瘀血肿痛、癥瘕之佳品。虽属温开，但凉开也常用，为内、外、伤、妇科之良药，治神昏闭证无论寒热均宜，治瘀血肿块或疼痛重症每用。

【功效应用】开窍醒神，活血通经，消肿止痛，防腐辟秽。治痰厥、中风、高热之神昏闭证，属寒闭者，常配苏合香等，如《和剂局方》苏合香丸；属热闭者，常配牛黄等，如《温病条辨》安宫牛黄丸；治热闭痉抽者，常配生石膏、羚羊角等，如《和剂局方》紫雪散。治胸痹心痛，常配三七、人参各等份研末服。治顽痹疼痛，常配威灵仙、独活、蕲蛇等。治癥瘕积聚，常配丹参、三棱、莪术、鳖甲等。治痧胀腹痛，可配丁香、藿香等。治痈肿疮毒，常配乳香、没药、雄黄等，如《外科全生集》醒消丸。治咽喉肿痛，常配朱砂、蟾酥、雄黄、冰片等，如《中药制剂手册》六神丸。治跌打损伤，常配血竭、儿茶、乳香、没药等，如《良方集腋》七厘散。治经闭不行，常配当归、红花、桃仁、川芎等。治难产死胎，可配皂角、天花粉引产（放置宫颈口）。治胞衣不下，可配牛膝、益母草、红花等。

此外，还常用于癌肿特别是肝癌的治疗。

【用法用量】内服0.03～0.1g，入丸散，不入煎剂，或舌下含服。外用适量，调涂或放膏药（布膏）上敷贴，又可吹喉、嗜鼻、点眼，一般用于皮肉未破溃时。

【使用注意】因其走窜力强，能破血、兴奋子宫，故虚证慎服，妇女月经期及孕妇忌用。

葱 白

【赋文】则葱为通中发汗之需。

【注释】葱：葱白。通中：据《食疗本草》葱白"通气"，《用药心法》葱白"通阳气"，《汤液本草》葱白"通上下阳气"而撰，即温通阳气。需：需要、必要，可引申为"必备"。

赋文的原意是：那葱白是温通阳气、发汗的必备品。葱白药食兼用，赋文虽昭示了其温通、发汗之效，但未言其性能特点与具体应用。其次，赋文将其列入热性类药，而实则性温。

【来源】百合科植物葱 *Allium fistulosum* L. 近根部的鳞茎。

【药性】辛，温。归肺、胃经。

【性能特点】辛散温通走窜，入肺胃经。既散肌表寒邪而发汗解表，又温散胸中寒邪而通阳。外用能消肿散结。透达表里，温通阳气，药食兼用，内服外用皆宜。发汗力弱，感冒轻证每用。

【功效应用】发汗解表，散寒通阳，消肿散结。治风寒感冒轻证，单用或配豆豉、胡荽、紫苏叶等，如《肘后方》葱豉汤。治格阳证、戴阳证，常配附子、干姜等，如《伤寒论》白通汤。治疮肿，单用捣敷或配他药。

【用法用量】内服 3～10g，煎汤或生食。外用适量，捣敷。

【使用注意】因其辛温发汗，故表虚多汗者慎服。

五灵脂

【赋文】尝观五灵脂治崩漏，理血气之刺痛。

【注释】理：调理、治疗。血气：在此指血瘀气滞。

赋文的原意是：曾观析，五灵脂治崩漏、调治血瘀气滞引发的刺痛。赋文据《本草元命苞》五灵脂"行经血最有奇效……兼疗崩漏"与《本草衍义补遗》五灵脂"治心腹冷气、妇人心痛、血气刺痛"而撰。虽揭示了五灵脂的核心效用，但不够系统。其次，五灵脂生用、炒用的性效有别。其三，赋文虽将其列入热性药，而实则性温。

【来源】复齿鼯鼠 *Trogopterus xanthipes* Milne–Edwards 的干燥粪便。

【药性】苦、甘、温。归肝、脾经。

【性能特点】苦泄温通，甘缓不峻，生炒功异，入肝脾经。生品专行散，善活血而止痛；炒品行中有止，化瘀畅血使血归经而止血；还能消积解毒。为活血止痛、化瘀止血之要药，血瘀痛、瘀血出血兼寒者可选。

【功效应用】生用活血止痛，炒用化瘀止血。治心腹胁肋刺痛，常配蒲黄，如《和剂局方》失笑散。治血瘀气滞之脘腹疼痛，常配延胡索、香附、没药等，如《医学心悟》手拈散。治胸痹作痛，常配丹参、川芎、红花、乳香等。治瘀血经闭痛经，常配蒲黄、当归、川芎等。治产后瘀阻腹痛，常配蒲黄、川芎、益母草等。治疝气疼痛，常配木香、香附、青皮、川楝子等。治崩漏经多，常配当归、炒蒲黄、三七、仙鹤草等。治吐血，可配炒蒲黄、三七、白及、焦栀子等。治便血，可配地榆、槐角、当归、虎杖、炒枳壳等。

此外，还能消积，治小儿疳积，常配鸡内金、焦山楂、使君子等；解毒，治蛇、蜈蚣、蝎咬、蜇伤或疮肿等，研末调敷。

【用法用量】内服 3～10g，包煎或入丸散。外用适量，研末调涂。活血止痛宜生用，化瘀止血宜炒用。

【使用注意】因其畏人参，故不宜与人参同用；因行散瘀血，故孕妇慎服。

血 竭

【赋文】麒麟竭止血出，疗金疮之伤折。

【注释】麒麟竭：或作骐驎竭，即血竭之古称。止血出：止出血。金疮：又作金创，即金属器械伤害而造成的疾患。

赋文的原意是：麒麟竭善止出血，治金创所致的伤折。血竭的来源古今不同，今之临床应用日益广泛，赋文只强调了其止血疗伤之效用，而未及其余。其次，赋文将其列入热性类药，而实则性平。

【来源】棕榈科植物麒麟竭 *Daemonorops draco* Bl. 的果实和树干渗出的干燥树脂。

【药性】甘、咸，平。归心、肝经。

【性能特点】甘咸走血，性平不偏，行中有止，入心肝经。既行散，善活血化瘀而止痛；又收敛，善止血生肌而敛疮。药力颇强，内服外用均可。为内、外、妇、伤科要药，凡血瘀重症无论新旧皆宜。

【功效应用】活血化瘀止痛，止血生肌敛疮。治跌打损伤肿痛，常配乳香、没药、儿茶等，如《良方集腋》七厘散。治瘀血经闭、痛经，常配当归、川芎、红花等。治产后瘀阻腹痛，常配桃仁、川芎、当归等。治胸痹瘀血心痛，常配赤芍、丹参、川芎、红花等。治癥瘕痞块，常配三棱、鳖甲、土鳖虫等。治疮疡久不收口，常配乳香、没药、紫草等。治金疮出血，单用或配乳香、儿茶等。

此外，治上消化道出血，单用，每次服 1g，一日 4 次。

【用法用量】内服每次 1 ～ 1.5g，研末冲，或入丸散。外用适量，研末撒或调敷，或入膏药贴敷。

【使用注意】因其活血通经力强，故无瘀血者慎服，孕妇及妇女月经期忌服。

【附注】据考证，宋以前所用的血竭为龙舌兰科龙舌兰属植物剑叶龙血树 *Dracaena cochinchinensis*（Lour.）S.C.Chen 及长花龙血树 *Dracaena angustifolia* Roxb. 等木部的干燥树脂，又称木血竭。明清以来，所用的血竭除有上述源于龙舌兰科龙舌兰属植物的木血竭外，又增源于棕榈科植物麒麟竭 *Daemonorops draco* Bl. 的藤竭。据《明史》记载，藤竭最早由明代航海家郑和从南洋诸国带回。目前，市售商品多为进口的棕榈科植物麒麟竭的树脂。

麋 茸

【赋文】麋茸壮阳以助肾。

【注释】以：介词，用于。本应置于句首，但为文句之押韵，特置于句中。

赋文的原意是：麋茸可用于助肾壮阳。麋茸功似鹿茸，善补肾阳、益精血、强筋骨，赋文虽昭示了麋茸之主效，但未言其能益精血及主治病证等。其次，赋文将其列入热性类药，而实则性温。其三，其服用方法很讲究，当深研谙熟恪守。

【来源】鹿科动物麋鹿 *Elaphurus davidianus* Milne–Edwards 的雄鹿未骨化的带有茸毛的幼角。

【药性】甘，温。归肾、肝经。

【性能特点】甘温大补，入肾肝经。善补肾阳、益精血、强筋骨、壮腰膝。为血肉有情之品，可代替鹿茸入药。虽药力较鹿茸为缓，但亦为补肾阳、益精血之主药。治肾阳不足、精血亏虚、筋骨软弱及小儿发育不良（五迟、五软）之重症宜用。

【功效应用】补肾阳，益精血，强筋骨，壮腰膝。治肾阳亏虚、精血不足之畏寒肢冷、腰膝冷痛、阳痿早泄、宫冷不孕、精神疲乏、头昏耳鸣、小便频数或遗尿者，单用浸酒服或配人参、熟地黄、白术、山药、山萸肉、枸杞子等。治肝肾亏虚筋骨无力，单用或配炒杜仲、巴戟天、刺五加等。治小儿发育不良，单用或配熟地黄、山药、山萸肉等。

此外，也可代鹿茸用，治冲任虚寒、带脉不固，症见崩漏不止者，常配三七、当归、阿胶等；症见带下清稀者，常配狗脊、白蔹、乌贼骨等。治阴疽久溃不敛脓清稀，常配麻黄、芥子、熟地黄等。

【用法用量】内服 3 ~ 6g，研粉冲，或入丸散剂；亦可浸酒或熬膏。小量可以提精神，大量可以增强性功能。

【使用注意】因其温热峻烈，易伤阴助火，故阴虚阳亢、实热、痰火内盛、血热出血及外感热病者忌服。宜从小剂量开始，逐渐加量，以免伤阴动血。

当 归

【赋文】当归补虚而养血。

【注释】赋文的原意是：当归补虚又养血。此句虽昭示了当归的根本功效，但却有倒置之嫌。按今之认识，虽补虚与养血均属扶正范畴，但补虚的范围较广，包括补气、补阳、滋阴、养血，当归善养血，通过养血而补虚，似应为"当归养血而补虚"更为贴切。其次，当归温补行散，活血兼润肠、止咳平喘，而赋文未言及。其三，当归的不同部位性效有所差异，亦当熟知精用。其四，赋文将其列为热性类药，而实则性温。

【来源】伞形科植物当归 *Angelica sinensis*（Oliv.）Diels 的干燥根。

【药性】甘、辛，温。归肝、心、脾经。

【性能特点】甘能润补，辛温行散，入肝心脾经，温补行散而润。既善补血、活血、行气而止痛、调经，又润肠燥而通大便。凡血虚、血瘀、气滞、有寒、肠燥者宜用，为妇、内科之良药。

【功效应用】补血活血，调经止痛，润肠通便。治月经不调，常配川芎、芍药等，如《和剂局方》四物汤。治痛经经闭，常配桃仁、红花、川芎等，如《医宗金鉴》桃红四物汤。治宫外孕，常配三棱、莪术、丹参等，如经验方宫外孕方。治磕碰伤胎，常配川芎、续断等，如《和剂局方》佛手散。治产后瘀痛，常配川芎、桃仁、炮姜等，如《傅青主女科》生化汤。治血虚萎黄，常配黄芪、熟地黄、制何首乌等，如《兰室秘藏》当归补血汤。治虚寒腹痛，常配桂枝、白芍、饴糖等，如《千金翼方》当归建中汤。治血痹痛麻，常配鸡血藤、木瓜、白芍等。治风湿久痹，常配桑寄生、独活、威灵仙、秦艽等，如《备急千金要方》独活寄生汤。治痈疽疮疡，属久溃不敛者，常配黄芪、桂枝等，如《和剂局方》十全大补汤；属脓成日久不溃者，常配黄芪、皂刺等，如《外科正宗》透脓散；属初起未

140

脓者，常配金银花、天花粉等，如《校注妇人良方》仙方活命饮。治跌打瘀肿，常配穿山甲、大黄、天花粉等，如《医学发明》复原活血汤。治肠燥便秘，常配肉苁蓉、枳壳、牛膝等。

此外，还能止咳平喘，治肾虚水泛之久咳虚喘夹痰，可配熟地黄、陈皮、茯苓等，如《景岳全书》金水六君煎；治夜咳久不愈者，可在辨证组方的基础上加入当归。能升高白细胞，常配黄芪治放疗、化疗白细胞减少证属气血双亏者。

【用法用量】内服 5～15g，煎汤，浸酒，熬膏，入丸散。外用适量，多入药膏中用。当归身补血，当归尾破血，全当归和血。一般生用，酒炒增强活血作用，血瘀有寒宜用。

【使用注意】因其主甘补温润，故湿盛中满、大便泄泻者忌服。

乌贼骨

【赋文】乌贼骨止带下，且除崩漏目翳。

【注释】乌贼骨：又名海螵蛸。

赋文原意：乌贼骨既止带下，又除崩漏、目翳。赋文虽揭示了乌贼骨主要有止带下、除崩漏、消目翳之效用，但未明示其性能特点，以及其他效用。其次，赋文将其列入热性类药，而实则性微温。其三，内服与外用其效用有所差异。

【来源】乌贼科动物无针乌贼 *Sepiella maindroni* Rochebrune 等的干燥内壳。

【药性】咸、涩，微温。归肝、肾经。

【性能特点】质燥涩敛，咸能走血，微温和血，入肝肾经。内服善收敛、燥湿、制酸，以止血、止带、止痛；外用善收敛、燥湿，以收湿敛疮、生肌止血，为治崩漏带下与胃痛吐酸之良药。

【功效应用】内服收敛止血，燥湿止带，制酸止痛；外用收湿敛疮，生肌止血。治崩漏经多，常配山萸肉、五倍子、棕榈炭等，如《医学衷中参西录》固冲汤。治吐血衄血，常配三七、槐花、白茅根等。治白带过多，常配白术、莲子、芡实、鹿角霜等。治胃痛吐酸，常配川贝母、白及、炒枳壳等，如验方乌贝散。治湿疹湿疮，常配青黛、黄柏、蛇床子等。治金创出血，常配三七粉、白及粉、血竭等。

【用法用量】内服，煎汤 6 ～ 12g，研末每次 1 ～ 3g。外用适量，研细调敷。

【使用注意】因其温燥，能伤阴助热，故阴虚内热者忌服，大便燥结者慎服。

鹿角胶

【赋文】鹿角胶住血崩，能补虚羸劳绝。

【注释】住：停、止，可引申为治。血崩：妇科来势凶猛的大出血。虚羸：体虚羸瘦。劳绝：劳极，肾虚劳伤重症，常见卧多盗汗、小便余沥不尽、阴湿、阳痿等症。

赋文的原意是：鹿角胶既治血崩，又能补虚羸，治肾虚劳伤重症。赋文虽揭示了鹿角胶补虚止血作用较强，治血崩与虚劳重症每用，但欠精准。其次，赋文将其列入热性类药，而实则性温。

【来源】鹿科动物梅花鹿 *Cervus nippon* Temminck 或马鹿 *Cervus elaphus* Linnaeus 的角熬制而成的胶块。

【药性】甘、咸，温。归肝、肾经。

【性能特点】甘温补，咸入血，质黏腻，入肝肾经。既善温补肝肾，又善益精养血、止血。止血力尤佳，为治阳虚精血亏、虚寒出血之要药。

【功效应用】温补肝肾，益精养血，止血。治肝肾不足、精血亏虚、虚劳羸瘦、腰膝酸软，常配熟地黄、枸杞子、菟丝子等；偏于肾阳虚、命门火衰者，可再加附子、肉桂等；偏于肝肾阴虚、津液不足者，可再加龟甲胶、覆盆子等。治血虚萎黄，常配熟地黄、当归、黄芪、肉桂等。治虚寒出血，症见吐血、衄血者，可配生地黄炭、焦栀子等；症见尿血者，可配血余炭、小蓟、白茅根等；症见便血不止者，可配炮姜、乌贼骨、地榆炭等；症见崩漏者，可配阿胶、艾叶炭等；症见胎动胎漏者，可配桑寄生、苎麻根、黄芩炭等。治阴疽内陷，常配麻黄、熟地黄、芥子、肉桂等，如《外科全生集》阳和汤。

【用法用量】内服5～10g，开水或黄酒化服，入汤剂应烊化服，或入丸散膏剂。外用适量，溶化涂敷。

【使用注意】因性温黏腻，故阴虚火旺、湿滞中满者忌服。

白花蛇

【赋文】白花蛇治瘫痪，除风痒之癣疹。

【注释】白花蛇：今作蕲蛇。癣疹：一作癞疹，亦通；癞，即疠风，又称麻风；疹：皮肤多种痒疹；然，详上下文以癣疹为佳。

赋文的原意是：白花蛇治瘫痪，除风痒的癣疹。白花蛇既祛外风，又息内风，还攻邪毒，赋文虽道出了其的主治病证，但过于简略，当深研其性能特点与功效。其次，赋文将其列入热性类药，而实则性温且有毒。

【来源】蝰科动物五步蛇（尖吻蝮）*Agkistrodon acutus*（Güenther）除去内脏的干燥全体。

【药性】甘、咸，温。有毒。归肝经。

【性能特点】甘咸而温，搜剔走窜，有毒力猛，专入肝经。

内走脏腑，外达皮肤。既祛外风而通络止痒，又息内风而止痉定惊，重症、顽症每用。今之临床用其全体，内服兼补虚强壮，顽痹兼体虚者尤宜。

【功效应用】祛风通络，攻毒止痒，息风定惊。治风湿顽痹、拘挛麻木，可配威灵仙、乌梢蛇、地龙等。治中风口㖞、半身不遂，可配乌梢蛇、金钱白花蛇、全蝎等。治麻风，单用或配他药泡酒服。治瘰疬结核，单用或配全蝎、蜈蚣、夏枯草、僵蚕等。治恶疮肿毒，可配全蝎、蜈蚣、麝香、蟾酥等。治破伤风，常配乌梢蛇、蜈蚣等，如《圣济总录》定命散。治小儿惊风，属肝热急惊者，常配僵蚕、胆南星、天竺黄等；属脾虚慢惊者，常配天麻、全蝎、党参、白术等。治疥癣瘙痒，可配白鲜皮、苦参、露蜂房等。

【用法用量】内服，煎汤 3 ～ 10g，研末 0.5 ～ 1g。去头、尾、皮、骨，用肉，多入丸散或泡酒服。

【使用注意】因其性温，故阴虚血热者慎服。

乌梢蛇

【赋文】乌梢蛇疗不仁，去疮疡之风热。

【注释】不仁：麻木不仁，指肌肤失去知觉。去：通"祛"，即祛除也。疮疡之风热：疮疡证属风热者。

赋文的原意是：乌梢蛇既治麻木不仁，又治疮疡证属风热者。乌梢蛇既祛外风，又息内风，还攻邪毒，赋文虽点出了乌梢蛇的主治最宜，但却过于简略。其次，未明示其祛外风、息内风之特点，当鉴。其三，赋文将其列入热性类药，而实则性平。

【来源】游蛇科动物乌梢蛇 *Zaocys dhumnades*（Cantor）除去内脏的干燥全体。

【药性】甘，平。归肝经。

【性能特点】甘平无毒力缓，虫类搜剔走窜，专入肝经。药力较缓，内走脏腑，外达皮肤。既祛外风而通络止痒，又息内风而止痉定惊，治痹痛、中风、惊风与疹痒常用。今之临床用其全体，内服兼补虚强壮，痹痛与疹痒兼体虚者尤佳。

【功效应用】祛风通络，止痒，息风定惊。治风湿痹痛，属风胜窜痛者，常配防风、羌活、秦艽等；属寒胜痛重者，常配川乌、细辛、徐长卿等，属日久拘挛者，常配威灵仙、蕲蛇、当归等。治中风口喝、半身不遂，常配蕲蛇、金钱白花蛇、全蝎等。治麻风，单用或配他药泡酒即可。治破伤风，常配蜈蚣、全蝎、天南星等。治小儿惊风，属肝热急惊者，可配僵蚕、胆南星、天竺黄等；属脾虚慢惊者，可配天麻、全蝎、党参、白术等。治白癜风，可配天麻、熟地黄、蒺藜、鸡血藤等。治疹痒，属风疹瘙痒者，可配荆芥穗、蝉蜕、赤芍等；属湿疹痒痛者，可配炒苍耳、土茯苓、地肤子等。治疥癣瘙痒，可配白鲜皮、苦参、露蜂房等。

【用法用量】内服，煎汤 9～12g，研末 1～2g，或入丸剂，或泡酒。外用烧灰调敷。

乌　药

【赋文】《图经》云，乌药有治冷气之理。

【注释】《图经》：《图经本草》，又名《本草图经》，北宋苏颂著。冷气：寒冷之气。理：理由、道理。

赋文的原意是：《图经本草》说：乌药能治寒冷之气类疾病是有道理的。据考，此语据五代《日华子本草》乌药"治一切气，除一切冷"而撰，而赋文则误作据北宋的《图经本草》而撰，当鉴。其次，乌药辛温行散，善散寒顺气，治寒凝气滞诸证，赋文虽从作用机理角度揭示了其性效特点，但不够精准。其三，赋文将其列入热性类药，而实则性温。

【来源】樟科植物乌药 *Lindera aggregata*（Sims）Kosterm. 的干燥块根。

【药性】辛，温。芳香。归脾、肺、肾、膀胱经。

【性能特点】辛香温散，既入肺脾经，散寒疏理胸腹部邪逆之气；又入肾与膀胱经，温肾、散膀胱冷气。通理三焦气滞而作用偏于下焦（肾、膀胱），尤善除膀胱冷气。为顺气散寒止痛之佳品，善治气滞兼寒者，兼阳虚者最宜。

【功效应用】行气止痛，温肾散寒。治寒郁气滞诸证，属胸闷胁胀者，常配柴胡、瓜蒌皮、枳壳等；属脘腹胀痛者，常配木香、陈皮、紫苏梗等；属寒疝腹痛者，常配木香、青皮、茴香等，如《医学发明》天台乌药散；属痛经（得暖则舒）者，可配当归、香附等，如《校注妇人良方》乌药汤。治七情郁结、复感寒邪之气逆喘息，常配人参、沉香、枳壳等。治阳虚膀胱虚寒之遗尿尿频，常配山药、益智仁，如《校注妇人良方》缩泉丸。

此外，治湿热下注膀胱之小便淋涩作痛，在选用大量的清热利湿药时加适量本品，可提高疗效。此乃单用苦寒通利之品，有伤阳之虞，用本品既护阳气，又顺气，以促进膀胱气化功能的复常。

【用法用量】内服 3～10g，煎汤或入丸散。

【使用注意】因其辛温香燥，能耗气伤血，故气虚血亏或有内热者慎服。

禹余粮

【赋文】禹余粮乃疗崩漏之因。

中医白话解读本丛书

【注释】乃：是也。疗：治疗。因：原因。

赋文的原意是：禹余粮善治崩漏是有其原因的。据考，此语据《神农本草经》禹余粮"主漏下"与《药性论》禹余粮"主崩中"而撰，赋文则误作《图经》，当鉴。其次，禹余粮甘涩质重，善固涩下焦而治崩漏，赋文虽力图从作用机理角度揭示禹余粮的此效，但不够明确。其三，赋文将其列入热性类药，而实则性平。

【来源】氧化物类矿物褐铁矿的一种天然粉末状矿石。主含三氧化二铁（$Fe_2O_3 \cdot 3H_2O$）。

【药性】甘、涩，平。归胃、大肠经。

【性能特点】甘平质重，固涩下焦，入胃大肠经。属金石类药，善固涩下焦滑脱，无论偏寒偏热咸宜。

【功效应用】涩肠止泻，止血止带。治久泻久痢脱肛，常配赤石脂等，如《伤寒论》赤石脂禹余粮汤。治便血崩漏，常配乌贼骨、侧柏炭、仙鹤草等。治带下清稀，常配乌贼骨、炮姜炭、炒白术等。

【用法用量】内服 10～20g，入汤剂应打碎先煎。外用适量，研细末撒或调敷。

【使用注意】因其品功专收涩，故实证忌服。《本草纲目》云其能"催生"，故孕妇慎用。

巴 豆

【赋文】巴豆利痰水，能破寒积。

【注释】利：下利也。破：破除，喻其力强也。破寒积：原作"破积热"，一作"破寒积"。若取前者，则与其性热效不合。今考，张元素《医学启源》云：巴豆"导气消积，去脏腑停寒，消化寒凉即生冷硬物所伤，去胃中寒积"，故从后者，取"破寒

中医白话解读本丛书

积"。一作"破积结",详上下文与巴豆之性能,义亦通。

赋文的原意是:巴豆既下利痰水,又破寒积。赋文虽形象地揭示了巴豆的效用,但显简略,未言消痰、蚀腐等。其次,其有大毒而用之当慎。

【来源】大戟科植物巴豆 *Croton tiglium* L. 的干燥成熟果实。

【药性】辛,热。有大毒。归胃、大肠、肺经。

【性能特点】辛热泻散,大毒峻烈。内服入胃与大肠经,善峻下寒积、逐水退肿;入肺经,善祛痰利咽而治白喉。外用腐蚀力强而善蚀肉腐疮,喷撒于咽部而能除白喉伪膜,敷于恶疮而能溃脓、去腐肉。生用力猛,虽峻下寒积,但因毒大,故临床几乎不用;熟用毒稍缓而药力强,临床少用;去油制霜即巴豆霜,药力虽较缓和但毒性却大减,故临床常用。

【功效主治】泻下冷积,逐水退肿,祛痰利咽,蚀腐疗疮。治寒积便秘,常配大黄、干姜等,如《金匮要略》三物备急丸。治乳食停积,常以巴豆霜配焦神曲等。治大腹水肿,可配杏仁或配绛矾(即验方含巴绛矾丸)等为丸服。治寒实结胸之痰饮喘满,可配川贝母、桔梗等,如《伤寒论》三物白散。治喉痹、白喉(痰多),可以巴豆霜吹喉(慎用)。治疮疡脓成不溃,常配乳香、木鳖子等外用,如经验方拔头膏。治疥疮、顽癣,可配他药外用。

【用法用量】内服 0.1 ～ 0.3g,入丸散或装入胶囊服,不入汤剂。止泻必须炒炭服。外用适量,研末敷。大多制成巴豆霜用,以降低毒性。

【使用注意】因其辛热大毒峻下,故孕妇及体弱者忌用,以免堕胎或再伤脾胃。服巴豆时,不宜食热粥、饮开水等热物,以免加剧泻下。服巴豆后如泻下不止者,用黄连、黄柏煎汤冷服,或食冷粥可缓解。畏牵牛子,不宜同用。

独 活

【赋文】独活疗诸风，不论久新。

【注释】诸风：多种风邪，包括外风与内风，以及侵犯各经络之风。久新：一作新久，详上下文意及赋文韵语之体，"久新"为佳，故从之。

赋文的原意是：独活疗诸风，不论新旧皆宜。据考，赋文据《名医别录》独活"疗诸贼风，百节痛风无久新者"而撰，强调了独活祛诸风之功，与古代本草记载相符。当代医药家认为独活除祛风外，尚能散寒、燥湿、发表，治外风与伏风多用，不论新久皆宜；而平息内风却少用。其次，赋文将其列入热性类药，而实则微温。其三，独活与羌活古时不分，后世始分。

【来源】伞形科植物重齿毛当归 Angelica pubescens Maxim.f. biserrata Shan et Yuan 的干燥根。

【药性】辛、苦，微温。归肾、膀胱、肝经。

【性能特点】辛散苦燥，微温能通，主入肾经，兼入膀胱肝经。功似羌活而主里、主下，力稍缓，善治腰以下风寒湿痹及伏风头痛。

【功效应用】散风除湿，止痛，兼发表。治风寒湿痹，腰以下或兼肾虚者常配桑寄生、牛膝等，如《备急千金要方》独活寄生汤；全身者常配羌活、防风、荆芥等。治表证夹湿，属风寒者，常配羌活、防风、蔓荆子等，如《内外伤辨惑论》羌活胜湿汤；属风热者，可配金银花、秦艽、连翘等。治少阴寒湿腰痛、不能转侧，常配苍术、防风、细辛等，如《症因脉治》独活苍术汤。治伏风头痛，常配川芎、细辛、生地黄等，如《症因脉治》独活细辛汤。

【用法用量】内服 3～10g，煎汤，入丸散或浸酒。

【使用注意】因其辛温苦燥，易伤气耗血，故素体阴虚血燥或气血亏虚，以及无风寒湿邪者慎服，内风者忌服。

【附注】独活，始于汉代。《神农本草经》称独活一名羌活，说明当时独活与羌活相混而未分，唐代《药性本草》始将二药分用。

山茱萸

【赋文】山茱萸治头晕遗精之药。

【注释】赋文的原意是：山茱萸是治头晕遗精的药。头晕遗精是肝肾亏虚的典型病症，赋文虽既揭示山茱萸的代表性主治病证，又暗示其具有补肝肾之功，但却过于简约，未言及其补涩并举之特点等。其次，赋文将其列入热性类药，而实则微温。故特予广之深之。

【来源】山茱萸科植物山茱萸 *Cornus officinalis* Sieb. et Zucc. 的成熟果肉。

【药性】酸、甘，微温。归肝、肾经。

【性能特点】酸能固涩，甘温补虚，入肝肾经。善补肝肾、固精气，以固表、固脱、涩肠。温补固涩力均较强，凡肝肾亏虚或滑脱不禁有寒者宜用。

【功效应用】补益肝肾，收敛固脱。治肝肾亏虚、精气不固，属肾阳虚者，常配肉桂、附子等，如《金匮要略》桂附八味丸；属肾阴虚者，常配知母、黄柏等，如《景岳全书》知柏地黄丸。治冲任带脉不固，症见崩漏经多者，常配黄芪、棕榈炭等，如《医学衷中参西录》固冲汤；症见带下日久者，常配白术、乌贼骨、山药等。治大汗虚脱，大量单用或配黄芪、附子等。治体虚欲脱，单用煎汤或配人参、附子等。

此外，治放化疗后白细胞下降，证属肝肾亏虚有寒者，单用或配鸡血藤等。

【用法用量】内服 6～12g，可重用至 30g，煎汤，或入丸散。

【使用注意】因其温补固涩，故命门火炽、素有湿热及小便不利者慎服。

白石英

【赋文】白石英医咳嗽吐脓之人。

【注释】医：医治、治疗。吐脓：依据前后文当为吐脓痰。

赋文的原意是：白石英能医治咳嗽吐脓痰的人。赋文源自甄权《药性论》白石英"能治肺痈吐脓，治咳逆上气"之论，虽对临床有一定参考意义，但仍未论及其性效之要。其次，赋文将其列入热性类药，而实则微温。其三，与紫石英相比，二者的性效有别，当鉴别。

【来源】氧化物类石英族矿物石英，主含二氧化硅（SiO_2）。

【药性】甘，微温。归肺、肾、心经。

【性能特点】质重镇降，甘能补利，微温散暖。入肺经，能温肺散寒下气而平咳喘，治肺寒咳喘兼肺肾两虚者宜选。入心经，能重镇去怯而安心神，为温性安神药，治心神不安兼肺肾虚者宜用。入肾经，能温肾阳、助气化而利小便，治肾虚阳痿或气化不力之水肿、小便不利宜投。与紫石英相比，虽均为温性重镇安神药，但本品能温肺肾、利小便，而紫石英不具，当别。

【功效应用】温肺肾，安心神，利小便。治肺寒喘咳兼虚，轻者单用，重者常配人参、五味子等。治虚烦失眠、心悸怔忡，常配酸枣仁、龙骨、丹参等。治肾阳虚之津亏口渴，可配枸杞子、菟丝子等。治肾虚阳痿脚弱，单用泡酒服，或配巴戟天、肉苁蓉等。治肾虚体羸之水肿、小便不利，可配熟地黄、茯苓、猪苓等。治肾虚兼风寒湿痹，单用酒煎服，或配炒杜仲、桑寄生、刺五加等。

【用法用量】内服 10 ～ 15g，打碎先煎；或入丸散。虚寒喘咳、肾虚阳痿宜煅用。

【使用注意】因其微温燥烈而伤阴助火，故阴虚火旺及血分有热者忌服。只可暂用，不可多服、久服。

厚　朴

【赋文】厚朴温胃而去呕胀，消痰亦验。

【注释】呕胀：脾胃失和之呕吐、脘腹胀满。去：通"祛"，止也。消痰：消除痰浊。

赋文的原意是：厚朴能温胃又止呕祛胀满，消除痰浊亦验。厚朴苦燥行散温化，赋文虽强调了其温化，揭示了其能止呕除满与消痰，而未言其善燥湿行气之本能。其次，赋文将其列入热性类药，而实则性温。

【来源】木兰科植物厚朴 *Magnolia officinalis* Rehd.et Wils 等的干燥干、根、枝皮。

【药性】苦、辛，温。归脾、胃、肺、大肠经。

【性能特点】苦温燥降，辛能行散，略带芳香，既入脾胃经，又入肺与大肠经。燥湿力强于苍术，又善行气、消积、平喘。既除无形之湿满，又除有形之实满。凡湿、食、痰所致气滞胀满、咳喘皆宜，兼寒者径用，兼热者当配寒凉之品。

【功效应用】燥湿，行气，消积，平喘。治湿阻中焦，常配苍术、陈皮等，如《和剂局方》平胃散。治食积便秘，常配枳实、大黄、芒硝等，如《伤寒论》小承气汤、大承气汤。治痰饮喘咳，常配杏仁、麻黄等。治梅核气，常配法半夏、茯苓、紫苏、生姜等，如《金匮要略》半夏厚朴汤。

【用法用量】内服 3 ～ 10g，煎汤或入丸散。

【使用注意】因其苦降下气，辛温燥烈，故内热津枯、体虚及孕妇慎服。

肉　桂

【赋文】肉桂行血而疗心痛，止汗如神。

【注释】行血：通行血脉、活血也。心痛：胸脘部疼痛的总称，或指心前区或心窝部疼痛，或指胃脘痛。

赋文的原意是：肉桂能通行血脉而能疗心痛，又善止汗，疗效良好。此语首先揭示了肉桂善行血脉疗心痛；其次又指出其善止汗。然未言产生此功效的根本是具温补行散之特点，着实令人遗憾。其次，肉桂尚能引火归元，以及支持此功效的药性特点等，亦当深究。其二，其用量与效用关系密切，亦当熟知。

【来源】樟科植物肉桂 *Cinnamomum cassia* Presl 的干燥干皮或粗枝皮。

【药性】辛、甘、热。归肝、肾、脾、心经。

【性能特点】辛甘而热，温补行散，气厚纯阳。入肾经，缓补肾阳而补火助阳或引火归元。入肝心脾经，消沉寒痼冷而散寒止痛，温通经脉而活血散瘀。助阳不及附子，回阳救逆一般不用。长于益阳消阴、缓补肾阳与引火归元，亦为补火助阳之要药。又入血分，善温通经脉，改善微循环，血瘀有寒者宜用。

【功效应用】补火助阳，引火归元，散寒止痛，温通经脉。治肾阳虚衰，常配附子、熟地黄、山萸肉等，如《金匮要略》桂附地黄丸、《景岳全书》右归丸。治脾肾阳虚，常配干姜、人参等，如《中国药典》桂附理中丸。治阳虚水肿，常配茯苓、猪苓、白术等。治虚阳上浮，用小量并配生地黄、知母、炒黄柏等。治寒邪直中之脘腹痛，轻者单用，重者配干姜等。治寒痹腰痛，常配独活、桑寄生、威灵仙等。治寒疝腹痛，常配小茴香、青皮、荔枝核等。治经寒血滞痛经、月经不调，常配当归、川芎等，如《景岳全书》殿胞煎。治血瘀经闭有寒，常配当归、川芎、三棱、红花等。治癥瘕积聚，常配丹参、桃仁、土鳖虫等。治阴疽内陷，常配鹿角胶、麻黄、熟地黄等，如《外科全生集》阳和汤。

此外，与补气血药同用，能促进气血生长，常配黄芪、当归、熟地黄等。

【用法用量】内服煎汤2～5g，后下；散剂，每次1～2g，冲服。外用适量，研末敷。用于引火归元时量宜小。官桂（细枝干皮）作用较弱，用量可适当增加。

【使用注意】因其辛热助火动血，故孕妇、阴虚火旺、里有实热及血热妄行者忌服。畏赤石脂，不宜同用。

鲫　鱼

【赋文】是则鲫鱼有温胃之功。

【注释】是则：开头语，连词，或作"此又云"。

赋文的原意是：此又云，鲫鱼有温胃之功。鲫鱼食药兼用，能健脾、和胃、利水、行血，赋文所论与其功用相差甚远。其次，赋文将其列入热性类药，而实则平而偏温。

【来源】鲤鱼科动物鲫鱼 *Carassium auratus*（Linnaeus）的肉。

【药性】甘，平。归脾、胃、大肠经。

【性能特点】甘补渗利，平而偏温，主入脾胃经，兼入大肠经。

【功效应用】健脾和胃，利水消肿，通血脉。治脾胃虚弱、纳少反胃，可单用清炖，或配陈皮、胡椒、生姜、白豆蔻等。治产后乳汁不行，可配通草、王不留行等炖汤食。治肠风便血、血痢，可炖汤送服白矾或枯矾末等。治水肿，可配赤小豆、冬瓜、商陆等。治疮肿，可配侧柏叶、轻粉等为末外敷，如《普济方》乌金散。治瘰疬，可配肥皂角炮制后为散服，如《不知医必要》鲫鱼散。

【用法用量】内服适量，煮食或煅研入丸散。外用适量，捣敷，煅存性研末撒或调敷。

【使用注意】因其甘补，平而偏温，故内有湿热火毒者不宜服用，外感时疫者忌服。

赭　石

【赋文】代赭乃镇肝之剂。

【注释】代赭：代赭石，赭石。乃：是、就是。之剂：之，助词；剂，即药剂；之剂，可引申为"之药"。赋文将其列入热性药之列，今考明末以前之主要本草著作未见论其温、热者，唯明末（公元1624年）倪朱谟《本草汇言》云其"气温"，而赋文作者又不可能见到此书。由此可知，性热之说是赋文作者或后世补遗者的己见矣。

赋文的原意是：代赭石是镇肝之药。赋文虽突出了赭石质重镇肝之特点，但不够精准，因其还入肺胃经，又能镇降上逆之气与凉血止血。其次，赋文将其列入热性类药，而实则性寒。其三，其生用、煅用的效用与使用有别。

【来源】氧化物类矿物刚玉族赤铁矿，又名代赭石。主含三氧化二铁（Fe_2O_3）。

【药性】苦，寒。归肝、心、肺、胃经。

【性能特点】重镇潜降，苦寒清泄。入肝心经，既平肝潜阳，又清血分热而凉血止血；入肺胃经，重镇降逆，以止呃、止呕、止喘。既为治阳亢、气逆之佳品，又为治血热气逆出血之要药。

【功效应用】平肝潜阳，重镇降逆，凉血止血。治肝阳上亢头晕目眩，常配牛膝、龙骨、白芍等，如《医学衷中参西录》建瓴汤。治肝火上升之头痛眩晕，常配牡蛎、玄参等，如《医学衷中参西录》镇肝息风汤。治顽固性高血压属肝阳上亢，常配羚羊角、天麻、钩藤等。治呕吐、呃逆、噫气，常配旋覆花等，如《伤寒论》旋覆代赭汤。治肺气上逆喘息，常配旋覆花、紫苏子、莱菔子等。治血热气逆之吐衄便尿血、崩漏，可配牛膝、小蓟、生地黄等。

【用法用量】内服，煎汤 10～30g，打碎先下；或入丸散。平肝潜阳、重镇降逆宜生用，收敛止血宜煅用。

【使用注意】因其苦寒重坠，故寒证及孕妇慎服；含微量砷，故不宜长期服。

沉　香

【赋文】沉香下气补肾，定霍乱之心痛。

【注释】定：定止，在此可引申为"治"。霍乱：泛指突然吐泻、心腹绞痛的疾患。心痛：俗称心口痛，脘腹痛也。

赋文的原意是：沉香能下气补肾，治霍乱之脘腹痛。赋文揭示了沉香的三点效用，一曰下气，因其芳香质重之故也，今则云降逆、纳气；二曰补肾，今则云温肾、暖精；三曰定霍乱之心痛，今则云行气散寒止痛。其次，沉香性能特点及用法颇具特色，不可不知。其三，赋文将其列入热性类药，而实则性温。

【来源】瑞香科植物白木香 *Aquilaria sinensis*（Lour.）Gilg

含树脂的干燥木材。

【药性】辛、苦，温。芳香。归肾、脾、胃、肺经。

【性能特点】芳香辛散温通，味苦质重下行。入脾胃经，既行气温中而止痛，又降逆气而止呕。入肾肺经，既温肾暖肺而纳气平喘，又温助肾阳而暖精、暖宫。温而不燥，行而不泄，理气而不耗气，无破气之害，为理气良药。既降逆气，又纳肾气，且不伤气，治气逆喘息虚实咸宜。

【功效应用】行气止痛，降逆止呕，温肾纳气。治寒凝气滞、冷气攻冲之胸腹胀痛，常配乌药、木香、槟榔等，如《卫生家宝》沉香四磨汤。胃寒气逆之呕吐呃逆，常配丁香、柿蒂、生姜等。治气逆喘息，实证属痰壅者，常配紫苏子、半夏、陈皮等；虚证属肾阳虚者，常配蛤蚧、八味地黄丸等；虚证属肾阴虚者，常配五味子、六味地黄丸等；虚实夹杂上盛下虚者，常配紫苏子、当归、半夏等，如《和剂局方》苏子降气汤。

此外，治虚冷便秘，可配肉苁蓉、火麻仁等。治男子精冷，可配花椒、肉桂等。在利尿通淋药中少加沉香，有护阳降气，促进膀胱气化之妙。

【用法用量】内服煎汤 1～3g，后下；研末冲，0.5～1.5g。亦可磨汁或入丸散。

【使用注意】因其辛温助热，故阴虚火旺及气虚下陷者慎服。

橘　皮

【赋文】橘皮开胃去痰，导壅滞之逆气。

【注释】橘皮：陈久者佳，故又名陈皮。去痰：祛痰。导：疏导、条理。逆气：逆乱之气。

赋文的原意是：橘皮能开胃祛痰，疏导条理壅滞之逆气。

赋文虽揭示了橘皮能开胃、祛痰、疏导壅滞之逆气的效用，但不够精准，未言燥湿等。其次，赋文将其列入热性类药，而实则性温。其三，其与青皮虽为同类而性效相异，当鉴别熟知。

【来源】芸香科植物橘 *Citrus reticulata* Blanco 及其栽培变种的干燥成熟果皮。

【药性】辛、苦，温。芳香。归脾、肺经。

【性能特点】辛香行散，苦燥温化，入脾肺经。善理气、燥湿而调中、健脾、化痰。久存则燥气大消，故行气而不峻，温中而不燥。与青皮相比，温和不峻，作用偏于中上二焦，凡湿滞、食积、痰阻、寒凝所致的气滞皆宜。

【功效应用】理气调中，燥湿化痰。治脾胃气滞、脘腹胀满，常配香附、紫苏梗。治湿中阻、脘腹痞满，常配厚朴、苍术等，如《和剂局方》平胃散。治脾虚食少便溏，常配党参、白术、茯苓、甘草等，如《小儿药证直诀》异功散。治肝气乘脾，常配炒白芍、防风、白术等，如《丹溪心法》痛泻要方。治痰湿咳喘，属寒者，常配半夏、茯苓、甘草等，如《中国药典》二陈丸；属热者，常配黄芩、桑白皮、石膏等。

此外，又常与补虚药配伍，使补虚而不滋腻碍胃。

【用法用量】内服 3 ～ 9g，煎汤剂，或入丸散。

【使用注意】因其辛苦燥散，温能助热，故舌红少津、内有实热及吐血者慎服，气虚及阴虚燥咳者不宜服。久服多服损人元气。

本章结语

【赋文】此六十种药性之热，又当博《本草》而取治焉。

【注释】六十种：今据赋文实为六十二种。博：博学、深研。本草：指赋文作者所见到的本草著作。取治：精取药物组方治病。

  赋文的原意是，以上六十种药均为性热之物，又当结合本草精读深研，准确合理选取，然后配入方中以治疗疾病。此乃作者当时的认识，今之看来亦有温者、微温者、平者，甚至于寒凉者，读者当知勿误。

第三章
温 性

【赋文】温药总括，医家素谙。

【注释】素谙：素，本来、一向；谙，熟悉；素谙，一向熟悉。

赋文的原意是：本章所列药物均为温性，医家对此一向谙熟。此乃作者当时的认识，从今天看本章所列药物除温性外，也有热、微温、平，乃至凉、微寒、寒性者。

木 香

【赋文】木香理乎气滞。

【注释】理：理顺、调理。

赋文的原意是：木香善理气滞。赋文虽揭示了木香善理气之主要功效，但未明言其性能特点及主治病证，故特予广之深之。

【来源】菊科植物木香 *Aucklandia lappa* Decne. 等的干燥根。

【药性】辛、苦，温。芳香。归脾、胃、大肠、胆经。

【性能特点】辛散香燥，苦降温通，可升可降，主入脾胃经，兼入大肠与胆经。生用专于行散，能行气调中而止痛、消食、开胃、健脾。煨用行中有止，能实肠止泻。通理三焦，重在脾胃，尤善行胃肠气滞，为行气止痛之要药。凡食积、湿滞、寒凝导致的脾胃或胃肠气滞皆可选投。

【功效应用】行气调中，止痛，消食健脾。治脘腹胀痛，常配延胡索，即《青囊秘传》胃灵丹。治食滞脘痞胀痛，常配陈皮、枳实、半夏等，如《内外伤辨惑论》木香化滞丸。治小儿食滞、腹胀身热，常配连翘、山楂、神曲、炒莱菔子等，如《痘疹世医心法》木香大安丸。治大肠积滞、大便不爽，常配槟榔、枳实，如《儒门事亲》木香槟榔丸。治湿热泻痢后重，常配黄连（即《和剂局方》香连丸）、马齿苋等。治气滞不匀之胸膈痞闷，常配檀香、白豆蔻、藿香等，如《和剂局方》匀气散。治寒疝腹痛，常配川楝子、吴茱萸、小茴香，如《医方集解》导气汤。治脾胃气虚不运，常配砂仁、人参、白术等，如《张氏医通》香砂六君子汤。

此外，常与补虚药同用，以促进补力吸收。

【用法用量】内服 3～10g，煎汤或入丸散。生用专行气，煨用行气兼止泻。

【使用注意】因其辛温香燥，故阴虚、津亏、火旺者慎服。

半 夏

【赋文】半夏主于风痰。

【注释】于：介词，在也。风痰：既有痰证的症状，又有动风症状（肝风内动），即称为风痰。

赋文的原意是：半夏主治风痰所致的病证。赋文强调半夏主风痰，虽临床治风痰也可用，但与本草向云其"主痰湿"不合，似有假天南星之功之嫌。其次，半夏经炮制后，不同炮制品的性效有所不同，当熟知。其三，其内服与外用的功效有所区别，当知。其四，其有毒，如何减之缓之？特予正之广之。

【来源】天南星科植物半夏 *Pinellia ternata*（Thunb.）Breit. 的干燥块茎。

【药性】辛，温。有毒。归脾、胃、肺经。

【性能特点】辛温燥散，有毒力强，入脾胃经。内服行水湿而燥湿化痰，善祛脾胃湿痰，既和降胃气而降逆止呕，又散饮结而消痞满。入肺经，除肺经痰饮而止咳喘。外用攻毒散结而消肿。凡痰湿所致病证皆可选用，兼寒者最宜，兼热者当配苦寒之品。内服宜用制品，外用宜生品。

生半夏，毒大力强，今之临床少用；清半夏，长于化痰；法半夏，功善燥湿健脾；姜半夏，善降逆止呕；半夏曲，能化痰消食积；竹沥半夏，能清热化痰；仙半夏，化痰燥湿力较弱，治寒痰轻症，或寒湿兼虚者。

【功效应用】内服燥湿化痰，消痞散结，降逆止呕；外用消肿散结。治痰多咳喘，属寒痰清稀者，常配橘红、茯苓、甘草，如《和剂局方》二陈汤；属痰热黄稠者，常配黄芩、桑白皮、瓜蒌等。治痰湿中阻，苔白喜温属寒者，常配陈皮、厚朴、茯苓等；苔黄喜冷属热者，常配黄芩、瓜蒌、竹茹等；苔黄喜温属寒热错杂者，常配干姜、生姜、黄芩等，如《伤寒论》半夏泻心汤。治呕吐反胃，属胃寒者，常配生姜、砂仁、藿香等；属胃热者，常配黄连、芦根、竹茹等；属胃虚者，常配党参、白术、茯苓等。治痰热互结、气机不畅、胸脘痞满、安之则痛，常配黄连、瓜蒌，如《伤寒论》小陷胸汤。治痰饮眩晕，常配白术、天麻、陈皮等，如《医学心悟》半夏白术天麻汤。治风痰瘫痪，常配天南星、乌头、白附子、防风等。治半身不遂，常配天南星、天麻、禹白附等。治口眼㖞斜，常配天南星、天麻、地龙等。治妊娠恶阻，常配生姜、黄芩、竹茹、芦根等。治疮肿、瘰疬、痰核未溃，常生用研末外敷（天灸）。

此外，又能行湿润燥、通肠和胃，治虚冷便秘，常配硫黄（温肾阳），如《和剂局方》半硫丸。治胃不和、卧不安，常配秫米，如《灵枢》半夏秫米汤。治顽固性失眠，常配薏苡仁、夏枯草等。

【用法用量】内服 5 ～ 10g，煎汤或入丸散。外用适量，生品研末调敷。燥湿化痰，宜用法制半夏；降逆止呕，宜用姜半夏；外敷宜用生半夏。

【使用注意】因其温燥，故阴虚燥咳、热痰、津伤口渴、出血证者忌用或慎用。反乌头，不宜与乌头类药同用。生品毒大，一般不作内服。高温（119℃）煎煮，或配伍白矾、甘草、生姜等能解其毒。

苍 术

【赋文】苍术治目盲，燥脾去湿宜用。

【注释】目盲：夜盲症，因机体缺乏维生素 AD 所致。燥脾：燥脾湿。去湿：祛湿。燥脾祛湿：可理解为燥湿健脾。

赋文的原意是：苍术不但治夜盲，而且燥湿健脾宜用。苍术集燥湿、健脾、祛风湿于一体，赋文既揭示了其善治夜盲症，又指出了其能燥湿健脾，虽切中了苍术某些效用，但仍未精准到位。其次，生用又兼发汗、辟秽气，而赋文未及。

【来源】菊科植物茅苍术 Atractylodes lancea（Thunb.）DC. 等的十燥根。

【药性】味辛、苦，性温。芳香。归脾、胃经。

【性能特点】苦燥辛散，芳香温化，入脾胃经。能燥湿、化湿而健脾，祛风湿而通痹，发汗而解表。凡湿邪致病，无论在里在表在上在下皆宜。兼寒者径用，兼热者当配苦寒之品。

【功效应用】燥湿健脾，祛风湿，发汗。治湿阻脾胃，常配陈皮、厚朴等，如《和剂局方》平胃散。治湿浊带下，常配白术、陈皮、车前子等，如《傅青主女科》完带汤。治水肿痰饮，可配茯苓、猪苓、泽泻等。治表证夹湿，常配羌活、防风、白芷等，如《中国药典》九味羌活丸。治风寒湿痹，常配羌活、独活、威灵仙等。治湿热下注之阴痒痛、足膝肿痛、脚气浮肿，常配黄柏、薏苡仁、牛膝等，如《丹溪心法》二妙丸、《成方便读》四妙丸。

此外，能辟秽气、疫气，常配艾叶、雄黄、冰片等制成空气消毒剂燃烟。

【用法用量】内服 5 ～ 10g，煎汤，或入丸散。外用适量，烧烟熏。生品燥散之性较强，祛风湿、解表多用；制后则燥散性减缓，燥湿健脾多用。

【使用注意】因其辛苦温燥，故阴虚内热、气虚多汗者忌服。

萝 卜

【赋文】萝卜去膨胀，下气制面尤堪。

【注释】萝卜：古称莱菔。去：通"祛"。膨胀：脘腹胀满。制面：克制面积，可引申为消化面积。尤堪：尤佳。

赋文的原意是：萝卜祛脘腹胀满，下气与消化面食积滞尤佳。萝卜药食兼用，赋文虽揭示了萝卜的某些效用与擅长，但未及其他。其次，赋文将其列入温性类药，而实则性平。其三，其生用、熟用的性效有别，当熟知。

【来源】十字花科植物萝卜 *Raphanus sativus* L. 的鲜根。

【药性】生者辛、甘，凉。熟者甘、微辛，平。归脾、胃、肺、大肠经。

【性能特点】生者辛消散，甘益利，凉可清。熟者甘益利，微辛散，平不偏。味不苦易食，食药兼用。入脾胃大肠经，消食下气而除胀满、解渴；入肺脾经，化痰降气而止咳喘；并能止血、利尿。集消积、降气、化痰、止血、解渴、利尿于一体。

善消面积，无论寒热咸宜，兼气滞者尤佳。治痰咳气逆兼食积最佳。此外，还可治症轻之出血诸证、消渴及淋浊等。

【功效应用】消食下气，化痰止血，解渴利尿。治食积气滞之胀满、吞酸、吐食，或消化不良、腹泻，单用生食或煮熟食，或配陈皮、焦神曲、焦麦芽、槟榔等。治积滞便秘，轻者常配枳实、厚朴、蜂蜜等；重者常配芒硝、大黄等。治赤白痢疾之腹痛、里急，单用捣汁服，或配木香、黄连等。治痰热咳嗽、咽喉不利，单用捣汁或口嚼服，或配生姜汁、鲜芦根汁、梨汁等。预防咽喉肿痛，可配鲜橄榄煎汤代茶饮。治咳血、吐血、衄血，可单用煎汤服或捣汁服，或配鲜藕汁服。治肠风便血，可配荷叶炭、生蒲黄、槐花等。治消渴，单用汁煮粥常食，或配天花粉、黄连等。治淋浊，可单用生食或捣汁服，或配车前草、白茅根等。治疮肿、伤损瘀肿，单用捣烂外敷。治烧烫伤，单用捣汁涂。冻疮初起，单用煮水熏洗或切片外擦。

此外，治偏头痛，单用捣汁滴鼻；治滴虫性阴道炎，单用捣泥作栓剂外用。

【用法用量】内服 30 ～ 100g，生食，或捣汁服，或煎汤、煮食。外用适量，捣敷，捣汁涂，滴鼻，煎水洗。消食宜炒用。

【使用注意】因其生用辛散耗气，故气虚及无食积、痰滞者慎服。不宜与人参同服。

钟乳粉

【赋文】况夫钟乳粉补肺气，兼疗肺虚。

【注释】况夫：句首语，况且说之意。钟乳粉：钟乳石粉之简称，因入药须打成碎块或粉末，故名。

赋文的原意是：何况说，钟乳粉补肺气，兼疗肺虚。赋文虽指出了钟乳石能补肺气兼疗肺虚之功，但不够精准。

【来源】碳酸盐类方解石族矿物方解石的钟乳状集合体下端较细的圆柱状管状部分。主含碳酸钙（$CaCO_3$），其中$CaO55.93\%$。

【药性】甘，温。归肺、肾、胃经。

【性能特点】甘补温助，管状利窍，既入肺胃经，又入肾经。上可温肺，下助肾阳，横则利窍而通乳。治寒性咳喘无论有痰属实或无痰属虚皆可，治肾虚阳痿兼早泄滑精者可选，治乳汁不通兼体弱者尤宜。

【功效应用】温肺，助阳，利窍通乳。治寒痰喘嗽，可配麻黄、苦杏仁、款冬花等。治虚劳气喘，可配人参、五味子、川贝母等。治阳痿早泄、梦遗滑精，可配沙苑子、桑螵蛸、淫羊藿、菟丝子等。治腰脚冷痹，可配牛膝、桑寄生、熟附片等。治乳汁不通，可配通草、漏芦、王不留行等。治伤食纳少，可配焦神曲、焦麦芽、焦山楂等。治疮疽，可配乳香、没药、枯矾、儿茶等。治痔漏，可配地榆、槐花等。治胃酸过多，可单用研末服，或配入复方。

【用法用量】内服煎汤，9～15g，打碎先煎；研末，1.5～3g，或入丸散。外用适量，研末调敷。

【使用注意】因其甘温助火，故阴虚火旺、肺热咳喘者忌服，不宜久服。

青　盐

【赋文】青盐治腹痛，且滋肾水。

【注释】青盐：始载于《神农本草经》，原名戎盐。

赋文的原意是：青盐既治腹痛，又滋肾水。据考，赋文"治腹痛"之说，乃据《名医别录》戎盐"主心腹痛"而撰，今人对此很少提及。其次，"滋肾水"之说不知据何典籍而撰，待考；且今人一般不持此说。其三，赋文将其列入温性类药，而实则性寒。

【来源】氯化物类石盐族矿物石盐的结晶体。主含氯化钠（NaCl），夹杂有氯化钾（KCl）、氯化钙（CaCl$_2$）、氯化镁（MgCl$_2$）等。

【药性】咸，寒。归心、肾、膀胱经。

【性能特点】咸入血，寒清泄，入心肾膀胱经。既泻热凉血而止血，治血热出血诸证；又清热而明目，治目赤肿痛、风眼烂弦；还泻热润燥而通便，治热结肠燥便秘。凡血热出血、内热目赤可选，兼便秘者尤宜。

【功效应用】泻热，凉血，明目，润燥。治尿血、吐血，可酌情配入相应的复方中。治齿舌出血，可取少量化水漱口。治齿龈出血、风热牙痛，取细末适量刷牙。治目赤肿痛，可配胆矾、硇砂各等份，研末点眼眦。治风眼烂弦，叮单用化水点之。治牙痛，可取本品500g、槐枝250g共煎去渣，再煎至干，研末揩牙。治大便秘结，可配炒决明子、虎杖、炒枳壳等。

【用法用量】内服0.9～1.5g，煎汤，或入丸散。外用适量，研末揩牙，或水化漱口、洗目。

【使用注意】因其咸寒，故水肿、消渴及咳嗽者忌服。

山 药

【赋文】山药而腰湿能医。

【注释】腰湿：似指湿浊带下之疾。而：连词，又，山药为药食兼用之品，除能食用果腹外，又能……之意。腰湿：似是对妇科带下不止的隐喻称谓。或云，腰：肾府；湿：湿浊带下。

赋文的原意是：山药又能治腰湿病。山药药食兼用，赋文虽指出了山药善治腰湿，但未言其性能特点及功效等。其次，对赋文中"腰湿"的解释，若从山药补脾益肾兼收敛止带的特点出发，似指脾肾两虚所致的湿浊带下、淋漓不断者较为恰当。其三，赋文据《神农本草经》薯蓣"甘温"将其列入温性药，而由明代至今则多云其性平。

【来源】薯蓣科植物薯蓣 *Dioscorea opposita* Thunb. 的干燥根茎。

【药性】甘，平。归肺、脾、肾经。

【性能特点】甘补兼涩，性平不偏，入肺脾肾经。既补虚能补气养阴而生津，又涩敛能敛肺、固精、缩尿、止带、涩肠。以补为主，补中兼敛。益气、养阴、涩敛，气虚、阴虚、气阴两虚皆宜，兼便溏或遗滑者尤佳。补力平和，味美宜食，食药两宜，可常用久服。

【功效应用】益气养阴，固精缩尿，止带，生津止渴。治脾胃虚弱夹湿，常配人参、茯苓、薏苡仁等，如《和剂局方》参苓白术散。治腰痛久泻夹湿，常配炒白术、莲子肉、补骨脂等。治咳喘，属肺气虚者，常配党参、川贝母、百部等；属肺阴虚者，常配南沙参、川贝母、知母等；属肺肾虚者，常配核桃仁、蛤蚧、五味子等。治阴虚潮热盗汗，热不盛者，常配熟地黄、山茱肉等，如《小儿药证直诀》六味地黄丸；热盛者，常配知母、黄柏、地黄等，如《景岳全书》知柏地黄丸。治肾虚下元不固，症见遗精者，常配金樱子、菟丝子、沙苑子等；症见遗尿者，常配乌药、益智仁，如《校注妇人良方》缩泉丸。治带下，属脾虚湿注者，常配白术、苍术、陈皮等，如《傅青主女科》完带汤；属湿化热者，常配黄柏、车前子、芡实等，如《傅青主女科》易黄汤；属脾肾两虚、下元不固者，常配山茱萸、五味子、乌贼骨等。治气阴两虚之消渴，轻者单用，重者常配黄芪、知母等，如《医学衷中参西录》玉液汤。

【用法用量】内服，煎汤 10 ～ 30g，大量 60 ～ 250g；研末，每次 6 ～ 10g；或入丸散。外用适量，鲜品捣敷。健脾止泻宜炒用，补阴宜生用。

【使用注意】因其甘补涩敛，故湿盛中满等邪实证者忌服，便秘者慎服。

阿 胶

【赋文】阿胶而痢嗽皆止。

【注释】而：连词，又也；似可理解为，阿胶为保健与疗疾两用之品，除能保健外，又能……之意。痢：血痢。

赋文的原意是：阿胶又能止痢、止咳嗽。据考，赋文据《药性论》阿胶"主坚筋骨，益气止痢"与《本草元命苞》阿胶"咳脓血非此不补，续气止嗽"而撰。虽明示了阿胶的两点效用，但未言其性能特点与其他效用。其次，赋文将其列入温性类药，而实则性平。

【来源】马科动物驴 *Equus asinus* Linnaeus 的皮，经漂泡去毛后熬制而成的胶块。

【药性】甘，平。归肝、肾经。

【性能特点】甘能补，质黏腻，平偏凉，入肝肾经，平补滋润。既善补血、止血，又滋阴而润燥（肠燥、肺燥）、抑阳退热。滋补力强，能促进红细胞和血红蛋白生长，为血肉有情之品，凡血虚、阴亏、阴血双亏皆宜，兼出血者尤佳。

【功效应用】补血，滋阴，止血，润燥。治血虚萎黄眩晕惊悸，单用或配当归、地黄等，如《杂病源流犀烛》阿胶四物汤。治阴虚心烦不眠，常配麦冬、生地黄、丹参等。治阴虚风动惊惕肉瞤，常配白芍、生龟甲、生地黄等，如《温病条辨》大定风珠。治阴血亏虚之出血，常配墨旱莲、龟甲、生地黄炭等。

治脾气虚寒之便血、吐血、衄血、崩漏，常配灶心土、地黄、附子等，如《金匮要略》黄土汤。治血虚有寒崩漏经多，常配艾叶等，如《金匮要略》胶艾汤。治肺燥咳嗽，属凉燥者，常配杏仁、百部、紫菀等；属温燥者，常配桑叶、川贝母、南沙参等。治虚劳咳嗽痰中带血，常配知母、川贝母、白及等。治肠燥便秘，常配炒枳壳、蜂蜜、葱白、决明子等，如《和剂局方》阿胶枳壳丸、《仁斋直指方》胶蜜汤。

此外，治阴虚小便不利、水肿，常配猪苓、茯苓、滑石等，如《伤寒论》猪苓汤；治久痢血虚，可配木香、黄连、当归等。

【用法用量】内服 5～10g，用开水或黄酒化开，入汤剂应烊化冲服，亦可入丸服。阿胶虽不入煎，而阿胶珠则可以入煎。止血宜蒲黄炒，润肺宜蛤粉炒。

【使用注意】因其滋腻黏滞，故脾胃不健、纳食不佳、消化不良及大便溏泻者忌服。

赤石脂

【赋文】赤石脂治精浊而止泻，兼补崩中。

【注释】精浊：尿色清而窍端时流出糊状浊物者，其病因复杂，在此可认为是体虚下元不固所致。补：补充、补虚。崩中：指阴道突发大出血，也称妇女大出血。

赋文的原意是：赤石脂既治精浊，又止泻，并兼补虚治崩中。据考，赋文据《神农本草经》《名医别录》《药性论》《日华子本草》《珍珠囊》关于赤石脂性效主治之记载综合而撰，虽较全面地表述了其效用，但仍不够精准与全面。其次，其虽质重温涩，但内服与外用皆可取效。

【来源】硅酸盐类矿物多水高岭土的一种红色块状体。主含水化硅酸铝 $[Al_4(Si_4O_{10})(OH)_8 \cdot 4H_2O]$。

【药性】甘、酸、涩，温。归大肠、胃经。

【性能特点】酸涩收敛，甘温调中，质重下沉，入大肠胃经。属金石类药，生用涩肠止泻、止血止带，善固涩下焦滑脱，阳虚有寒者宜之；煅后收涩性增强，外用善收湿、生肌、敛疮。

【功效应用】涩肠止泻，止血止带，收湿敛疮，生肌。治久泻久痢脱肛，常配禹余粮、干姜等，如《伤寒论》赤石脂禹余粮汤、桃花汤。治便血崩漏，常配乌贼骨、侧柏炭、仙鹤草、三七等。治带下清稀，常配乌贼骨、炮姜炭、白术等。治体虚遗精滑精，可配金樱子、龙骨、牡蛎等。治湿疮流水，常煅后配炉甘石、龙骨、冰片、枯矾等。治疮疡不敛，常煅后配乌贼骨、青黛、乳香、儿茶等。治金创出血，常煅后配血竭、龙骨、儿茶、没药等。

【用法用量】内服 10～20g，入汤剂应打碎先煎。外用适量，研细末撒或调敷。

【使用注意】因其质重性温涩敛，故湿热积滞者忌服，孕妇慎服。畏官桂，故不宜与肉桂类药同用。

阳起石

【赋文】阳起石暖子宫以壮阳，更疗阴痿。

【注释】阴痿：阳痿。更：副词，愈加、越发之意，可引申为"更善"也。

赋文的原意是：阳起石暖子宫是因其善壮阳，更宜治阳痿。赋文较准确地昭示了阳起石的效用，然则今之研究表明其有毒，用之当谨慎。

【来源】硅酸盐类矿物角闪石族矿物透闪石及异种透闪石石棉的矿石。主含钙镁铁硅酸盐 $\{Ca_2(Mg,Fe^{2+})_5[Si_4O_{11}]_2[OH]_2\}$。

【药性】咸，温。归肾经。

【性能特点】咸入肾，温补有毒，专入肾经。善温肾壮阳，肾阳虚衰、下元不固宜投。

【功效应用】补肾壮阳。治肾虚阳衰、下元不固诸证，症见阳痿不举者，单用或配菟丝子、雄蚕蛾、韭菜子等，如《严氏济生方》阳起石丸；症见遗精早泄者，单用或配附子、钟乳石，如《和剂局方》三建丹；症见宫冷不孕者，常配淫羊藿、巴戟天、韭菜子等；症见白带清稀者，常配芡实、鹿角霜、龙骨等；症见遗尿尿频者，常配益智仁、乌药、覆盆子等；症见腰膝冷痛者，常配炒杜仲、桑寄生、狗脊等。

【用法用量】内服 3 ～ 6g，多入丸散，也可入煎。

【使用注意】因其为矿物药而温燥有毒，能伤阴助火，故阴虚火旺者均忌服，不宜大量或久服。或云为强致癌物质，不提倡服用，特别是研末服用。

紫　菀

【赋文】诚以紫菀治嗽。

【注释】诚：信也，确实、的确。

赋文的原意是：确实，用紫菀治咳嗽有效。赋义虽指出了紫菀的主要效用，但性能特点及其他效用却未言及。

【来源】菊科植物紫菀 *Aster tataricus* L. f. 的干燥根及根茎。

【药性】辛、苦，温。归肺经。

【性能特点】辛散苦降，温润不燥，专入肺经。善润肺下气、化痰止咳，兼疏通肺经气血而宣利小便。治咳喘痰多无论新久寒热虚实皆宜，尤以风寒外束、肺气壅实之咳喘痰多者最佳。与款冬花相比，长于祛痰，常相须为用。

【功效应用】润肺下气，化痰止咳，兼疏通气血。治风寒咳嗽，常配荆芥、桔梗、百部、白前等，如《医学心悟》止嗽散。治肺热咳嗽、咯痰黄稠，常配黄芩、瓜蒌、竹沥等。治寒饮咳喘兼表，常配麻黄、射干、细辛等，如《金匮要略》麻黄射干汤。治久嗽不瘥，常配款冬花、百部等。治劳嗽咳血，常蜜炙并配川贝母、百部、阿胶等。治小便不利，属肺失宣降者，可配桔梗、浮萍、茯苓、泽泻等；属肺虚失宣者，可配党参、麦冬、茯苓等。

【用法用量】内服 5 ～ 10g，煎汤或入丸散。外感咳嗽痰多宜生用，内伤咳嗽痰少无痰及燥咳宜蜜炙。

【使用注意】因其性温，有耗气助热之虞，故劳嗽、温燥咳血及实热咳嗽均不宜单用。

防　风

【赋文】防风祛风。

【注释】赋文的原意是：防风善祛风。防风治风通用兼胜湿，赋文虽言简意赅地指出其善祛风，但未言及其性能特点和胜湿、发表、止痉、止痛等效用。其次，其生用与炒炭用的性效与应用有别。其三，赋文将其列入温性类药，但实则微温。

【来源】伞形科植物防风 *Saposhnikovia divaricata*（Turcz.）Schischk. 的干燥根。

【药性】甘、辛，微温。归膀胱、肝、脾经。

【性能特点】辛微温发散，甘缓不峻，生用炒炭性能有别。生用辛散甘缓，微温力缓，入膀胱脾经，散外风、胜湿邪而发表止痛；入肝经，祛内风而止痉。治风通用，散外风、息内风皆宜，风寒、风热及表证夹湿皆可，风寒湿三邪客体最宜。炒炭，涩多散少，敛兼升散，入脾肝经而长于止血、止泻，治崩漏下血及泄泻宜用。

珍珠囊补遗药性赋 | 白话解读本

【功效应用】散风胜湿，发表止痛，止痉，止泻，止血。治风寒表证，常配荆芥、羌活等，如《摄身众妙方》荆防败毒散。治风热表证，常配金银花、连翘、菊花等。治表证夹湿，属风寒者常配羌活、苍术、白芷等，如《此事难知》九味羌活汤；属风热者常配金银花藤、连翘、秦艽等。治头风头痛，属风寒者，常配川芎、荆芥穗、白芷等；属风热者，常配川芎、菊花、蔓荆子等。治风寒湿痹，常配羌活、威灵仙、桂枝等。治破伤风，常配天南星、白附子、天麻等，如《外科正宗》玉真散。治小儿惊风，属脾虚慢惊者，常配天麻、党参、茯苓等；属肝热急惊者，常配牛黄、蝉蜕、僵蚕等。治肝旺脾虚痛泻，常配白术、陈皮、白芍等，如《丹溪心法》痛泻要方。治肠风便血，常配地榆炭、白术炭、黄芩炭、炒枳壳等。治崩漏，常炒炭配贯众炭、荆芥炭、乌贼骨等。

此外，治慢性砷（As）中毒，单用或配绿豆、红糖、甘草等水煎服。

【用法用量】内服 3～10g，入煎剂、酒剂或丸散。散风胜湿、发表、止痉宜生用，止血止泻宜炒炭。

【使用注意】因其虽甘缓不峻但发散，有伤阴血助火之虞，故血虚发痉及阴虚火旺者慎服。

苍耳子

【赋文】苍耳子透脑涕止。

【注释】透脑：透达头颠脑部，或如明代《本草蒙筌》所云，苍耳子"止头痛，善通顶门"。涕止：止鼻涕。

赋文的原意是：苍耳子能透达头颠脑部，止鼻涕。赋文虽简略地指出了苍耳子"透脑止涕"之效用，但未言其性能特点与散风寒、祛湿止痒等效用。其次，其有小毒，不宜过量或长期

中医白话解读本丛书

174

服用。

【来源】菊科植物苍耳 *Xanthium sibiricum* Patr. 的干燥成熟带总苞的果实。

【药性】甘、苦、辛,温。有小毒。归肺、肝、脾经。

【性能特点】辛散苦燥温通,甘缓不峻,有小毒,力较强。入肺经,散风寒、通鼻窍;入肝脾经,祛风湿而除痹、止痒。上通脑顶,下行足膝,外达皮肤,内走脏腑。最善治外感或鼻渊流涕、风湿痛痒。有小毒,不宜过量或持久服用。

【功效应用】散风寒,通鼻窍,祛湿止痒。治鼻渊头痛鼻塞,属风寒者,常配白芷、辛夷等,如《济生方》苍耳子散;属风热者,常配白芷、黄芩、连翘等。治表证头痛鼻塞,属风寒者,常配紫苏、荆芥穗、防风等;属风热者,常配金银花、连翘、芦根等。治风湿疹痒,常配土茯苓、地肤子、白鲜皮等。治风湿痹痛,常配羌活、独活、海风藤等。治麻风,可配苦参、大风子等。

【用法用量】内服 3 ～ 10g,煎汤,或入丸散。

【使用注意】因其辛温有毒,故血虚头痛不宜服。过量易致中毒,引起呕吐、腹痛、腹泻等,故不宜过量或长期服用。中毒轻者,可用甘草绿豆汤解之,重者送医院抢救。

威灵仙

【赋文】威灵仙宣风气通。

【注释】宣:宣散。宣风:散风、祛风。气通:通经络之气。

赋文的原意是:威灵仙能宣散风邪、通经络之气。今考,赋文据《海上集验方》威灵仙"去众风,通十二经脉"与《开宝本草》威灵仙"主诸风,宣通五脏"等综合而撰,虽赅要地描述了威灵仙的效用，但却未言祛湿及消痰水之效。

【来源】毛茛科植物威灵仙 *Clematis chinensis* Osbeck 等的干燥根及根茎。

【药性】辛、咸，温。归膀胱经。

【性能特点】辛散咸软温通，入膀胱经（或云十二经）。善走窜，力强效快。善祛风湿、通经络，兼消痰水或软坚。最宜风湿痹痛、拘挛麻木、屈伸不利者，兼寒者尤佳。古云能"软骨"，善治骨鲠咽喉，并配糖醋等同煎服。

【功效应用】祛风湿，通经络，消痰水。治风湿痹痛之拘挛麻木、屈伸不利，古人常单用，研末或泡酒服；今人常配蕲蛇、乌梢蛇、当归等。治痰饮积聚，常配半夏、厚朴、茯苓、陈皮等。治噎膈，大剂量单用或配旋覆花、沉香等。

此外，有云能软骨，治骨鲠咽喉，常单用或配糖、醋等，水煎慢慢吞咽。治骨刺，常在辨证基础上以本品配砂仁、青果、薏苡仁、地榆、老茄根等，收到了一定的效果。

【用法用量】内服，煎汤 5～10g，治骨鲠 30g，或入丸散。外用适量，捣敷。因其辛散走窜，久服易伤正气，故体弱者慎用。不宜与茶叶水同服。

细　辛

【赋文】细辛去头风，止嗽而疗齿痛。

【注释】去：通"祛"。头风：头部风邪。

赋文的原意是：细辛祛头部风邪、止咳嗽，又疗齿痛。赋文虽言及细辛的三种效用，但未言其性能特点与通窍、化寒饮等功效。其次，其有小毒，用时宜谨慎合理使用。

【来源】马兜铃科植物北细辛 *Asarum heterotropoides* Fr. Schmidt var. *mandshuricum*（Maxim.）Kitag.、华细辛 *Asarum sieboldii* Miq. 等的干燥根或根茎。

【药性】辛，温。芳香。有小毒。归心、肺、肾经。

【性能特点】香烈走窜，辛散温化，有小毒，力较强，入心肺肾经。散风寒，通关窍，化寒饮，善止痛。通彻表里上下，既散在里之阴寒，又散在表与筋骨之风寒。除少阴太阴经风寒，既通鼻窍与脑窍，又通心脉与关节之窍。凡风寒湿客体重症每用，尤善治少阴头痛、鼻渊头痛。

【性能特点】发表散风，祛寒，通窍止痛，温肺化饮。治风寒感冒之头痛鼻塞身痛，常配防风、荆芥等。治表证夹湿，常配羌活、秦艽等。治阳虚外感，常配麻黄、附子，如《伤寒论》麻黄附子细辛汤。治头风头痛，属风寒者，可配白芷、藁本、川芎等；属风热者，可配白芷、生石膏、蔓荆子等。治鼻渊头痛，属风寒者，可配白芷、苍耳子、辛夷等；属风热者，可配牛石膏、黄芩、白芷等；属寒热交错者，可配白芷、生石膏、黄芩等。治牙痛，属风冷者，可配白芷、高良姜等，属风火者，叮配黄芩、黄连、生石膏等；属寒热错杂者，可配白芷、黄芩、生石膏等。治口舌生疮，可取黄柏、细辛等量研末涂在患处。治胸痹冷痛（开心窍），常配荜茇、降香、麝香等。治风寒湿痹，常配羌活、独活、威灵仙、川乌等。治寒饮喘咳，常配五味子、干姜、麻黄等，如《伤寒论》小青龙汤。

此外，催嚏开窍，用于神昏急救，可配皂角、薄荷等。

【用法用量】内服煎汤，1～3g，超量用要先下久煎；粉末，0.5～1g。外用适量，研末调涂。亦可煎汤含漱。

【使用注意】因其辛香温散，故气虚多汗、阴虚阳亢头痛、阴虚或肺热咳嗽者忌服。又有小毒，故用量不宜过大，尤其是研末服更须谨慎。反藜芦。

中医白话解读本丛书

艾 叶

【赋文】艾叶治崩漏，安胎而医痢红。

【注释】痢红：痢下鲜红，又称血痢、赤痢。

赋文的原意是：艾叶既治崩漏、安胎，又治血痢。赋文虽言及艾叶的三种效用，但未涉及其性能特点与其他主要功效。其次，其生用、炒炭用的性效与应用有别。其三，其内服、外用、温灸用的效用有别，亦当熟知。

【来源】菊科植物艾 *Artemisia argyi* Levl. et Vant. 的干燥叶。

【药性】辛、苦，温。芳香。归肝、脾、肾经。

【性能特点】辛香苦燥温散，生温熟热，炒炭兼敛，入肝脾肾经。内服炒炭温经散寒、暖宫、收敛而止血崩；生用温经散寒湿、暖宫理气血而止痛、止血、止带。外用煎汤熏洗，燥湿杀虫而止痒；温灸能温通经脉、散寒而止痛或消肿。作用偏于中下二焦，既为治妇科崩漏与带下之要药，又为灸科温灸之主药。

【功效应用】温经止血，调理气血，散寒止痛，祛湿止痒。炒炭治虚寒出血，属崩漏经多者，常配阿胶、当归等，如《金匮要略》胶艾汤；属妊娠下血者，常配阿胶、杜仲炭、黄芩炭等；属吐血衄血者，常配阿胶、仙鹤草、三七等。生用治血热出血，常配鲜侧柏叶汁、生荷叶、生地黄汁，即《校注妇人良方》四生丸。治脘腹冷痛，轻者单用，重者配生姜、陈皮等煎服。治寒凝气滞，属月经不调、经行腹痛者，常配香附等，如《仁斋直指方》艾附暖宫丸；属宫冷不孕者，常配香附、当归、川续断等。治寒湿带下，常配苍术、白术、乌贼骨等。治湿疹、湿疮、疥癣，可配地肤子、蛇床子、白矾等。

此外，用于温灸，能温经通络、散寒止痛，治各种疼痛，单用制成艾条或艾炷，也可与他药配伍制成艾条，如雷火神针等。用于空气消毒，可配白芷、苍术、雄黄等点烟熏。提取挥发油，能祛痰、止咳、平喘，治咳喘，每次 0.1mL。

【用法用量】内服 3～9g，煎汤或入丸散。外用适量，供点燃温灸，或煎汤熏洗。温经止血宜炒炭或醋炙用，散寒止痛宜生用，陈久者良。

【使用注意】因其苦辛温燥，故阴虚血热者慎服，不宜过大量服。

羌 活

【赋文】羌活明目驱风，除湿毒肿痛。

【注释】驱风：祛风。湿毒：湿浊或湿邪偏盛导致的疮疹肿痛，习称湿毒。

赋义的原意是：羌活能明目、祛风，除湿毒肿痛。赋文虽揭示了羌活祛风除湿、明目，除湿毒肿痛，但未言其性能特点与发表之效。其次，羌活与独活古时混用，当知何时分用。

【来源】伞形科植物羌活 *Notopterygium incisum* Ting ex H.T.Chang 等的干燥根茎及根。

【药性】辛、苦，温。归膀胱、肾经。

【性能特点】辛散苦燥，温通升散，气雄而烈，主入膀胱经，兼入肾经。主表、主上，散在表之游风及寒湿而通利关节止痛，力较强，善治太阳经（后脑）头痛及颈项痛，特别是肩背肢节疼痛。羌活，始于汉代与独活混用，唐《药性本草》始将二者分列。

【功效应用】祛风胜湿，发表止痛。治风寒感冒，常配荆芥、紫苏叶等。治表证夹湿，属风寒夹湿者，常配独活、防风、川芎等，如《此事难知》九味羌活汤；属风热夹湿者，常配独

珍珠囊补遗药性赋 ┃ 白话解读本

活、金银花、连翘等。治风寒湿痹疼痛，属上半身者，常配防风、姜黄等；属全身者，常配防风、苍术、独活等。治头风头痛，属风寒者，常配防风、白芷、川芎等；属风热者，常配川芎、菊花、蔓荆子等。

此外，取其祛风之功，又治风火上攻之目赤肿痛、多眵流泪、羞明，常配防风、谷精草、薄荷、木贼等。

【用法用量】内服 3 ～ 10g，入汤剂或入丸散；外用适量，煎汤外洗或研末调涂。

【使用注意】因其辛温燥烈，故血虚、阴虚及气虚多汗者均应慎服。

中医白话解读本丛书

白 芷

【赋文】白芷止崩治肿，疗痔漏疮痈。

【注释】止崩：止崩漏。治肿：指治肿痛，如外阴肿痛。

赋文的原意是：白芷止崩漏，治肿痛，疗痔漏疮痈。赋文综合《神农本草经》白芷"主女人漏下赤白，血闭阴肿"，《药性论》白芷"主妇人血崩"，以及《日华子本草》白芷"治痔漏……疮痍"等而撰。

【来源】伞形科植物白芷 *Angelica dahurica*（Fisch. ex Hoffm.）Benth.et Hook f. 等的干燥根。

【药性】辛，温。芳香。归胃、大肠、肺经。

【性能特点】辛散温燥，芳香开窍，主入阳明（胃、大肠）经，兼入少阴（肺）经。既善散风寒、除湿邪、通鼻与关节之窍；又善止痛、发表、止带，还能消散肿块、促进脓汁的排出。药力较强，风寒、风寒夹湿、寒湿所致病证皆宜，尤善治眉棱骨痛、阳明头痛、鼻渊头痛。治疮肿，初期兼表，既活血消散疮肿，又解表；中期脓未成可消，脓成未溃可溃，已溃脓多促

180

排；后期脓尽生肌，宜渐减去。

【功效应用】散风祛寒发表，通窍止痛，燥湿止带，消肿排脓。治风寒感冒之头痛鼻塞、流清涕，常配紫苏、辛夷等。治表证夹湿，常配羌活、防风、川芎等，如《此事难知》九味羌活汤。治眉棱骨痛，古方单用为丸，如《串雅内编》都梁丸；今常配荆芥穗、川芎、菊花等，如《中国药典》芎菊上清片。治头风头痛，属风寒者，常配防风、荆芥穗等；属风热者，常配蔓荆子、薄荷等。治牙痛，属风冷者，常配细辛；属风火者，常配生石膏等；属寒热交错者，常配细辛、生石膏等。治鼻渊鼻塞，属风寒者，常配辛夷、炒苍耳子等，如《济生方》苍耳子散；属风热者，常配辛夷、炒苍耳子、黄芩等。治风寒湿痹，常配防风、羌活、独活、威灵仙等。治风湿瘙痒，常配炒苍耳子、防风、蛇床子等。治寒湿带下清稀，常配苍术、白术、茯苓、薏苡仁等。治乳痈，常配蒲公英、瓜蒌、金银花、赤芍等。治痈脓疮毒，初起未脓者，常配金银花、连翘、金银花等，如《校注妇人良方》仙方活命饮；脓成未溃者，常配天花粉、蒲公英、黄芩等；脓多不畅者，常配皂刺、黄芪、当归等，如《外科正宗》托里消毒散。治寒湿腹痛，常配高良姜、木香、砂仁等。治经寒痛经，常配川芎、当归、小茴香等。

此外，用于美容，常配辛夷、玫瑰花、甘松等制成香囊佩戴；或研细末，再配珍珠粉、白及粉等，油脂调敷，亦可制成面膜。

【用法用量】内服3～10g，煎汤，或入丸散。外用适量，研末敷。

【使用注意】因其辛香温燥，故阴虚火旺、疮疡脓净者慎服。

中医白话解读本丛书

红 花

【赋文】若乃红蓝花通经，治产后恶血之余。

【注释】红蓝花：红花，又名草红花。通经：通经血。产后恶血：产后恶露。余：剩余、不尽。

赋文的原意是：再说，红花能通经血，治产后恶露不尽。赋文虽指出了红花善通经血，治产后恶露不尽，但未言其性能特点等。

【来源】菊科植物红花 *Carthamus tinctorius* L. 的干燥花。

【药性】辛，温。归心、肝经。

【药性】辛散温通，入心肝经。善活血行瘀而通经消肿、止痛，药力较强，血瘀有寒者宜用。与桃仁相比，辛温行散力强，除活血化瘀外，又通经、消肿、止痛，治疮肿及痘疹夹斑色不红火。疮肿各期均可酌用，但热毒炽盛者需配清热凉血、消肿解毒之品。

【功效应用】活血化瘀，通经止痛。治痛经、经闭，常配桃仁、当归、赤芍等，如《医宗金鉴》桃红四物汤。治癥瘕积聚，常配桃仁、丹参、莪术、土鳖虫等。治包衣不下，常配当归、川芎、牛膝等，如《景岳全书》脱花煎。治产后瘀阻腹痛，常配桃仁、川芎、当归、益母草等。治胸痹绞痛，常配川芎、赤芍、丹参等，如经验方冠心二号。治痘疹夹斑色不红火，常配当归、紫草、大青叶等，如《麻科活人全书》当归红花饮。治痈肿疮毒，常配蒲公英、连翘、野菊花等。治跌打瘀肿，常配苏木、血竭、麝香、乳香等。

此外，治血栓闭塞性脉管炎，常配玄参、金银花、当归、乳香、没药、赤芍等。治静脉炎，常配金银花或忍冬藤、丹参、鸡血藤、红藤等。

【用法用量】内服 3 ~ 10g，入汤剂或丸散。小剂量活血通经，大剂量破血催产。

【使用注意】因其辛温行散，活血力强，故孕妇及月经过多者忌服。

刘寄奴

【赋文】刘寄奴散血，疗烫火金疮之苦。

【注释】散血：活血散瘀也。烫火金疮：水火烫伤、刀枪等金属器械给机体的创伤。之苦：……的疾苦。

赋文的原意是：刘寄奴能活血散瘀，治疗水火烫伤、金疮所致的疾苦。赋文虽揭示了刘寄奴活血散瘀之主效，但未言其消食积之兼能，对有"化食丹"之美名者，岂不冤哉？其次，又有玄参科之北刘寄奴（*Siphonostegia chinensis* Benth.），性效与之不尽相同，当别。

【来源】菊科植物奇蒿 *Artemisia anomala* S Moore 的干燥全草。

【药性】辛、苦，温。芳香。归心、肝、脾经。

【性能特点】辛散苦泄，芳化温通。入心肝经，破血散瘀而止痛；入脾经，芳香醒脾开胃而消食。与北刘寄奴相比，虽均能破血散瘀止痛，但药用历史长而性温，又醒脾开胃消食，药力较强，血瘀有寒或兼食积者宜用。而北者则性凉，又清热利湿退黄，药用历史较短，血瘀有热夹湿或湿热黄疸者宜用。

【功效应用】破血通经，散瘀止痛，开胃消食。治月经不调，常配当归、川芎、赤芍等。治经闭，常配当归、川芎、桃仁等。治产后瘀阻，可配莪术、当归、鸡血藤等。治阴中痛，发于产后者，常配川芎、当归、桃仁等；受风寒者，常配川芎、白蔹、独活、当归等。治癥瘕、肝脾肿大，常配丹参、土鳖虫、莪术等。治跌打伤肿，常配延胡索、骨碎补等。治外伤出血，单用或配乳香、没药、血竭等研末外敷。治食积不消，单用或配焦神曲、炒枳壳、鸡内金等。治积滞泻痢，单用或配木香、黄连、马齿苋等。

【用法用量】内服 3 ～ 10g，煎汤或入丸散。外用适量，研末调敷。

【使用注意】因其辛散苦泄而破血，故孕妇及经多者不宜服，气血亏虚无滞者慎服。

茵芋叶

【赋文】减风湿之痛则茵芋叶。

【注释】减：减轻或制止。

赋文的原意是：减轻风湿引起的疼痛，就选用茵芋叶。茵芋叶今之临床很少应用，赋文指出了茵芋叶的主要功效，时至今日仍如此，故特细析其性能特点及效用等。

【来源】芸香科植物茵芋 *Skmmia reevesiana* Fort. 或乔木茵芋 *Skmmia arborescens* T. Anders 的干燥茎叶。

【药性】辛、苦，温。有毒。归肝、肾经。

【性能特点】辛散苦燥温通，有毒药力颇强。入肝肾经，善祛风胜湿而止痛，治风湿腰膝痹痛可选，兼寒痛重者尤宜。唯有毒内服宜慎，不宜过量服。

【功效应用】祛风胜湿。治风湿腰膝痹痛，可配独活、桑寄生、牛膝等。治四肢挛急、两足软弱，可配威灵仙、木瓜、天麻、当归、杜仲、狗骨等。治脚气肿痛，可配薏苡仁、郁李仁等，如《本事方》茵芋丸。

【用法用量】内服 0.9 ～ 1.8g，浸酒或入丸剂。

【使用注意】因其辛苦温燥有毒，故阴虚而无风湿实邪者忌

珍珠囊补遗药性赋 | 白话解读本

中医白话解读本丛书

服。内服宜慎，用量不宜过大。否则会引起中毒，轻者可见轻度痉挛，重者可引起血压下降，心肌麻痹而死亡。

骨碎补

【赋文】疗折伤之症则骨碎补。

【注释】折伤：跌打折伤。

赋文的原意是：治跌打折伤之证就用骨碎补。赋文点出了骨碎补的主要应用，时至今日仍然如此。然而，除善治疗跌打折伤外，还有新用。其次，其之所以有治折伤及新用，是因其别具一格的性能特点与功效。

【来源】水龙骨科植物槲蕨 Drynaria fortunei（Kunze）J. Sm 的干燥根茎。

【药性】甘、苦，温。归肝、肾经。

【性能特点】甘补苦泄温通，温补行散，入肝肾经。既补肾强骨，又活血、止痛、续伤（续筋接骨）、止血。为治肾虚腰痛与筋伤骨折之要药。此外，既活血化瘀又续筋接骨的药还有自然铜、土鳖虫、川续断，要注意与本药鉴别。

【功效应用】补肾强骨止痛，活血止血续伤。治肾虚腰痛，常配杜仲、牛膝、桑寄生等。治肾虚耳鸣耳聋，以其煎汤送服六味地黄丸。治肾虚牙痛，单用水煎服，或配他药。治肾虚泄泻，可配补骨脂、沙苑子、炒白术等。治跌打损伤、筋伤骨折，常配黄芪、续断、自然铜、丹参等。

此外，治链霉素所致耳聋耳鸣，可单用，或分别配生葛根或配黄精等。治斑秃，可配闹羊花或配斑蝥、辣椒、松针等浸酒外涂。

【用法用量】内服 9～20g，水煎或入丸散。外用适量，鲜品捣敷或干品研末调敷，也可浸酒外涂。

珍珠囊补遗药性赋 | 白话解读本

【使用注意】因其苦温燥散，易伤阴助火，故阴虚内热及无瘀血者不宜服。

藿香叶

【赋文】藿香叶辟恶气而定霍乱。

【注释】藿香叶，今多用广藿香的地上部分，叶之性效更佳。辟恶气：辟秽恶之气。定霍乱：定，即安定、定止；霍乱，泛指突然吐泻、心腹绞痛的疾患。

赋文的原意是：藿香叶善辟秽恶之气，又治霍乱吐泻。赋文虽昭示了藿香叶的突出效用，但未言其性能特点与化湿开胃、理气止呕、发表解暑之功效。其次，赋文将其列入温性类药，而实则微温。

【来源】唇形科植物广藿香 *Pogostemon cablin*（Blanco）Benth. 的干燥地上部分。

【药性】辛，微温。芳香。归肺、脾、胃经。

【性能特点】辛散芳化，微温除寒。入脾胃经，芳化湿浊、理气而开胃、止呕、解暑；入肺经，宣化湿浊而发表。芳香辛散而不峻烈，微温化湿而不燥热，善化湿理气解暑发表。凡湿浊内停，不论有无表证或兼否虚、实、寒、热，皆可酌投。最宜内伤于湿或暑湿，并外感于风寒者。

【功效应用】化湿开胃，理气止呕，发表解暑。治湿阻中焦，常配佩兰，属寒湿者，再配苍术、厚朴等，如《和剂局方》不换金正气散；属湿热者，再配黄芩、滑石、黄连等，如《温热经纬》甘露消毒丹。治寒湿中阻之呕吐，轻者单用，重者常配半夏、生姜、陈皮等。治胃热呕吐，常配黄芩、竹茹、芦根等。治胃虚呕吐，常配党参、茯苓、白术等。治气滞之呕吐，常配紫苏梗、陈皮等。治妊娠之呕吐，常配砂仁、紫苏梗、竹

中医白话解读本丛书

186

茹等。治湿温暑湿，常配佩兰、滑石、黄芩等。治寒性表证，属风寒者，常配紫苏、荆芥等；属风寒夹湿者，常配防风、羌活等；属阴寒闭暑者，常配白芷、紫苏等，如《和剂局方》藿香正气散。治气滞兼表，常配紫苏梗、陈皮等。治热性表证，属风热夹湿者，常配连翘、金银花等；属暑热兼表者，常配滑石、金银花等。治似寒似热之表证，常配金银花、防风等。

【用法用量】内服 5～10g；鲜品加倍，煎汤、入丸散或泡茶饮，入汤剂当后下。其叶偏于发表，梗偏于和中，鲜品化湿解暑力强。

【使用注意】因其芳香辛散，故阴虚火旺者慎服。

草 果

【赋文】草果仁温脾胃而止呕吐。

【注释】草果仁：草果。

赋文的原意是：草果仁温脾胃，又止呕吐。赋文虽昭示了草果的主要效用，但表述不够精准与全面，故特予广而细释之。

【来源】姜科植物草果 *Amomum tsao-ko* Crevost et Lemaire 的成熟果实。

【药性】辛，温。臭香。归脾、胃经。

【性能特点】辛香温燥行散，入脾胃经。善燥湿、散寒而除痰截疟。功似草豆蔻，但有特殊臭气与辣味，燥烈之性较强。又能截疟，治寒湿偏盛或山岚瘴气、秽浊湿邪之疟疾；除瘟疫，治外感疫疠、寒湿内壅之瘟疫。

【功效应用】燥湿散寒，除痰截疟。治寒湿中阻，常配厚朴、苍术、陈皮、半夏等。治寒湿疟疾，常配常山、柴胡、知母等，如《慈幼新书》草果饮。治外感疫疠、寒湿内壅之瘟疫，常配槟榔、知母等，如《瘟疫论》达原饮。

珍珠囊补遗药性赋 白话解读本

【用法用量】内服 3 ～ 6g，煎汤，或入丸散。

【使用注意】因其温燥伤津，故阴虚血少者忌服。

巴戟天

【赋文】巴戟天治阴疝白浊，补肾尤滋。

【注释】阴：或作外生殖器官。疝：疑为"痿"字之讹，据考，金元之前的主要本草，除《名医别录》云巴戟天"主小腹及阴中相引痛"外，均未言及主治疝气，而《神农本草经》则云其"主阴痿不起"，《名医别录》云其"益精利男子"，《药性论》云其"强阴"，故而疑之。白浊：指溺孔常自流白色浊物而小便自清之疾，或指小便混浊色白之疾，均与肾虚有寒有关。尤滋：尤能增添，可引申为尤强。

赋文的原意是：巴戟天善治阴痿（原作疝）、白浊，补肾力尤强。赋文虽概括了巴戟天的效用，但过于笼统，所云补肾，是补肾阳还是补肾精？值得深研。其次，赋文将其列入温性类药，而实则微温。

【来源】茜草科植物巴戟天 *Morinda officinalis* How 的干燥根。

【药性】辛、甘，微温。归肾、肝经。

【性能特点】辛散甘补，微温不烈，入肾肝经。既补肾阳，兼益精血而强筋骨，又祛风湿。燥热性较小，药力平和，且兼益精血。治肝肾亏虚、阳气衰微诸证及风寒湿痹兼肝肾虚常用，治宫冷不孕、月经不调及经寒痛经可投。

【功效应用】补肾阳，益精血，强筋骨，祛风湿。治肾阳虚衰、精亏血虚有寒，症见阳痿精冷、遗精滑精者，常配鹿茸、枸杞子、沙苑子等；症见宫冷不孕者，常配仙茅、肉桂、当归、艾叶等；症见遗尿尿频者，常配覆盆子、桑螵蛸、益智仁、乌药等；症见月经不调者，常配当归、川芎、炒白芍、柴胡、香附等；症见经寒痛经者，常配当归、炮姜、川芎等。治肝肾亏虚腰膝酸软，常配炒杜仲、桑寄生、续断、刺五加等。治风寒湿痹兼肝肾虚，常配独活、桑寄生、淫羊藿、熟地黄等。

此外，治月经不调、围绝经期高血压或综合征，证属阴阳两虚，常配仙茅、淫羊藿、知母、黄柏、当归，如上海《中医方剂临床手册》二仙汤。

【用法用量】内服 10～15g，煎汤或入丸散。

【使用注意】因其辛燥温热，有伤阴助火之弊，故阴虚火旺与湿热火毒者忌服。

延胡索

【赋文】玄胡索理气痛血凝，调经有助。

【注释】玄胡索：今名延胡索。理：调理。气痛：气滞痛。血凝：血瘀。

赋文的原意是：延胡索能调理气滞痛血瘀，对调经有帮助。也就是说延胡索能理气活血止痛，有助于调理月经。赋文昭示了延胡索的功效及调经之用，若再结合其性能特点，更会使人明白其应用范围与治疗最宜。

【来源】罂粟科植物延胡索 *Corydalis yanhusuo* W.T.Wang 的干燥块茎。

【药性】辛、苦，温。归心包、肝、脾、肺经。

【性能特点】辛散苦泄温通，既入心包肝经，善活血止痛；又入脾肺经，善行气而促进血行。走血走气，醋制后止痛力大增，凡血瘀气滞有寒者用之为宜。

【功效应用】活血行气止痛。血瘀气滞诸痛皆宜。治胸胁痛，兼寒者，常配香附、柴胡、炒枳壳等；兼热者，常配川楝子，如《素问病机气宜保命集》金铃子散。治脘腹痛，兼寒者，常配木香，如《青囊秘传》胃灵丹；兼热者，常配川楝子、丹参、郁金等。治四肢痛，属跌打损伤者，常配川芎、红花、丹参等；属风湿痹阻者，常配羌活、独活、桑枝等。治头风头痛，风寒夹瘀者，常配白芷、羌活、细辛等；风热夹瘀者，常配蔓荆子、菊花、川芎等。治疝气痛，常配青皮、乌药、小茴香、荔枝核等。治睾丸偏坠痛，常配川楝子、夏枯草、山楂核等。

【用法用量】煎汤 5 ~ 10g，研末 1 ~ 3g，温开水送下。醋制增强止痛作用。

【使用注意】因其活血行气，故孕妇慎服。

款冬花

【赋文】尝闻款冬花润肺，去痰嗽以定喘。

【注释】尝：通"常"。尝闻：常听说也。去：通"祛"。

赋文的原意是：常听说，款冬花能润肺祛痰而定喘。赋文虽昭示了款冬花的润肺祛痰之效用特点，但未结合药性而使人难以准确理解，故特予细释之。

【来源】菊科植物款冬 *Tussilago farfara* L. 的干燥花蕾。

【药性】辛，温。归肺经。

【性能特点】辛散温润不燥，专入肺经。善润肺下气、化痰而止咳，治咳喘痰多无论新久寒热虚实皆宜，尤以肺寒咳喘痰多者最佳，肺虚劳嗽咯血亦常用。与紫菀相比，长于止咳，常相须为用。

【功效应用】润肺下气，化痰止咳。治风寒咳嗽，常配荆芥、桔梗、百部、白前等。治痰热咳喘，常配黄芩、浙贝母、瓜蒌、竹沥等。治寒饮咳喘兼表，常配麻黄、射干、细辛等。治肺痈吐脓样痰，常配桔梗、鱼腥草、生薏苡仁、冬瓜仁等。

治久嗽不瘥，常配紫菀、百部等。治劳嗽咳血，常蜜炙并配川贝母、百部、阿胶等。

【用法用量】内服 5～10g，煎汤或入丸散。外感咳嗽痰多宜生用，内伤咳嗽痰少无痰及燥咳宜蜜炙。

【使用注意】因其性温，有耗气助热之虞，故劳嗽、温燥咳血及实热咳嗽不宜单用。

肉豆蔻

【赋文】肉豆蔻温中，止霍乱而助脾。

【注释】温中：温中焦（脾胃）。霍乱：泛指突然吐泻、心腹绞痛的疾患。助脾：健脾。

赋文的原意是：肉豆蔻能温中焦、止霍乱，又健脾。纵观古今本草文献，肉豆蔻集收涩、芳化、温散于一体，赋文虽昭示其主温散兼健脾之功能，但却未言其芳化与收涩之效用，实属缺憾，故特予广而细释之。

【来源】肉豆蔻科植物肉豆蔻 *Myristica fragrans* Houtt. 的干燥成熟种仁。

【药性】辛，温。芳香。归脾、胃、大肠经。

【性能特点】温而涩敛，辛香燥散，入脾胃入肠经。既善涩肠止泻，又能温脾开胃、行气宽中。虚寒久泻兼寒湿气滞者宜用，并治中焦寒湿气滞之证。

【功效应用】涩肠止泻，温脾开胃，行气宽中。治虚寒久泻，常配补骨脂、五味子、吴茱萸等，如《校注妇人良方》四神丸。治久痢脱肛，单用或配煨诃子、罂粟壳、人参等。治中焦寒湿气滞之脘腹胀痛、食少呕吐，常配木香、陈皮、半夏等。

【用法用量】内服，煎汤 3～10g，入丸散 1～3g。生用能滑泄，故温中止泻宜煨用。

中医白话解读本丛书

【使用注意】因其温中固涩，过量服用可致中毒，产生昏睡、谵妄，乃至死亡，故湿热泻痢者忌服，不宜超大量服。

抚 芎

【赋文】抚芎定经络之痛。

【注释】抚芎：性效似川芎，可替代。定：定止、镇定，可引申为止、镇也。

赋文的原意是：抚芎止经络之疼痛。赋文简要指出了抚芎的核心效用。今据《中华本草》川芎条正文及附注所述，抚芎始见于《丹溪心法》，可作川芎入药，主产于江西省武宁、瑞昌等地，湖北阳新等县也有少量栽培，销当地及福建、广东、湖南、安徽、河北、河南、湖北、北京等地。

【来源】伞形科植物抚芎 *Ligusticum chuanxiong* Hort.cv. Fuxiong 的干燥根茎。

【药性】辛，温。芳香。归肝、胆、心包经。

【性能特点】辛香行散温通，入肝胆心包经。上行头颠，下走血海，内行血气，外散风寒。活血力强，并善行气，血瘀气滞兼寒或风寒者宜用。

【功效应用】活血祛瘀，行气开郁，散风止痛。治月经不调、痛经经闭、产后瘀阻，常配当归、地黄、芍药等。治癥瘕积聚，常配丹参、三棱、鳖甲等。治肝郁气滞之胸胁刺痛，常配柴胡、香附、白芍等。治胸痹绞痛，常配红花、丹参、赤芍、降香等。治跌打损伤，常配当归、红花、血竭等。治痈肿疮毒，属热毒者，常配蒲公英、赤芍、银花等；属气血亏兼瘀者，可配当归、黄芪、甘草等。治头痛，属头风日久不愈者，常配细辛、白芷、独活等；属风寒者，常配羌活、白芷、荆芥穗等；属血瘀者，常配红花、苏木、赤芍等；属风热者，常配菊花、蔓荆子、白芷、生石膏等；属气虚兼瘀者，常配黄芪、党参、红花等；属血虚兼瘀者，常配当归、熟地黄、鸡血藤、苏木等。治风寒湿痹日久不愈，常配威灵仙、川乌、蕲蛇等。

此外，通过扩张周围血管还有助于降血压，常配菊花、牛膝各 10g，车前子 12g（包），夏枯草、泽泻各 15g，薄荷 6g（后下）。每日 1 剂水煎服。

【用法用量】内服，煎汤 3 ～ 10g，研末 1 ～ 1.5g。外用适量，研末敷或煎汤洗。

【使用注意】因其辛温升散，故阴虚火旺、气虚多汗、气逆呕吐、月经过多及出血性疾病不宜用。

何首乌

【赋文】何首乌治疮疥之资。

【注释】疮疥：疮肿、疥疮。

赋文的原意是：何首乌是治疮、疥的好帮助。据考，赋文乃参照《开宝本草》何首乌"主瘰疬，消痈肿，疗头面风疮"而撰。其次，何首乌生用、制用性效相异，赋文只概括了生首乌的某些应用而制首乌却未言及。其三，赋文将其列入温性类药，而实则生用平偏凉，制后则微温。

【来源】蓼科植物何首乌 *Polygonum multiforum* Thunb. 的干燥块根。

【药性】苦、甘、涩，微温。归肝、肾经。

【性能特点】生、制用性效有别，入肝肾经。制用微温甘补兼涩，不燥热不滋腻，补虚兼涩敛，善补肝肾、益精血而乌须发、强筋骨，为滋补良药。生用平偏凉，多苦泄，少甘补，略补润，清解行散兼补润，既解毒、截疟，又润肠而缓通便。

【功效应用】制用补肝肾，益精血，乌须发，强筋骨，敛精气；生用解毒，截疟，润肠通便。治精血亏虚诸证，症见萎黄苍白者，常配熟地黄、当归、党参等；症见腰膝酸软、头晕眼花、须发早白、遗精不育者，常配枸杞子、菟丝子、当归、牛膝等，如《积善堂经验方》七宝美髯丹。治崩漏带下，常配当归、茯苓、白术、乌贼骨等。治月经不调，常配当归、川芎、芍药等。治疮肿日久兼正虚，以生品配蒲公英、金银花、黄芪等。治瘰疬日久兼正虚，以生品配夏枯草、浙贝母、猫爪草等。治体虚久疟，以生品配人参、当归等，如《景岳全书》何人饮。治血燥生风皮肤瘙痒，常配荆芥穗、防风、地肤子等。治遍身疮肿痒痛，以生品配苦参、防风、薄荷等，如《外科精义》何首乌散。治疥癣瘙痒，《博济方》以生品配生艾叶等。治血虚肠燥便秘，以生品配炒枳壳、当归、决明子等。

此外，尚可降血脂，治高血脂、脂肪肝，用量多在15g以上。

【用法用量】内服 10 ～ 30g，煎汤，熬膏，浸酒，入丸散。外用适量，煎汤洗，研末撒或调敷。补益精血当用制首乌，截疟、解毒、润肠通便宜用生首乌，鲜首乌的解毒润肠作用较干生首乌更佳。

【使用注意】因其制用微温甘补兼涩，故湿滞痰壅者不宜服。生用缓通大便，故脾虚便溏者慎服。

姜 黄

【赋文】姜黄能下气，破恶血之积。

【注释】下气：今作行气。破：对活血而力强的表述。恶血：指溢于脉外的血液，又称败血。积：积聚。

赋文的原意是：姜黄能行气，破恶血引发的积聚。赋文虽形象地表述了姜黄的效用，但未言其药性特点与其他主治病证。

中医白话解读本丛书

其次，赋文云其"下气"，而实则行气。

【来源】姜科植物姜黄 *Curcuma longa* L. 的干燥根茎。

【药性】辛、苦，温。归肝、脾经。

【性能特点】辛散苦泄温通，入肝脾经。内行血气而通经止痛，外散风寒而疗痹止痛，善横走肢臂。功似川芎而散寒力强，血瘀气滞有寒兼风者宜用，肩痹痛麻尤佳。

【功效应用】破血行气，通经止痛，散风疗痹。治痛经、经闭，常配当归、红花、川芎等。治产后瘀阳寒盛，常配当归、川芎、炮姜等。治癥瘕积聚，常配丹参、土鳖虫、莪术等。治心腹冷痛，常配高良姜、干姜、乌药等。治肝郁两胁痛，常配柴胡、枳壳、赤芍、苏木等。治跌打损伤，常配川芎、红花、乳香等。治风寒湿肩臂痛，常配羌活、桂枝、黄芪等。

此外，治风冷牙痛，可配细辛、白芷各等份研末外擦患处；治疮肿初起，常配大黄、白芷、天南星、大花粉等，如如意金黄散；治肝胆结石属寒湿郁结，常配茵陈、茯苓、猪苓、金钱草等。

【用法用量】内服 3 ～ 10g，煎汤或入丸散。外用适量，研末敷。

【使用注意】因其辛散温通苦泄，故孕妇、经多及血虚无气滞血瘀者慎服。

防　己

【赋文】防己宜消肿，去风湿之施。

【注释】肿：指水湿肿（包括湿疮脚气肿）。去：通"祛"。

赋文的原意是：防己适宜消水湿肿，祛风湿也常投用。赋文虽昭示了防己的主要效用，但却有点简略，尚有不足之处。其次，赋文将其列入温性类药，此虽与明代《本草品汇精要》

相同，而实则性寒。

【来源】防己科植物粉防己 *Stephania tetrandra* S.Moore 的干燥根。

【药性】苦、辛，寒。归膀胱、肾、脾经。

【性能特点】苦泄降，辛行散，寒能清，入膀胱肾脾经。祛风湿止痛力强，并能清热，治湿热痹痛尤佳。又清热利水，除下焦湿热，治湿热疮疹、水肿兼热可投。防己有汉、木之分，性效略有差别。另有广防己则源于马兜铃科植物（*Aristolochia fangchi*），虽止痛力强，但因含马兜铃酸而有较强的肾毒性，今已不提倡使用，用当审慎。

【功效应用】祛风湿，止痛，清热利水。治痹痛，属湿热者，常配秦艽、豨莶草、桑枝、忍冬藤等；属寒湿者，常配羌活、独活、威灵仙、海风藤等。治瘫痪麻木，可配天麻、防风、乌梢蛇、全蝎等。治水肿兼热，常配车前子、泽泻、冬瓜皮、桑白皮等。治水肿兼气虚，常配黄芪、白术、茯苓等，如《金匮要略》防己黄芪汤、防己茯苓汤。治痰饮，常配椒目、葶苈子、大黄等，如《金匮要略》己椒苈黄丸。治脚气浮肿，常配木瓜、土茯苓、川牛膝、生薏苡仁等。治小便不利，常配茯苓、猪苓、泽泻等。治湿热疮疹，常配黄柏、苍术、土茯苓等。

【用法用量】内服 5～10g，煎汤，或入丸散、片剂。汉防己长于利水湿，木防己长于祛风止痛。

【使用注意】因其苦寒伤胃，故不宜大量内服，脾胃虚寒、食欲不振、阴虚及无湿热者忌服。

藁 本

【赋文】藁本除风，主妇人阴痛之用。

【注释】除风：祛风。主：主治，治。阴痛：又名阴中痛、阴户痛，包括小户嫁痛（女子阴户小性交则痛）、嫁痛（女子新婚初次性交导致）。多因风邪客于下焦，与气血相搏，导致肝肾经络为之壅闭；或因郁热损伤肝脾，脾虚聚湿，湿热下注，或中气下陷等所致。

赋文的原意是：藁本祛风，治妇人阴中痛可用。赋文虽既揭示了藁本善祛风之功，又指出了其主治妇人阴中痛之用，但未言其胜湿、解表之能。其次，其主治病证只言"妇人阴痛"，而未言其他主治病证与性能特点等。

【来源】伞形科植物藁本 *Ligusticum sinense* Oliv. 等的干燥根茎及根。

【药性】辛，温。归膀胱经。

【性能特点】辛温发散，气雄而烈，直上颠顶，入膀胱经，温散风寒湿、通利关节而止痛。功似羌活，主入膀胱经，升散发表（或曰散风寒湿），善治颠顶头痛，兼治寒湿腹痛、腹泻。外用尚能祛风湿止痒。

【功效应用】祛风胜湿，发表止痛。治风寒感冒，常配荆芥、紫苏叶等。治表证夹湿，属风寒夹湿者，常配羌活、防风、独活等，如《内外伤辨惑论》羌活胜湿汤；属风热夹湿者，常配防风、金银花、连翘等。治风寒湿痹，常配羌活、威灵仙、徐长卿等。治头风头痛，兼寒者，常配川芎、羌活、苍术等，如《和剂局方》神术散；兼热者，常配川芎、菊花、蔓荆子等。治寒湿腹痛、腹泻，常配苍术、木香、乌药等；治寒疝疼痛，常配小茴香、乌药、延胡索等。治疥癣及风湿疹痒，单用或配地肤子、蛇床子等。

【用法用量】内服 3 ～ 10g，入汤剂或入丸散；外用适量，煎汤外洗或研末调涂。

【使用注意】因其辛温燥烈，故血虚、阴虚及气虚多汗者均应慎服。

仙 茅

【赋文】仙茅益肾，扶元气虚弱之衰。

【注释】扶元气：补益元气。衰：衰退。

赋文的原意是：仙茅益肾，扶元气虚弱之衰退。仙茅主扶正、兼祛邪，赋文强调了仙茅扶正的一面，而祛邪的一面却未述及。其次，只云其益肾、扶元气，而未言是助肾阳还是益肾阴。其三，赋文将其列入温性类药，而实则性热有毒。

【来源】石蒜科植物仙茅 *Curculigo orchioides* Gaertn. 的干燥根茎。

【药性】辛，热。有毒。归肾、肝、脾经。

【性能特点】辛热燥散，温补有毒，药力较强。主入肝肾经，既补肾壮阳、强筋健骨，又祛风除湿；兼入脾经，散寒温脾而止泻。治肝肾亏虚、阳气衰微，或风寒湿痹兼肝肾虚或肾阳虚者皆可选，治脾虚有寒者亦可用。

【功效应用】补肾壮阳，强筋健骨，祛风寒湿，温脾止泻。治肾虚阳衰诸证，症见阳痿精冷者，常配枸杞子、沙苑子、鹿茸等；症见宫冷不孕者，常配淫羊藿、巴戟天、当归、小茴香等；症见遗尿尿频者，单用泡酒或配覆盆子、桑螵蛸、益智仁等煎服；症见筋骨无力者，常配巴戟天、桑寄生、炒杜仲、刺五加等。治风寒湿痹兼阳虚，常配桂枝、独活、羌活等。治脾肾阳虚之腹痛泄泻，常配干姜、炒白术、茯苓、党参等。

此外，治月经不调、围绝经期高血压或综合征，证属阴阳两虚，常配淫羊藿、当归、巴戟天、知母、黄柏，如上海《中医方剂临床手册》二仙汤。

【用法用量】内服 3～9g。水煎或泡酒，也可入丸散。

【使用注意】因其辛热有毒，有伤阴助火之弊，久服极易令人口舌焦燥，故用量不宜过大，不能长期服用，阴虚火旺与湿热火毒者忌服。

补骨脂

【赋文】乃曰破故纸温肾，补精髓与劳伤。

【注释】破故纸：补骨脂之谐音。

赋文的原意是：然后说，破故纸温肾，补精髓与劳伤。补骨脂温补又固涩，效用较广泛，赋文只强调了温补，而固涩却只字未提，故特予广而细释之。

【来源】豆科植物补骨脂 *Psoralea corylifolia* L. 的干燥成熟果实。

【药性】苦、辛，温。归肾、脾经。

【性能特点】苦辛温燥，补涩相兼，温补涩纳，入肾脾经。既补火壮阳、固精缩尿、温肾纳气，又温脾阳而止泻。作用偏于肾，善补肾阳，多用于肾阳虚衰、下元不固诸证；又兼纳气平喘，治肾阳不足喘息。

【功效应用】补火壮阳，固精缩尿，温肾纳气，温阳止泻。治阳虚火衰、下元不固诸证，症见遗精阳痿者，常配鹿茸、人参等；症见宫冷不孕者，常配淫羊藿、紫河车等；症见带下清稀者，常配白术、苍术、山药等；症见遗尿尿频者，常配山药、乌药、龙骨。治肾虚风冷外袭之腰重坠、冷痛似折，常配杜仲、核桃仁等，如《和剂局方》青娥丸。治阳虚喘息，常配五味子、核桃仁、蛤蚧等。治阳虚泄泻，常配肉豆蔻、吴茱萸、五味子等，如《普济本事方》二神丸、《校注妇人良方》四神丸。

此外，治白癜风，取本品 30g 入 95% 乙醇 100mL 中，浸 7

日过滤，以棉球蘸擦，每日 3 次，并配合紫外线照射或晒太阳。

【用法用量】内服均用 5 ～ 10g，煎汤或入丸散。

【使用注意】因其温燥助阳而易伤阴，故阴虚火旺、大便燥结及性欲亢进者忌服。

木 瓜

【赋文】宣木瓜入肝，疗脚气并水肿。

【注释】宣木瓜：宣城所产木瓜，品质上乘，属木瓜的道地品。入肝：入肝经。脚气并水肿：脚气水肿，也称脚气浮肿。

赋文的原意是：木瓜入肝经，治疗脚气浮肿。此文指出木瓜入肝经，这在赋文中是极少见的。木瓜主祛邪兼扶正，而赋文除指出其归经外，仅云其疗脚气水肿，虽凸显了木瓜的主治最宜，但却使人难窥其性能特点与功效之全貌。

【来源】蔷薇科植物贴梗海棠 *Chaenomeles speciosa*（Sweet）Nakai 等的干燥近成熟果实。

【药性】酸，温。归肝、脾经。

【性能特点】酸温祛邪扶正两相兼，舒筋祛湿生津而不燥不敛，酸生津而不敛湿邪，温化湿而不燥烈伤阴。入肝经，益筋血而平肝舒筋；入脾经，生津开胃、祛湿和中。治湿痹与脚气浮肿尤宜，治吐泻转筋、血痹肢麻与津亏食少可投。

【功效应用】平肝舒筋，祛湿和中，生津开胃。治湿痹酸重痛麻，常配晚蚕沙、萆薢、土茯苓等。治血痹肢麻拘挛，常配当归、鸡血藤、夜交藤等。治脚气肿痛，属湿脚气者，常配槟榔、紫苏、吴茱萸等，如《朱氏集验方》鸡鸣散；属干脚气者，可配当归、地黄、牛膝等；属脚气攻心、腹胀闷者，可配吴茱萸、紫苏叶等。治吐泻转筋，症轻者，常配陈仓米等；症重偏寒者，常配吴茱萸、小茴香等，如《仁斋直指方》木瓜汤；

症重偏热者，常配蚕沙、栀子、黄连等，如《霍乱论》蚕矢汤。治胃津不足食欲不振，常配乌梅、山楂、稻芽等。

【用法用量】内服 6 ～ 12g，煎汤，入丸散或浸酒。外用适量，煎汤熏洗。

【使用注意】因其酸温，故阴虚腰膝酸痛及胃酸过多者忌服。

苦杏仁

【赋文】杏仁润肺燥，止嗽之剂。

【注释】杏仁：有苦、甜之分。润肺燥：有版本作"调便秘"，义亦可。

赋文的原意是：杏仁为润肺燥、止嗽之药。据考，杏仁始载于汉代《神农本草经》，原名杏核仁。到了金元两代，忽思慧《饮膳正要》又将味不苦的巴旦杏单列，即今之甜杏仁。由清至民国，苦、甜杏仁逐步分用，至当代已分列。赋文撰成的时间，最早似可上溯至金元，最迟不晚于明代早期。由此可见，文中所云的杏仁当包括苦、甜两种，二者均能润肺燥而止咳嗽，此条单释苦者。苦杏仁苦温润降兼解肌，赋文只言润肺燥而止嗽，而未言其降气解肌、平喘、润肠等效用。其次，其有小毒，当知。

【来源】蔷薇科植物山杏 *Prunus armeniaca* L. var. *ansu* Maxim. 等的干燥成熟种子。

【药性】苦，温。有小毒。归肺、大肠经。

【性能特点】苦泄降，富含脂，温有小毒，药力较强。入肺经，降气兼解肌而止咳平喘；入大肠经，降气润肠而通大便，并利于止咳喘。凡咳喘痰多无论寒热或兼否表证均宜，寒痰者尤佳。肠燥便秘可用，气秘者最宜。止咳平喘、润肠之功虽似桃仁，但却力强并兼解肌。配麻黄宣降并用，止咳平喘之力倍增，故有"杏仁为麻黄平喘的臂助"之说。

【功效应用】止咳平喘，润肠通便，兼降气解肌。治咳嗽气喘，属风寒咳嗽，常配紫苏、半夏、桔梗等，如《温病条辨》杏苏散；属风热咳嗽，常配桑叶、菊花、桔梗等，如《温病条辨》桑菊饮；属温燥咳嗽，常配桑叶、川贝母、南沙参等，如《温病条辨》桑杏汤；属寒痰喘咳，常配麻黄、甘草等，如《伤寒论》三拗汤；属肺热喘咳，常配麻黄、生石膏、甘草等，如《伤寒论》麻黄杏仁甘草石膏汤；属肺虚热咳有痰，可配马兜铃、阿胶、牛蒡子等。治肠燥便秘，常配火麻仁、柏子仁、郁李仁、桃仁等，如《世医得效方》五仁丸。

此外，取其能宣化肺经湿浊，治湿温病初期，常配生薏苡仁、白蔻仁、黄芩、滑石等，如《温病条辨》三仁汤。治外阴、阴道瘙痒，将杏仁炒枯研粉麻油调涂，涂前先用桑叶水洗净。

【用法用量】内服 3～10g，煎汤宜打碎后下，或入丸散。外用适量，研末调涂。咳喘兼体虚脾弱者宜用炒苦杏仁，咳喘兼大便溏泻者宜用苦杏仁霜。

【使用注意】因其苦温润降有小毒，故用量不宜过大（最大不超过 20g），阴虚久咳、大便稀溏者不宜服，婴儿慎服。

苦杏仁中毒症状为眩晕、恶心、呕吐、头疼、心悸、惊厥、昏迷、发绀、瞳孔散大、脉搏慢弱、对光反射消失、呼吸急促或缓慢不规则。轻者可用杏树皮 60g，去内外皮，水煎服。重者可对症治疗。配糖服可降低毒性，预防中毒。

甜杏仁

【赋文】杏仁润肺燥，止嗽之剂。

【注释】杏仁：有苦、甜之分。润肺燥：有版本作"调便秘",义亦可。

赋文的原意是:杏仁为润肺燥、止嗽之药。据考,杏仁始载于汉代《本经》,原名杏核仁。到了金元两代,忽思慧《饮膳正要》又将味不苦的巴担杏单列,即今之甜杏仁。由清至近代,苦、甜杏仁逐步分用,至当代已分列。赋文撰成的时间,最早可上朔至金元,最迟不晚于明代早期。由此可见,文中所云的杏仁当包括苦、甜两种,二者均能润肺燥而止咳嗽,此条单释甜者。甜杏仁甘平滑润兼补虚,赋文只言润肺燥而止嗽,未言其润肠兼补虚等效用。其次,赋文将其与苦杏仁一并作杏仁列入温性类药,而实则性平,当知。

【来源】蔷薇科植物甜巴达杏 *Prunus armeniaca* L. var. *dulcis* Borkh. 的干燥成熟种子。

【药性】甘,平。无毒。归肺、大肠经。

【性能特点】甘润多脂,平而无毒,药力较缓。入肺经,润肺燥而止咳喘;入大肠经,润肠燥而通大便。凡咳嗽、虚喘、肠燥,无论兼寒兼热均宜,久咳虚喘兼肠燥者尤佳。

【功效应用】润肺止咳,润肠通便。治肺虚久咳,轻者单用,重者常配百部、蛤蚧、核桃仁等。治燥咳痰黏或无痰,燥热者帛配桑叶、南沙参、川贝母等;凉燥者,常配款冬花、百部、紫菀等。治津伤肠燥便秘,常配麦冬、天冬、决明子、炒枳壳等。用量内服 3 ～ 10g,煎汤或入丸散。

【用法用量】内服 3 ～ 10g,煎汤宜打碎后下,或入丸散。

【使用注意】因甘润多脂,故脾胃湿滞者忌服,便稀溏者慎服。

茴 香

【赋文】茴香治疝气,肾疼之用。

【注释】茴香：指小茴香。疝气：指寒疝，包括内脏虚寒之肠疝作痛，或阴囊肿大冰冷、抽紧作痛，或结硬作痛。肾痛：指睾丸、附睾及阴囊疼痛。

赋文的原意是：茴香治疝气，（以及）睾丸、附睾及阴囊疼痛用之为宜。据考。今之茴香有小、大茴香两种，前者始于甄权《药性论》，原名蘹香子；后者始于明初刘文泰《本草品汇精要》，原名八角茴香。按赋文的撰成年代，当指前者而非后者。赋文虽指出了茴香的主治最宜，但未言其性能特点。其次，其药食兼用，当知。

【来源】伞形科植物茴香 *Foeniculum vulgare* Mill. 的干燥成熟果实。

【药性】辛，温。芳香。归肝、肾、脾、胃经。

【性能特点】辛香温散。既入肝肾经，散肝肾经寒邪而暖肝、温肾、止痛；又入脾胃经，理气散寒和中而开胃止呕。药食兼用，善散中、下焦寒邪与滞气，凡中、下焦之寒凝气滞均宜。功似八角茴香而力较弱。

【功效应用】散寒止痛，暖肝温肾，理气和中。治寒疝腹痛，常配荔枝核、山楂核、乌药等。治睾丸偏坠，常配荔枝核、橘核、炒川楝子等。治经寒痛经，常配当归、川芎、桂枝等。治宫冷不孕，常配艾叶、香附、当归等。治阳虚尿频，常配菟丝子、桑螵蛸、覆盆子等。治脾胃虚寒，轻者单用，重者配木香、砂仁、党参等。

【用法用量】内服 3 ～ 10g，煎汤或入丸散。外用适量，研末敷，或炒热熨。

【使用注意】因其辛香温燥，能伤阴助火，故阴虚火旺者慎用。

诃 子

【赋文】诃子生津止渴，兼疗滑泄之痾。

【注释】止嗽：止咳嗽。滑泄：肠滑泻痢。痾（kē，科）：疾或病。

赋文的原意是：诃子生津止渴，兼疗肠滑泻痢之疾。赋文突出诃子生津止渴之功，兼及疗肠滑泻痢，均因其味酸涩之故也。然诃子之功效应用远非如此，除生津与疗滑泄外，尚能敛肺下气降火，而赋文却未言及。其次，赋文将其列入温性类药，而实则性平。其三，其生用与煨用的性效与应用有别。

【来源】使君子科植物诃子 *Terminalia chebula* Retz. 等的干燥成熟果实。

【药性】苦、酸、涩，平。归肺、大肠经。

【性能特点】苦能泄降，酸涩收敛，苦多于酸，生、煨用性能有别。生用平偏凉，入肺经，善敛肺下气降火而止咳逆、利咽、开音，咳逆兼咽痛喑哑者宜用。煨用平偏温，入大肠经，善涩肠下气而消胀止泻，久泻久痢有寒兼腹胀者宜用。与乌梅相比，虽均敛肺涩肠，但生用平偏凉，善苦降而降火下气、利咽开音。

【功效应用】生用敛肺降火，下气利咽；煨用涩肠止泻。治肺虚咳喘，常配人参、五味子、蛤蚧等。治久咳失音，单用生品含之咽汁，或配桔梗、生甘草等。治久泻久痢，单用或配罂粟壳、炮姜等；若湿热未尽者，常配黄连、木香、马齿苋、生甘草等。

此外，煨用还可用于崩漏、带下、遗精、尿频等，可随方选用。

【用法用量】内服 3～10g，煎汤或入丸散。用时去核取肉，

中医白话解读本丛书

涩肠止泻宜煨用，清肺开音宜生用。

【使用注意】因其收涩，故外有表邪、内有湿热积滞者忌服。

秦　艽

【赋文】秦艽攻风逐水，又除肢节之痛。

【注释】攻风逐水：祛风除水湿。秦艽既祛风除湿，又兼利二便而导湿热外出，药力较强，故赋文作者使用"攻""逐"之辞，以极而言之而已。肢节：肢体关节。

赋文的原意是：秦艽既善祛风除水湿，又除肢节之疼痛。秦艽行散与沉降双向调节，为治风湿痹痛通用药。赋文虽昭示了秦艽祛风湿、除肢节痛之效用，但未从整体言其性能特点与效用。其次，赋文虽言其"攻风逐水"，有显示其药力较强之意，而实则药力较平缓。其三，赋文将其列入温性类药，而实则微寒。

【来源】龙胆科植物秦艽 *Gentiana macrophylla* Pall. 等的干燥根。

【药性】辛、苦，微寒。归胃、大肠、肝、胆经。

【性能特点】辛散苦泄，微寒能清，既入胃大肠经，又入肝胆经。既散风除湿、兼透表邪而疏通经络，又兼利二便，导湿热外出而利胆、退黄，还退虚热。治痹证通用，无论寒热新久虚实兼表与否皆可；治湿热黄疸兼风湿、虚热兼风或湿者均可酌情投用。药力平和，无燥烈伤阴耗气之弊。

【功效应用】散风除湿，通络舒筋，祛湿热，退虚热。治痹证肢节痛，属风湿热痹者，常配忍冬藤、络石藤、防己等；属风寒湿痹者，常配防风、羌活、独活等。治表证夹湿，属风热夹湿者，常配金银花、连翘等；属风寒夹湿者，常配荆芥、防风等；属风寒湿痹痛兼肾虚者，常配桑寄生、独活等，如《备急千金要方》独活寄生汤。治湿热黄疸，常配白鲜皮、青蒿、栀子等。治骨蒸劳热夹湿，常配黄柏、胡黄连等。治小儿疳热，常配胡黄连、黄柏、鸡内金等。

【用法用量】内服 5～10g，煎汤，或入丸散。外用适量，研末敷。

【使用注意】因其微寒而无补虚之功，故久病虚羸、溲多、便溏者慎服。

槟 榔

【赋文】槟榔豁痰而逐水，杀寸白虫。

【注释】寸白虫：绦虫之古称。

赋文的原意是：槟榔豁痰又逐水，善杀寸白虫。据考，此文据《名医别录》槟榔"主消谷逐水，除痰癖……疗寸白"而撰。由于槟榔药力较强，故赋文遂使用"豁""逐""杀"等字眼，以显示其药力较强。尽管如此，赋文只揭示了槟榔的部分效用而未言下气、消积、利水、除湿、截疟等。其次，尚有一定毒性，抢救中毒的方法应知。

【来源】棕榈科植物槟榔 *Areca catechu* L. 的干燥成熟种子。

【药性】苦、辛，温。归胃、大肠经。

【性能特点】苦降质重，辛散温通，入胃大肠经。既驱杀肠道寄生虫，又行气、缓通便而消积，还利水除湿、杀疟原虫而截疟。主杀绦虫，兼杀蛔虫、蛲虫、钩虫（古称伏虫）、姜片虫（古称赤虫）等肠寄生虫；兼通大便，力较强，能促使虫体尽快随大便排出体外。又下气消积，治食积兼气滞胀痛或便秘者尤宜。还利水除湿，使水湿从二便出。凡苔腻水湿内停可投，兼寒者径用，兼热者当配苦寒清热燥湿之品。炒焦后消积力强而

中医白话解读本丛书

行气利水作用却减弱，治湿阻中焦兼食积者宜投。

【功效应用】杀虫，下气消积，利水除湿，截疟。治绦虫病，单用生品120g水煎空腹服即可，或配生南瓜子120g，晨起先嚼食吃南瓜子，待槟榔液煎好后，倒出待温服下；若虫体大部排出而头部仍在体内，可改用雷丸或鹤草芽研末服。治蛔虫病，常配使君子、苦楝皮、鹤虱等。治钩虫病，常配苦楝皮、雷丸、鹤虱等。治蛲虫病，常配苦楝皮、鹤虱、贯众、芦荟等。治姜片虫病，单用生饮片120g，水煎服，或配牵牛子等。治鞭毛虫病，单用生饮片50g，水煎取液，和蔗糖温服。治食积气滞胀痛便秘，常配木香、青皮、大黄等，如《儒门事亲》木香槟榔丸。治湿热泻痢里急后重，可配木香、黄连、芍药等，如《素问病机气宜保命集》芍药汤。治水肿，常配商陆、茯苓、泽泻等，如《严氏济生方》疏凿饮子。治寒湿脚气浮肿，常配木瓜、吴茱萸、陈皮等，如《朱氏集验方》鸡鸣散。治疟疾寒热，常配常山，或加草果、柴胡、知母等，如《伤寒保命集》截疟七宝饮。

此外，治急腹症，常配木香、柴胡等。治肝胆结石，常配大黄、金钱草、郁金、海金沙、鸡内金等。

【用法用量】内服6～15g，煎汤或入丸散。驱绦虫宜生用。若单用杀绦虫、姜片虫时，可用60～120g。外用适量，煎水洗或研末调。焦槟榔长于消积，为焦四仙之一。

另据临床观察，驱绦虫用鲜品为佳，煮前用水泡好，直接注入十二指肠比口服好，加泻药效果更好。

【使用注意】因其行气、缓通便，故脾虚便溏及气虚下陷者不宜服。有一定毒性，中毒后常见恶心、呕吐、腹痛、心慌等，可用洗胃、肌内注射阿托品等法救治。

杜 仲

【赋文】杜仲益肾而添精，去腰膝重。

【注释】添精：填精，或作益精、补精。去：通"祛"，即祛除。腰膝重：自我感觉腰膝沉重，肾虚者常见。

赋文的原意是：杜仲益肾又填精，祛腰膝重。赋文虽揭示了杜仲的核心效用，但不精准。其次，其尚能补肝、安胎、降血压等，当知。

【来源】杜仲科植物杜仲 *Eucommia ulmoides* Oliv. 的干燥树皮。

【药性】甘，温。归肝、肾经。

【性能特点】甘温补虚，入肝肾经。善补肝肾、强筋骨、降血压、安胎元。补力较强，并能安胎。既为治肝肾亏虚之腰痛、筋骨无力之佳品，又为治肝肾亏虚胎动不安或频惯堕胎之良药，还为治高血压属肝肾亏虚或肝阳上亢者所常用。炒用比生用好，煎剂比酊剂好。

【功效应用】补肝肾，强腰膝，安胎，降血压。治肝肾亏虚诸证，症见肾虚腰痛者，常配补骨脂、核桃仁、续断等；症见筋骨无力者，可配鹿胎、肉从蓉、草薢等；症见麻痹后遗者，可配鹿胎、草薢、马钱子等；症见胎动不安者，常配菟丝子、桑寄生、续断等；症见频惯堕胎者，常配桑寄生、菟丝子、续断、艾叶等。治高血压，属肝肾亏虚者，常配熟地黄、当归、磁石、牛膝、钩藤等；属肝阳上亢者，常配夏枯草、钩藤、天麻、白芍、牡蛎等。

【用法用量】内服 10 ～ 15g，煎汤或入丸散。炒用疗效较佳。

【使用注意】因其甘温补虚，易伤阴助火，故阴虚火旺者慎

中医白话解读本丛书

服，不宜单用。

紫石英

【赋文】当知紫石英疗惊悸崩中之疾。

【注释】崩中：指阴道突发大出血，也称妇科大出血，抑或指崩漏。

赋文的原意是：应当知道，紫石英治疗惊悸、崩中之疾。紫石英为温性重镇安神药，善镇心定惊，赋文云其疗惊悸当是，从南北朝《名医别录》至今依然如此。然而，疗"崩中"之说古本草却找不到半点依据，显系赋文作者自补。细析崩中必致血虚心肝失养而伴见惊悸，并加重血不归经等，其性温能益心肝血，而心肝之血得以温养，则血不妄行、神得以安养，崩漏及并发诸症遂可向愈，如此赋文之说亦无不当，证属血虚有寒者尤佳，余则续后详释之。

【来源】卤素化合物氟化物类萤石族矿物萤石，主含氟化钙（CaF_2）。

【药性】甘，温。归心、肝、肺、肾经。

【性能特点】质重镇降，甘温暖脏。既入心肝经，善镇心定惊；又入肺肾经，能温肺肾而平咳喘、暖宫。为温性安神药，虚烦失眠兼肺肾虚或宫寒者宜用。

【功效应用】镇心定惊，温肺平喘，温肾暖宫。治虚烦失眠、心悸怔忡，常配酸枣仁、当归、茯神等，如《证治准绳》紫石英散。治惊痫癫狂，常配龙骨、牡蛎、大黄等，如《金匮要略》风引汤。治肺虚寒咳，常配紫菀、款冬花、苦杏仁等。治肺肾两虚咳喘，常配五味子、核桃仁、蛤蚧等。治宫寒不孕，常配熟地黄、当归、枸杞子、淫羊藿等。治血虚有寒之崩漏、心悸，可配阿胶、龙眼肉、艾叶炭、藕节炭、鹿角霜等。

【用法用量】内服 10 ～ 15g，打碎先煎；或入丸散。外用适量，醋煎敷。宜火煅醋淬，研末水飞晒干用。

【使用注意】因其性温而伤阴助火，故阴虚火旺及血分有热者忌服，只可暂用不可久服。

橘核仁

【赋文】橘核仁治腰痛疝气之瘨。

【注释】橘核仁：今称橘核。瘨（diān，颠）：灾害、灾难，可引申为疾病。

赋文的原意是：橘核仁治腰痛、疝气之疾。此乃据《日华子本草》橘核"治腰痛、膀胱气、肾疼（即疝气疼）"而撰，今之临床治腰痛则少用。其次，赋文虽同时指出橘核治疝气最宜，但却未言为何善治疝气，以及临证如何配伍应用。其三，赋文将其列入温性类药，而实则性平。

【来源】芸香科植物橘 *Citrus reticulata* Blanco 及其栽培变种的成熟种子。

【药性】苦，平。归肝、肾经。

【性能特点】苦泄散，平不偏，入肝肾经。善行气散结而止痛，药力平和，治肝气郁滞所致肿痛结块，无论兼寒兼热皆宜。

【功效应用】行气，散结，止痛。治疝气痛，属寒者，常配木香、延胡索、乌药等；属热者，常配川楝子、延胡索、香附等。治睾丸肿痛，常配桃仁、延胡索、海藻等，如《济生方》橘核丸。治腹部癥瘕痞块，常配三棱、莪术、土鳖虫、厚朴等。治乳痈肿痛，常配蒲公英、青皮、瓜蒌等。治乳癖，常配天冬、漏芦、橘叶、青皮等。治寒湿下注之肾冷腰痛，可配胡芦巴、补骨脂、附子等，如《国药诠证》橘香丸。

【用法用量】内服 3 ～ 10g，煎汤，或入丸散。

【使用注意】因其苦泄，体虚者慎用。

金樱子

【赋文】金樱子兮涩遗精。

【注释】涩：固涩。

赋文的原意是：金樱子啊，能固遗涩精，治肾虚遗精滑精。赋文虽揭示了金樱子的效用，但未言其善固涩下焦之特点。其次，赋文将其列入温性类药，而实则性平。

【来源】蔷薇科植物金樱子 *Rosa laevigata* Michx. 的干燥成熟果实。

【药性】酸、涩，平。归肾、膀胱、大肠经。

【性能特点】酸涩固敛，性平不偏。既入肾膀胱经，善固精缩尿；又入大肠经，能涩肠止泻。专固涩而无补虚之功，善固涩下焦滑脱，无论偏寒偏热咸宜。

【功效应用】固精缩尿，涩肠止泻。治遗精滑精，单用熬膏或配补骨脂、菟丝子、沙苑子等。治遗尿尿频，单用或配芡实、益智仁、山药等。治崩漏下血，常配乌贼骨、山萸肉、仙鹤草等。治带下清稀，常配芡实、乌贼骨等，如《洪氏集验方》水陆二仙丹。治久泻久痢，常配乌梅炭、煨肉豆蔻、莲子肉等。

此外，治子宫脱垂，单用制成 100% 水煎液，每服 40mL，日 3 次。

【用法用量】内服 6 ～ 18g，煎汤，熬膏，或制成丸剂。

【使用注意】因其酸涩收敛，故内有实火、湿邪者忌服。

紫苏子

【赋文】紫苏子兮下气涎。

【注释】紫苏子，又称苏子。涎：口水、唾液，可引申为痰涎。

赋文的原意是：紫苏子啊，能下气，消痰涎。据考，赋文据《名医别录》紫苏子"主下气"与《日华子本草》紫苏子"消痰气"而撰，虽昭示了其"下气涎"之主功，但未言其止咳平喘与润肠之主能。

【来源】唇形科植物紫苏 *Perilla frutescens*（L.）Britt. 的干燥成熟果实。

【药性】辛，温。归肺、大肠经。

【性能特点】辛温润降。入肺经，善降气消痰而止咳喘；入大肠经，能降气润肠而通大便。为治咳喘气逆痰多之要药，寒痰湿痰所致者皆宜，兼便秘者尤佳。

【功效应用】降气消痰，止咳平喘，润肠通便。治气逆咳喘痰多，常配芥子、莱菔子，如《韩氏医通》三子养亲汤。治上盛下虚之咳喘痰多，常配陈皮、半夏、当归等，如《和剂局方》苏子降气汤。治肠燥便秘，常配火麻仁、郁李仁、苦杏仁、冬瓜仁等。

【用法用量】内服 5～10g，打碎入煎，或入丸散。炒紫苏子药性较和缓。

【使用注意】因其耗气滑肠，故气虚久咳、阴虚喘逆及脾虚便溏者慎服。

淡豆豉

【赋文】淡豆豉发伤寒之表。

【注释】淡豆豉：豆豉。表：表证。

赋文的原意是：淡豆豉能发伤寒所致的表证。据考，赋文据《名医别录》淡豆豉"主伤寒疼痛寒热"而撰，虽强调其发表之功，但未言其除烦之效。其次，淡豆豉因制法不同而性效有别，赋文将其一律列为温性类药，则实属不当。

【来源】豆科植物大豆 *Glycine max*（L.）Merr. 成熟种子的
发酵加工品。

【药性】青蒿桑叶水制者：辛，凉；归肺、胃经。麻黄紫苏
水制者：辛，微温；归肺、胃经。

【性能特点】青蒿桑叶水制者，辛凉宣散，入肺胃经。透散
表邪而解表，宣散郁热而除烦，力平稳而不伤阴。麻黄紫苏水
制者，辛温发散，入肺胃经。发汗解表，力平稳而不伤阴。

【功效应用】疏散表邪，宣散郁热除烦。治风寒感冒轻证，
常选麻黄紫苏水制者，并配葱白，如《肘后方》葱豉汤。治风
热感冒，常配金银花、连翘等，如《温病条辨》银翘散。治热
病初起或后期胸中烦闷，常选青蒿桑叶水制者，并配栀子等，
如《伤寒论》栀子豉汤。

【用法用量】内服 10～15g，煎汤或入丸散。

大　蓟

【赋文】大小蓟除诸血之鲜。

【注释】大小蓟：大蓟与小蓟之合称。诸血：可理解为诸血
证，包括出血与血瘀。鲜：《方言》卷十云"鲜，好也"，可引申
为善、妙。

赋文的原意是：大蓟与小蓟善除出血与瘀血诸证。据考，
从南北朝《名医别录》至唐，各本草著作的载述均将大、小蓟
合条而用根。从唐末至明，逐渐分条载述而用地上部分。从明
代至今，各中药专著均将大、小蓟分为两条论述，故解读亦从
之，此条专释大蓟。大蓟清解凉散而止血，赋文虽言其"除诸
血"，但却因论述过简而无法精准选用。其次，大蓟生用、炒炭
用的性效应用有别。其三，赋文据《名医别录》"大小蓟根，甘

温"之说，遂将其列入温性类药，而实则性凉。其四，赋文只云大蓟与小蓟共有的效用，未言二者的不同效用。

【来源】菊科植物蓟 *Cirsium japonicum* Fisch. ex DC. 的新鲜或干燥地上部分或根。

【药性】甘、苦，凉。归心、肝经。

【性能特点】苦凉清泄，甘能解毒，入心肝经。既凉血、解热毒而止血，又散瘀流畅血脉而消肿，善治血热有瘀诸出血证，炒炭可增强止血作用。虽与小蓟功效相似，但药力较强，常相须为用，以增药效。

【功效应用】凉血止血，化瘀消肿，兼解毒。治血热出血诸证，属咳血衄血者，常配小蓟、栀子、白及、桑白皮等；属咯血吐血者，常配小蓟、黄芩、槐花、藕节炭等；属便血尿血者，常配槐花、地榆、小蓟、白茅根等；属崩漏者，常配小蓟、苎麻根、贯众炭等。治痈肿疮毒，常配小蓟、金银花、连翘、蒲公英等。

此外，兼降压，治高血压属肝热阳亢者，常配夏枯草、钩藤、天麻等。

【用法用量】内服 10～15g，大剂量可至 30g；鲜品 30～60g。煎汤或入丸散，或捣汁服。外用适量，研末调敷；或鲜品捣敷，或取汁涂擦。鲜品长于凉血止血、化瘀消痈。炒炭长于止血。

【使用注意】因其凉清散瘀，故孕妇慎服，脾胃虚寒者忌服。

小 蓟

【赋文】大小蓟除诸血之鲜。

【注释】大小蓟：大蓟与小蓟之合称。诸血：可理解为诸血证，包括出血与血瘀。鲜：《方言》卷十云"鲜，好也"，可引中为善、妙。

赋文的原意是：大蓟与小蓟善除出血与瘀血诸证。据考，从南北朝《名医别录》至唐，各本草著作的载述均将大、小蓟合条而用根。从唐末至明，逐渐分条载述而用地上部分。从明代至今，各中药专著均将大、小蓟分为两条论述，故解读亦从之，此条专释小蓟。小蓟清解凉散止血兼利尿，赋文虽言其"除诸血"，但却因论述过简而无法精准选用。其次，小蓟生用、炒炭用的性效应用有别。其三，赋文据《名医别录》"大小蓟根，甘温"之说，遂将其列入温性类药，而实则性凉。其四，赋文只云大蓟与小蓟共有的效用，未言二者的不同效用。

【来源】菊科植物刺儿菜 *Cirsium setosum*（Willd.）MB. 的新鲜或干燥地上部分。

【药性】甘，凉。归心、肝经。

【性能特点】甘凉清解渗利，入心肝经。既凉血、解热毒、兼散瘀流畅血脉而止血，又利尿而导热邪从小便出。善治血热有瘀诸出血证，炒炭可增强止血作用。虽与大蓟功效相似，但药力较弱，并兼利尿，最善治尿血。常相须为用，以增药力。

【功效应用】凉血止血，清热消肿，利尿。治血热出血诸证，属咳血衄血者，常配大蓟、栀子、白及、桑白皮等；属咯血吐血者，常配大蓟、黄芩、槐花、藕节炭等；属便血者，常配槐花、地榆、当归、黄芩、虎杖等；属尿血者，常配藕节、栀子、蒲黄等，如《严氏济生方》小蓟饮子；属崩漏者，常配苎麻根、大蓟、仙鹤草等。治痈肿疮毒，常配大蓟、金银花、连翘、蒲公英等。治血淋，常配栀子、白茅根、海金沙等。治湿热黄疸，常配茵陈、栀子、虎杖、垂盆草等。

此外，近年用治肝炎、肾炎等。

【用法用量】内服 10 ～ 30g，鲜品 30 ～ 60g，煎汤或入丸散，或捣汁服。外用适量，研末撒或鲜品调敷，或煎汤外洗。止血宜炒炭。

【使用注意】因其性凉，故脾虚便溏或泄泻者慎服，重症肝炎不宜服。

益智仁

【赋文】益智安神，治小便之频数。

【注释】益智：古称益智子，核小者名益智，今名益智仁。

赋文的原意是：益智仁安神，治小便频数。今考，赋文据宋《开宝本草》益智子"治遗精虚漏，小便余沥，益气安神"而撰。益智仁温补固涩，作用于脾肾二经。赋文首言其安神，古之临床有用其治"梦泄"，内含温补、固涩、安神之意，今之临床却专于温补固涩而极少提及其安神者。其次，赋文又云其"治小便之频数"，此乃肾阳虚衰、膀胱不固所致，与古今认识及临床应用相吻合。其三，益智仁尚能温脾开胃摄唾、固精，当知。

【来源】姜科植物益智 *Alpinia oxyphylla* Miq. 的干燥成熟果实。

【药性】辛，温。归脾、肾经。

【性能特点】辛温香燥，补涩相兼，温补固摄，入脾肾经。既温补脾肾之阳、固精缩尿，又温脾散寒开胃而止泻、摄唾。药力较强，作用偏于脾，善温脾散寒，多用于中焦虚寒之腹痛吐泻；又开胃摄唾，治食少多唾宜用。

【功效应用】温脾开胃摄唾，温肾固精缩尿。治脾胃受寒，症见脘腹冷痛者，常配高良姜、香附、干姜等；症见呃逆呕吐者，常配生姜、姜半夏、陈皮等。治中寒泄泻，属初期者，常

珍珠囊补遗药性赋 ｜ 白话解读本

配茯苓、炒泽泻等；属中期者，常配干姜、炒白术、五味子等；属久不愈者，常配肉豆蔻、五味子、莲子肉等。治脾胃虚寒食少多唾，常配砂仁、党参、陈皮等。治阳衰遗滑，症见遗尿尿频者，常配山药、乌药等，如《校注妇人良方》缩泉丸；症见阳痿遗精者，常配鹿茸、金樱子、沙苑子等；症见梦泄（睡梦中遗滑精液）者，常配乌药，山药糊为丸，朱砂为衣，米饮送服，如《世医得效方》三仙丸；症见宫冷不孕者，常配淫羊藿、紫河车等；症见带下清稀者，常配白术、苍术、山药、鹿角霜等。

【用法用量】内服均用 5 ～ 10g，煎汤或入丸散。

【使用注意】因其温燥，易助火伤阴，故热结便秘、阴虚火旺，以及因热所致的遗精、尿频者忌服。

麻 仁

【赋文】麻仁润肺，利六腑之燥坚。

【注释】麻仁：火麻仁。利：通利。六腑：指大肠、膀胱、小肠、胃、胆等。燥坚：指大便之燥结。

赋文的原意是麻仁润肺，通利六腑之燥坚。据考，赋文据《药性论》麻仁"治大肠风热涩结及热淋"，《食疗本草》麻仁"润肺"而撰，虽揭示了麻仁的主要效用，但今之临床润肺之效少用，而通利大便燥结则多用。其次，麻仁兼补虚，而赋文未言及。其三，赋文将其列入温性类药，而实则性平。

【来源】桑科植物大麻 Cannabis sativa L. 的干燥成熟果实。

【药性】甘，平。归脾、大肠经。

【性能特点】甘平油润，香美可口，入脾大肠经。润燥滑肠兼补虚，体虚肠燥者最宜。

【功效主治】润肠通便。治体虚、年老、久病之津枯肠燥便

中医白话解读本丛书

秘，常据不同的虚证配伍补气的生白术、补血的当归、补精血的肉苁蓉、补阴的麦冬等。治妇女产后或月经期之津枯肠燥便秘，常配当归、熟地黄、川芎、白芍等。

此外，以其油炸铅丹即为黑膏药（油酸铅）的基质原料。

【用法用量】内服 10～15g，生用打碎入煎，或捣取汁煮粥，或入丸散。

【使用注意】因其虽无毒，但过大量食入，也能引起中毒，引发恶心、呕吐、腹泻、四肢麻木、失去定向力、抽搐、精神错乱、昏迷及瞳孔散大等，故不宜过大量服用。

黄 芪

【赋文】抑又闻补虚弱，排疮脓，莫若黄芪。

【注释】莫若：不如、比不上。

赋文的原意是：又听说，补虚弱、排脓疮，均比不上黄芪。黄芪补升与渗利两相兼，赋文虽揭示黄芪擅长补虚弱与托毒排脓，但未言明补何种虚、祛何种邪。其次，其生用与炙用的性效与应用有别。其三，赋文将其列入温性类药，而实则微温。

【来源】豆科植物蒙古黄芪 *Astragalus membranaceus*（Fisch.）Bge. var. *mongholicus*（Bge.）Hsiao 等的干燥根。

【药性】甘，微温。归脾、肺经。

【性能特点】甘温补升，甘淡渗利；生用微温，蜜炙性温，入脾肺经。既补气升举清阳而摄血、益卫气、固肌表、托疮毒外出、促肌肉生长、生津、行滞，又利水而祛邪。集补、升、固、托、利于一体，主补升而固托，兼利水湿而祛邪。补气升阳利水之要药，凡气虚、气陷、气虚水肿、气血亏虚均宜。补气生津与人参相似，但力缓，长于升阳、固表、托毒、利水。

【功效应用】补气升阳，益卫固表，托毒生肌，利水退肿，行滞生津。治脾气虚弱，单用或配人参，如《全国中成药处方集》黄芪膏、参芪膏。治中气下陷，常配人参、升麻、柴胡等，如《脾胃论》补中益气汤。治脏器脱垂，常配人参、白术、升麻、柴胡，并加大量枳实或枳壳等。治气不摄血，常配人参、当归、陈皮等，如《校注妇人良方》归脾汤。治肺气虚咳嗽，可配党参、茯苓、紫菀、陈皮等，如《千家妙方》肺脾益气汤。治气血双亏，常配当归等，如《兰室秘藏》当归补血汤。治气虚发热，常配人参、当归、白术等。治体虚多汗，属气虚自汗者，常配浮小麦、麻黄根、煅龙骨等，如《和剂局方》牡蛎散；属阳虚自汗者，常配附子等，如《续济生方》芪附汤；属气虚夹风者，常配防风、白术，如《丹溪心法》玉屏风散；治阴虚盗汗者，常配黄柏、知母、熟地黄等。治气血亏虚之疮痈，属脓成日久不溃者，常配人参、当归、皂刺等，如《外科正宗》透脓散；属溃后久不收口者，常配桂枝、人参、当归等，如《和剂局方》十全大补汤。治气虚水肿，属脾气虚者，常配白术、茯苓、猪苓等；属阳气虚者，常配附子、桂枝、茯苓等。治血痹肢麻，常配当归、鸡血藤、木瓜、夜交藤等。治久痹兼气血亏虚，常配川芎、当归、威灵仙等。治半身不遂属气虚血瘀，常配当归、川芎、地龙等，如《医林改错》补阳还五汤。治消渴属气津两伤，常配生山药、天花粉、生葛根等，如《医学衷中参西录》玉液汤。

此外，扶正御邪预防感冒，生黄芪煎汤滴鼻。又含大量多糖与硒，能增强免疫力，抑制癌细胞生长，治癌症特别是癌症经放、化疗后体虚气弱者，常单用或入复方。

【用法用量】内服 10 ～ 15g，大剂量可用至 30 ～ 120g，水煎或入丸散。补气升阳宜炙用，其他宜生用。

【使用注意】因其甘温补升止汗，易于助火敛邪，故表实邪盛、气滞湿阻、食积内停、阴虚阳亢、疮痈毒盛者，均不宜服。

狗 脊

【赋文】强腰脚，壮筋骨，无如狗脊。

【注释】无如：都不如，都比不上也。

赋文的原意是：强腰脚、壮筋骨，都不如狗脊。狗脊为扶正祛邪之品，据考，赋文据《神农本草经》狗脊"主腰背强，关机缓急，周痹"与《名医别录》狗脊"疗男子脚弱腰痛……坚脊，利俯仰"而撰，虽表述了其补虚效用，但却未言其祛邪的效用。其次，狗脊还兼固涩之能，赋文亦未言及。

【药性】蚌壳蕨科植物金毛狗脊 *Cibotium barometz*(L.)J.Sm. 的干燥根茎。

【药性】苦、甘，温。归肝、肾经。

【性能特点】甘温而补，苦能燥泄，入肝肾经。既补肝肾而强筋骨，又祛风寒湿邪，并兼固涩。既治肝肾虚兼风寒湿痹，尤宜腰背强痛俯仰不利（退行性脊椎炎）者，又治肾虚不固小便不禁与冲任虚寒白带过多。

【功效应用】补肝肾，强腰膝，祛风湿。治肝肾亏虚兼有风湿之腰背强痛、俯仰不利，常配杜仲、续断、熟地黄、海风藤等，如经验方狗脊饮。治腰痛脚弱，常配熟地黄、牛膝、刺五加、木瓜等。治筋骨无力，常配桑寄生、杜仲、当归、黄芪等。

此外，兼固涩，治肾气不固诸证，症见小便不禁，常配桑螵蛸、覆盆子、益智仁、山药等；症见白带过多者，常配乌贼骨、艾叶、白蔹、鹿茸，如《重订严氏济生方》白蔹丸。

【用法用量】内服 10 ～ 15g，煎汤，或入丸散，或浸酒。

【使用注意】因其温补固涩，故肾虚有热、小便不利或短赤、口苦口干者忌服。

菟丝子

【赋文】菟丝子补肾以明目。

【注释】赋文的原意是：菟丝子能补肾以明目。菟丝子补虚兼收涩，赋文虽抓住了其补肾、明目之主效，但却有以偏概全之嫌。其次，赋文将其列入温性类药，而实则性平。其三，因其源于寄生植物而性效又受寄主植物的影响，有的甚至有毒，当谨慎审别。

【来源】旋花科植物菟丝子 *Cuscuta chinensis* Lam. 的干燥成熟种子。

【药性】辛、甘，平。归肝、肾、脾经。

【性能特点】甘补辛润，平而偏温，并兼收涩，不燥不腻，平补固涩。入肾肝脾经，既补肾助阳、固精缩尿，又养肝明目，还补脾止泻、安胎。既补阳又补阴，为平补阴阳兼收涩之品，并兼明目、安胎与健脾止泻。治肾虚滑脱、目暗不明、脾虚虚泻、胎动宜用。源于有毒植物马桑等上者有毒而不能入药。

【功效应用】补肾助阳，固精缩尿，养肝明目，补脾止泻，安胎。治阳虚下元不固，症见腰膝酸痛者，常配炒杜仲、枸杞子、女贞子等；症见阳痿遗精者，常配五味子、金樱子、沙苑子等；症见遗尿尿频者，常配覆盆子、益智仁、乌药等。治肾虚精少之婚后久不生育，常配枸杞子、覆盆子、五味子等，如《摄生众妙方》五子衍宗丸。治肝肾亏虚目暗不明，常配枸杞子、楮实子、熟地黄等，如《银海精微》驻景丸。治脾虚便溏或泄泻，常配炒山药、炒白术、炒薏苡仁等。治肝肾亏虚胎动不安，常配阿胶、续断、桑寄生等，如《医学衷中参西录》寿胎饮。

此外，能平补阴阳而生津止渴，治阴阳两虚之消渴，可配枸杞子、覆盆子、女贞子等。

【用法用量】内服 9 ～ 15g，包煎，或入丸散、泡酒。外用适量，泡酒外涂。

【使用注意】因其虽曰平补阴阳，但仍偏补阳，且带涩性，故阴虚火旺而见大便燥结、小便短赤者不宜服用。

马蔺花

【赋文】马蔺花治疝而有益。

【注释】有益：可引申为有效。

赋文的原意是：马蔺花治疝气有效。赋文只指出了马蔺花的主治病证之一，而未言其性能特点、功效及其他主治病证，当补之。其次，赋文将其列入温性类药，而实则性寒，又当正之。

今考，马蔺花始载于汉代《神农本草经》，原附于蠡实条下，名蠡花，云能"去白虫"。南北朝《名医别录》续之，云"主喉痹"。至明中期《本草药性大全》始云"主皮肤寒热，胃中热气，治偏坠疝气，杀虫"。据此，可认为马蔺花治疝气之说始于明中期。然而，成书于金元时期的《药性赋》却强调云"治疝气有益"，那就有两种可能。一种是首云马蔺花"治疝气"的是《药性赋》，《本草药性大全》是据此补入的；另一种是首云马蔺花"治疝气"的是《本草药性大全》，后世在补订《药性赋》时随手加入的。究为何？待考。

【来源】鸢尾科植物马蔺 *Iris lactea* Pall. var. *chinesis*（Fisch.）Koidz. 的新鲜或干燥花。

【药性】微苦、辛、微甘，寒。归脾、胃、肺、肝经。

【性能特点】微苦辛而泄散，微甘渗利寒清，既入脾胃经，又入肺肝经。

珍珠囊补遗药性赋 | 白话解读本

【功效应用】清热解毒，凉血止血，利尿通淋。治喉痹不通，可配蔓荆子、牛蒡子等。治吐血、衄血、崩漏、便血，可配侧柏炭、荆芥炭、藕节炭等。治淋证，可配车前子、木通等。治偏坠疝气，可配川楝子、吴茱萸、木香等。治痔疮，可配槐花、地榆等。治痈疽，可配马齿苋、蒲公英、连翘等。治鼻病酒齄，单用鲜品，捣烂外敷。治烫伤，可配地榆、大黄、虎杖等。

【用法用量】内服 3 ～ 5g，煎汤，或入丸散，或绞汁。

【使用注意】因其苦寒伤胃，故脾虚便溏者慎服。

本章结语

【赋文】此五十四种药性之温，更宜参《图经》而默识也。

【注释】更宜：更需。参：参考。《图经》:《图经本草》。墨识：潜心研习，谙熟掌用。

赋文的原意是：以上五十四种均为温性药，更需参研《图经本草》等而潜心研习，谙熟掌用。

第四章

平 性

【赋文】详论药性，平和惟在。

【注释】平和：性平而功力平和。

赋文的原意是：详析药性，性平和的药可单列一类。本章所列药均为平性，此乃作者当时的认识。从今天看，本章所列药物除平性外，也有温、微温、凉，乃至性寒者。

硇 砂

【赋文】以硇砂而去枳。

【注释】去：通"祛"。积：包括食积、癥瘕积聚等。

赋文的原意是：硇砂可祛除食积、癥瘕积聚等。赋文只昭示了硇砂祛积之功，未及其余。其次，自有硇砂记载以来，多云其性温或热，而非性平。其三，按《中华本草》今之硇砂有硇砂与紫硇砂两种，前者源丁氯化物类卤砂族矿物卤砂（硇砂）Sal Ammoniac 的晶体或人工制成品，主含氯化氨（NH_4Cl），功善消积软坚、化腐生肌、消痰利水。后者源于卤化物类矿物紫色食盐 Halite Violaceoum 的晶体，主含氯化钠（$NaCl$），功善破瘀散结，软坚消积，攻毒蚀腐。今取前者，并予以详释之。

【来源】氯化物类卤砂族矿物卤砂（硇砂）Sal Ammoniac 的晶体或人工制成品。主含氯化氨（NH_4Cl）。

【药性】咸、苦、辛，温。有毒。归肝、脾、胃经。

【性能特点】咸软苦泄，辛散温通，有毒力强，入肝脾胃经。既消积软坚，又化腐生肌，还消痰利水。治癥瘕，兼食积者尤佳；治痈肿疮毒，已溃未溃或腐肉难消者均宜；治瘰疬，已溃未溃均可。

【功效应用】消积软坚，化腐生肌，消痰，利水。治癥瘕积聚、血结刺疼，可配木香、三棱、莪术等，如《博济方》木香硇砂煎丸。治中阳不足、痰浊内停之噎膈反胃，常配附子、丁香、生姜等，如《杨氏家藏方》硇附饼子。治喉痹肿痛，单用或配朱砂、沙参、玄参、丹参等，如《圣济总录》二砂丸。治疔疮，《奇效良方》以其配白芷、雄黄等为细末，蟾酥汁和为锭子，已溃者插入疮口，未溃者敷于疮顶。治瘰疬，可配冰片、白砒或石灰等。治赘疣，可配硼砂、麝香、铁锈等。治鼻生息肉，可配冰片、轻粉、雄黄等，如《外科正宗》硇砂散。治目生翳障日久，可配琥珀、珍珠、朱砂、珊瑚等，如《圣惠方》琥珀散。治蚰蜒入耳，配胆矾研细末，每取少许吹入耳，如《圣济总录》硇砂吹耳方。

【用法用量】外用适量，研细末撒，或调敷，或入膏贴，或化水点、涂。内服 0.3 ~ 1g，入丸散，不入汤剂；每日不超过 2g。

【使用注意】因其辛苦泄散有毒而化腐，故内服宜慎，不宜过量，孕妇、肝肾功能不全及消化道溃疡患者忌服。生品腐蚀性强，忌内服，只作外用。

龙 齿

【赋文】用龙齿以安魂。

【注释】魂：灵魂，可引申为神魂、神志。

赋文的原意是：用龙齿可以安定神志。据考，赋文据《神农本草经》龙齿"主小儿大人惊痫，癫疾狂走"，《本草经集注》

龙齿"平",《药性论》龙齿"镇心安魂魄"而撰。赋文虽昭示了其主要功效,但仍有欠缺。其次,赋文将其列入平性类药,而实则性凉。

【来源】古代多种大型哺乳动物的牙齿骨骼化石。

【药性】甘、涩,凉。归心、肝经。

【性能特点】甘凉质重,涩而略敛,入心肝经。善镇惊安神,兼清热除烦。凡心神不宁无论虚实皆宜,兼热者尤佳。

【功效应用】镇惊安神,清热除烦。治惊痫癫狂,属因惊致痫狂者,常配铁粉、寒水石、茯神等;属邪热扰心者,常配黄连、黄芩、麦冬、茯神等。治失眠多梦、心悸,属心火兼瘀者,常配丹参、竹叶、炒酸枣仁等;属气血亏虚者,常配生黄芪、当归、炒酸枣仁、夜交藤等;属气阴亏虚者,常配党参、麦冬、五味子等;属阴血亏虚者,常配麦冬、五味子、柏子仁、炒酸枣仁等;属肝郁化火、心神失养者,常配牡丹皮、栀子、柴胡、丹参等;属心肾不交者,常配莲子、远志、石菖蒲等。治小儿惊风、夜啼,常配蝉蜕、钩藤、茯苓等。

【用法用量】内服煎汤 10～15g,打碎先下;或入丸散。生用或火煅用。

青　皮

【赋文】青皮快膈除膨胀,且利脾胃。

【注释】快:畅快、舒畅。快膈:舒畅胸膈。膨胀:胀满。利:通畅、畅顺。

赋文的原意是:青皮善畅胸膈、除胀满,又通畅脾胃。青皮集疏肝、破气、散结、消积于一体,赋文虽揭示了青皮的主要效用,但不够精准与全面。其次,赋文未言其性效特点。其三,赋文将其列入平性类药,而实则性温。

中医白话解读本丛书

【来源】芸香科植物橘 *Citrus reticulata* Blanco 及其栽培变种的干燥幼果或未成熟果实的干燥果皮。

【药性】苦，辛，温。归肝、胆、胃经。

【性能特点】苦降下行，辛温行散。入肝胆经，善疏肝破气而散结、止痛；入胃经，消积行气而除胀满。与陈皮相比，作用强烈，沉降下行，作用偏于下中二焦，凡肝郁、气滞、食积重症皆宜，兼寒或结块者尤佳。

【功效应用】疏肝破气，散结消积。治肝郁气滞，常配柴胡、香附、川芎等。治乳房胀痛，常配柴胡、橘核、瓜蒌等。治寒疝腹痛，常配香附、小茴香、乌药等。治癥瘕积聚，常配丹参、生牡蛎、土鳖虫等。治食积胀痛，可配焦神曲、焦山楂、焦麦芽、炒枳壳等。

此外，治疟疾，常配柴胡、青蒿、黄芩、常山、知母、草果等。

【用法用量】内服 3 ～ 10g，煎汤或入丸散。疏肝宜醋炒。

【使用注意】因其辛散苦泄，性烈耗气，故气虚津伤者慎服。

芡　实

【赋文】芡实益精治白浊，兼补真元。

【注释】益精：补肾精。白浊：指溺孔常自流白色浊物而小便自清之疾，或指小便混浊色白之疾，均与肾虚有寒有关。真元：肾元、元气。

赋文的原意是：芡实益肾精，治白浊，兼补肾元。芡实集补虚、收涩、祛湿于一体，赋文虽概括了其补肾益精与治白浊之效用，但未言其补脾、固精与祛湿之能。其次，赋文将其列入温性类药，而实则性平。

【来源】睡莲科植物芡 *Euryale ferox* Salisb. 的干燥成熟种仁。

【药性】甘、涩，平。归脾、肾经。

【性能特点】甘补涩敛，平而不偏，入脾肾经。既补脾止泻、益肾固精，又利湿止带。药食兼用，药力平和。与莲子肉相比，偏于补肾固精，补力稍弱，兼祛湿，不燥不腻，不敛邪，为补虚收敛祛湿之品，多用于肾虚或脾肾两虚之滑脱，兼湿者尤佳。

【功效应用】补脾止泻，益肾固精，祛湿止带。治脾虚泄泻，常配莲子肉、人参、茯苓、白术等。治肾虚遗精、尿不禁，常配乌药、山药、益智仁、覆盆子等。治脾肾虚带下不止，兼寒者，常配鹿角霜、金樱子等，如《洪氏集验方》水陆二仙丹；兼热者，常配山药、黄柏等，如《傅青主女科》易黄汤。治膏淋白浊，常配山药、乌药、萆薢、龙骨等。

【用法用量】内服用量 6～15g，煎汤，或入丸散。

【使用注意】因其甘涩止泻，故大便秘结者不宜服。

木 贼

【赋文】原夫木贼草去目翳，崩漏亦医。

【注释】木贼草：又名木贼。去：通"祛"。目翳：眼睛生障碍视力的翳膜。

赋文的原意是：原本说，木贼祛目翳，亦治崩漏。木贼集疏散、明目、止血、利尿于一体，赋文虽指出了其两个主治病证，但未言其性能特点与功效。

【来源】木贼科木贼 *Equisetum hiemale* L. 的干燥地上部分。

【药性】甘、微苦，平。归肺、肝、胆经。

【性能特点】质轻升浮，微苦泄散，甘渗利，平而凉。入肺经，疏散肌表风热而解表；入肝胆经，疏散肝经风热而明目、退翳；入血分，凉散血分热而止血；并兼利尿而消肿。

【功效应用】疏散风热，明目退翳，止血利尿。治风热感冒症见目赤流泪，可配菊花、金银花等。治目赤翳障流泪，属风热者，可配谷精草、桑叶等；属肝热者，可配夏枯草、青葙子等。治血热便血，常配黄芩、马齿苋、槐角等。治崩漏经多，常配地黄炭、荆芥炭、藕节炭等。治脚气浮肿，可配土茯苓、防己等。治水肿，常配茯苓皮、冬瓜皮等。

【用法用量】内服 3 ～ 10g，煎汤，或入丸、散。外用适量，研末撒。

【使用注意】因其疏散清泄渗利，有耗气伤血之弊，故气血亏虚者慎服。

花蕊石

【赋文】花蕊石治金疮，血行即却。

【注释】金疮：刀剑等金属器械所致的外伤，也称金创。血行：血流，可引申为出血。却：停止、止住。

赋文的原意是：花蕊石善治金疮，出血即止。花蕊石化瘀、收敛而止血，赋文虽形象地指出了其效用，但却未明言其性能特点与功效。其次，花蕊石生用与煅用的性效有别。

【来源】变质岩类岩石含蛇纹石大理岩。主含大量钙、镁的碳酸盐。

【药性】辛、酸，平。归肝经。

【药性特点】辛散酸敛，平而不偏，质重下坠，入肝经血分。生用散多敛少，化瘀止血力胜；煅用敛多散少，收敛止血力强。内外出血兼瘀者可选，服敷皆可。

【功效应用】化瘀收敛止血。治吐血，煅研末，童便 1 盅冲，如《十药神书》花蕊石散；或配三七、白及等。治衄血，煅研末，墨汁、藕汁冲；或配三七、血余炭等，如《医学衷中参西录》化血丹。治外伤出血，煅研末或配白及、煅龙骨、煅牡蛎研粉敷伤口。

【用法用量】内服，水煎，10 ～ 15g；研末，1 ～ 1.5g。外用适量，研末外掺或调敷。化瘀止血宜生用，收敛止血宜煅用，外伤出血多煅后研末用。

【使用注意】因其质重坠堕，又能祛瘀，故孕妇忌服。

决明子

【赋文】决明和肝气，治眼之剂。

【注释】决明：可称决明者有二，一源于豆科植物之草决明，又名决明子，始载于汉代《神农本草经》；二源于鲍科动物之石决明，始于南北朝《名医别录》。赋文所表述的效用二者皆俱，此条专释决明子。和肝气：和，调和、平和；和肝气，其清肝益阴，使肝阳被抑而不亢，肝阴得盈而涵阳，如此阴平阳秘，则肝气得和，此即所谓"和肝气"也。

赋文的原意是：决明子是平和肝气、治眼疾之药。决明子清中兼补，集清肝、明目、润肠、益阴于一体，赋文似据《本草蒙筌》决明子"除肝热尤和肝气"而撰，虽总括了决明子的效用，但却过于笼统。其次，赋文将其列入平性类药，而实则微寒。

【来源】豆科植物决明 *Cassia obtusifolia* L. 等的干燥成熟种子。

【药性】甘、苦，微寒。归肝、肾、大肠经。

【性能特点】苦微寒清泄，甘补润滑。入肝肾经，清肝热、益肾阴而明目；入大肠经，清邪热、润肠燥而通大便。善清肝益阴润肠，为治肝热或肝肾亏虚目疾之佳品，兼便秘者尤宜。

【功效应用】清肝明目，润肠通便。治目赤肿痛，属肝火者，常配夏枯草、菊花、黄芩等；属风热者，常配菊花、桑叶、谷精草等。治肝肾虚目暗不明，常配枸杞子、菟丝子、楮实子等。治热结肠燥便秘，轻者单用，重者配枳实或枳壳、麦冬等。

此外，能降脂，治高脂血症（兼便秘尤宜），大量单用或配他药。治口臭，大量单用或配泽兰，水煎服。

【用法用量】内服 10 ～ 15g，打碎先煎；研末每次 3 ～ 6g。降血脂可用至 30g。生用清肝明目、润肠通便力较强，炒用则药力略减。

【使用注意】因其微寒泄降，故脾虚泄泻或低血压者忌服。

石决明

【赋文】决明和肝气，治眼之剂。

【注释】决明：可称决明者有二，一源于豆科植物之草决明，又名决明子，始载于汉代《神农本草经》；二源于鲍科动物之石决明，始于南北朝《名医别录》。赋文所表述的效用二者皆俱，此条专释石决明。和肝气：和，调和、平和；和肝气，其镇潜、清火、益阴，使肝阳得潜而不亢，肝阴得盈而涵阳，如此阴平阳秘，则肝气得和，此即所谓"和肝气"也。

赋文的原意是：石决明是平和肝气、治眼疾之药。石决明镇潜清泄兼补，集镇潜、清肝、明目、益阴于一体，赋文虽总括了石决明的效用，但却过于笼统。其次，兼入肺经而清肺火，并治骨蒸潮热等。其三，赋文将其列入平性类药，而实则性寒。

【来源】鲍科动物杂色鲍 *Haliotis diversicolor* Reeve 等的贝壳。

【药性】咸，寒。归肝、肺经。

【性能特点】介类质重镇潜，咸寒清泄兼补。既入肝经，清肝火、潜肝阳、益肝阴，以平肝、明目；又入肺经，清肺，以治骨蒸。集镇潜、清肝、益阴、兼清肺于一体，为平肝潜阳与清肝明目之要药。

【功效应用】平肝潜阳，清肝明目，清肺火。治肝阳上亢，常配生牡蛎、白芍、牛膝等。治惊风抽搐（急惊多用），常配钩藤、蝉蜕、羚羊角等。治目赤翳障，属肝火者，常配夏枯草、青葙子、黄芩等；属风热者，常配菊花、蒺藜等，如《中国药品实用手册》明目蒺藜丸。治肝肾亏虚目暗不明（青盲、雀目），常配苍术、羊肝等。治骨蒸劳热，常配生地黄、知母、黄柏、鳖甲、青蒿等。

【用量用法】内服 15 ～ 30g，宜打碎先煎，或入丸散。外用适量，点眼。平肝清肝宜生用，点眼应火煅水飞用。

【使用注意】因其咸寒易伤脾胃，故脾胃虚寒、食少便溏者慎服。

中医白话解读本丛书

天 麻

【赋文】天麻主头眩，祛风之药。

【注释】主：主治。头眩：头晕目眩。

赋文的原意是：天麻主治头晕目眩，为祛风之药。风有内风与外风之别，天麻主平肝而息内风，兼祛外风而通经络，故赋文概言其为祛风之药。其次，赋文唯言治头晕目眩最宜，未言治惊风、癫痫抽搐等。

【来源】兰科植物天麻 *Gastrodia elata* Bl. 的干燥块茎。

【药性】甘，平。归肝经。

【性能特点】甘缓质重，柔润不燥，性平不偏，专入肝经。主平肝息风止痉，兼祛风通络止痛。甘平柔润，不燥烈伤阴，为息风药中之润剂，治肝风、阳亢诸证，不论寒热虚实皆宜。

【功效应用】息风止痉，平抑肝阳，祛风通络。治肝阳上亢，常配钩藤、石决明、黄芩等，如《杂病证治新义》天麻钩藤饮。治痰饮眩晕，常配半夏、白术等，如《医学心悟》半夏白术天麻汤。治小儿惊风，属脾虚慢惊者，可配全蝎、白术、防风等，如《普济本事方》醒脾丸；属肝热急惊者，常配蝉蜕、钩藤、僵蚕等，如《小儿药证直诀》钩藤饮子。治癫痫抽搐，常配制胆南星、羚羊角、郁金等。治破伤风，常配制胆南星、防风、白附子等，如《外科正宗》玉真散。治风湿痹痛，可配羌活、独活、威灵仙、川芎等。治肢体麻木，常配鸡血藤、当归、夜交藤等。治头风头痛，常配川芎、蔓荆子、荆芥穗等。

【用法用量】内服，煎汤 3 ～ 10g；研末每次 1 ～ 1.5g；也可入丸散。

甘 草

【赋文】甘草和诸药而解百毒，盖以性平。

【注释】和诸药：调和诸药。

赋文的原意是：甘草既调和诸药又解百毒，大概因性平。甘草集补益、解毒、和药、清热于一体，赋文虽突出了甘草的部分功效，与今之认识基本一致，但却漏掉了补益与清热之能。其次，赋文虽论及了产生这些功效的原因，但因舍去其味而只以平性为论，显得偏而不全，难以诠释。其三，甘草生用与炙用的性效与应用有别，理当熟知。

【来源】豆科植物甘草 *Glycyrrhiza uralensis* Fisch. 等的干燥根及根茎。

【药性】甘，平。归心、肺、脾、胃经。

【性能特点】甘补润缓，生平偏凉，炙平偏温，入心肺脾胃经。既益气、补脾、润肺、养心；又解药、食、热毒，素有甘草解百毒之说；还能缓和药性，调和诸药；并益心气而安神志，治心虚动悸脉结代。生者凉润，炙则温润，治咳喘无论寒热虚实均宜。大量久用，可引发水钠潴留性水肿，故水肿患者当谨慎。

【功效应用】补脾益气，润肺止咳，缓急止痛，清热解毒，缓和药性。治中气虚弱，常配人参、白术、茯苓等，如《和剂局方》四君子汤。治气血双亏，常配党参、白术、当归、熟地黄等，如《中国药典》八珍丸。治咳嗽喘息，属风寒袭肺者，常配麻黄、苦杏仁等，如《伤寒论》三拗汤；属风热犯肺者，常配麻黄、生石膏等，如《伤寒论》麻黄杏仁甘草石膏汤；属燥邪伤肺者，常配桑叶、苦杏仁、南沙参等，如《温病条辨》桑杏汤；属痰饮停肺者，常配麻黄、细辛、干姜、五味子等，如《伤寒论》小青龙汤；属肺肾两虚者，常配人参、五味子、核桃仁等。治心虚动悸脉结代，常配人参、阿胶、桂枝、麦冬等，如《伤寒论》炙甘草汤。治血虚脏躁，常配小麦、人枣等，如《金匮要略》甘麦大枣汤。治脘腹或四肢挛急作痛，常配白芍，如《伤寒论》芍药甘草汤，或再酌加他药。治口疮，可单用或配金银花、连翘、黄芩。治咽喉肿痛，常配桔梗、金银花、黄芩、牛蒡子等。治疮肿，轻者单用，重者常配蒲公英、金银花、连翘等。治诸药中毒，轻者单用，重者常配绿豆、赤小豆等。治食物中毒，单用或配他药。

此外，能缓和药性，与干姜、制附子同用，缓其燥热之性；与生石膏、知母同用，缓其寒凉之性；与大黄、芒硝同用，缓其峻泻之性；与黄芪、当归、熟地黄同用，使补力缓和而持久；与半夏配黄芩或干姜配黄连同用，使其相互协同；与乌头等毒烈药同用，可缓解其毒烈之性。

【用法用量】内服 3～10g，大剂量可用至 15～30g，煎汤，或入丸、散、膏剂。外用适量，研末调敷，或熬膏涂。泻火解毒宜生用，补气缓急宜炙用，尿道痛者宜用生甘草梢。

【使用注意】因其甘补润缓，易助湿壅气，故湿盛中满者不宜服。大剂量服用易引起浮肿，故水肿者不宜大量服，或与利水药同用。反大戟、甘遂、芫花、海藻，故忌同用。

石 斛

【赋文】石斛平胃气而补肾虚，更医脚弱。

【注释】平胃气：平和胃气，热伤胃阴，导致胃津不足、胃气失和，石斛清胃热养胃阴，热去、阴盈、津足而胃气遂得平复。脚弱：足脚软弱，多为肾阴虚所致。

赋文的原意是：石斛既平胃气，又补肾虚，更能医治脚弱。据考，赋文据《名医别录》石斛"益精，补内绝不足，平胃气"与《药性论》石斛"主男子腰脚软弱"而撰，虽揭示了石斛的部分效用，但不够全面准确。其次，赋文将其列入平性类药，而实则微寒。其三，石斛的品质可影响其药效，理当熟知。

【来源】源于兰科植物环草石斛 *Dendrobium loddigesii* Rolfe.、铁皮石斛 *Dendrobium candidum* Wall.ex Lindl. 或金钗石斛 *Dendrobium nobile* Lindl. 等的新鲜或干燥茎。

【药性】甘，微寒。归胃、肾经。

【性能特点】甘能滋养，微寒清凉，甘腻清养。入肾经，滋肾阴、清虚火，以强腰、明目；入胃经，养阴清热，以益胃生津、止渴。既滋阴又清热，既退虚热又除实热，凡阴亏津伤有热者即可投用，兼虚热者径用，兼实热火毒者当配清热泻火之品。

【功效应用】养胃生津，滋阴清热，明目，强腰。治热病津伤（气、营、血分），常配生地黄、麦冬、玄参等。治胃阴亏

虚、口干舌燥，常配沙参、玉竹、麦冬等。治阴虚发热，常配
生地黄、青蒿、白薇、地骨皮等。治内热消渴，常配天花粉、
玉竹、麦冬、知母等。治阴亏视力减退，常配枸杞子、石决明
等，如《原机启微》石斛夜光丸。治阴虚腰膝酸软，常配熟地
黄、牛膝、桑寄生等。

【用法用量】内服 6 ～ 15g，鲜品 15 ～ 30g，煎汤，熬膏或
入丸散。

鲜石斛清热生津力强，热病伤津者多用；一般阴虚口干可
用干石斛。干品入汤剂宜先煎。霍山石斛（简称霍石斛），效佳
而性不太寒，宜老人、体虚津亏不宜大寒者。川石斛，宜用于
胃阴不足者。金钗石斛，作用较差而价廉，症轻者可用。耳环
石斛（又名枫斗），价贵而生津力最强，不甚寒凉，可代茶用。

【使用注意】因其甘补恋邪助湿，故温热病不宜早用，湿温
尚未化燥者忌服。

商　陆

【赋文】观夫商陆治肿。

【注释】赋文的原意是：观之，商陆治水肿。商陆峻下逐
水、消肿散结，赋文虽揭示了商陆的主治最宜，但未言及其功
效、消除水邪的路径及药力的强弱等。其次，赋文将其列入平
性类药，而实则性寒，且有毒。其三，有文献报道，商陆经蒸
制后性效与应用有变，亦当了解。

【来源】商陆科植物商陆 *Phytolacca acinosa* Roxb. 等的干
燥根。

【药性】苦，寒。有毒。归肺、肾、大肠经。

【性能特点】苦寒泄降，有毒峻下，入肺肾大肠经。既通
利二便而泻下逐水，又攻毒、消肿、散结。功似遂、戟而力缓，

能使水邪从二便出，利尿力较强，水肿兼二便不利者宜用，尤以腰腹以下水肿者用之为佳。民间有"生打熟补"之说。

【功效主治】泻下利水，消肿散结。治水肿胀满，单用或配泽泻、赤小豆、木通等。治恶疮肿毒，多鲜用，和盐少许，捣敷，也可入复方用。

此外，近代临床以其久蒸内服，治带下日久、寒痰喘咳、乳腺增生，不少患者服药后，畏寒症状得到一定改善。

【用法用量】内服 5 ～ 10g，大多入汤剂，醋制以减低毒性。久煎也可减缓其毒性。外用适量，鲜根捣敷。

【使用注意】因其峻泻有毒，故孕妇忌服，体虚者慎服；中病即止，不宜过量或久服。过量服用可引起中毒，出现恶心呕吐、腹泻、头痛、语言不清、躁动、肌肉抽搐等症；严重者血压下降、昏迷、瞳孔散大、心脏和呼吸中枢麻痹而死亡。

覆盆子

【赋文】覆盆益精。

【注释】覆盆：覆盆子之简称。

赋文的原意是：覆盆子善益精。覆盆子补虚兼收敛，赋文虽强调其补虚之功而未言及其收敛之效。其次，赋文将其列入平性类药，而实则微温。

【来源】蔷薇科植物华东覆盆子 *Rubus chingii* Hu 的干燥果实。

【药性】甘、酸，微温。归肝、肾经。

【性能特点】甘补酸敛，微温质润，入肝肾经。既补阳，又补阴，还固涩、明目，为平补肝肾（或平补阴阳）兼固涩之良药，凡肝肾亏虚、下焦滑脱不禁咸宜，尤以遗尿尿频用之为佳。

【功效应用】补肝益肾，固精缩尿，助阳明目。治肾虚不固，症见遗尿尿频者，单用或配乌药、益智仁、山药等；症见遗精滑精者，常配桑螵蛸、沙苑子、菟丝子等；症见阳痿不举者，常配淫羊藿、枸杞子、黄狗肾等。治宫冷不孕，常配桑螵蛸、肉桂、当归、艾叶等。治带下清稀不止，常配桑螵蛸、鹿角霜、乌贼骨等。治肝肾亏虚，症见腰膝酸软者，常配熟地黄、枸杞子、炒杜仲等；症见目暗不明者，常配枸杞子、女贞子、楮实子等。治须发早白，常配制何首乌、女贞子、墨旱莲等。

【用法用量】内服 3 ~ 10g，煎汤或入丸散。

【使用注意】因其微温补虚固涩，故膀胱湿热者忌服，阴虚火旺者不宜服。

琥　珀

【赋文】琥珀安神而散血。

【注释】散血：活血化瘀。

赋文的原意是：琥珀既安神又散血。琥珀重镇、行散、渗利，赋文虽从功效角度点出了琥珀内服能安神、散血，但不全面。其次，其外用与内服的功效截然不同，熟知勿忘。其三，其品质常影响药效，亦当熟知。

【来源】古代松科松属植物的树脂，埋藏地下经年久转化而成。血珀最佳。

【药性】甘，平。归心、肝、肺、膀胱经。

【性能特点】质重能镇，色红入血，甘淡渗利，性平偏凉。内服入心肝血分而重镇行散，善镇心而安神、行血散瘀而通经消癥；入肺膀胱经而通利行散，能利尿通淋而排石、止痛。外用涩敛兼行散，能敛疮、生肌、止血。

【功效应用】内服镇心安神，行血散瘀，利尿通淋，止痛排石；外用敛疮生肌。治心悸失眠、健忘恍惚，属心气不足轻者单用，重者常配人参、远志等，如《景岳全书》琥珀多寐丸；属气虚痰壅者，常配人参、胆星、远志等，如《万病回春》琥珀定志丸。治血不养心之心悸怔忡、夜卧不宁，常配当归、酸枣仁、柏子仁等，如《证治准绳》琥珀养心丹。治热病后阴亏之虚烦不眠，常配生地黄、麦冬、珍珠等，如《活人心统》琥珀安神丸。治惊风，脾虚慢惊者，可配党参、茯苓、僵蚕、天麻等；属痰热急惊者，常配胆南星、牛黄、朱砂等，如《中国药典》牛黄抱龙丸。治癫痫，常配朱砂、天南星、郁金等，如《和剂局方》琥珀寿星丸。治痛经、经闭、癥瘕，常配桃仁、红花、延胡索、丹参等。治产后瘀阻腹痛，常配川芎、当归、鸡血藤等。治血瘀胸痹心痛，常配人参、三七各等份研末，每服1g。治跌打损伤，常配血竭、丹参、苏木等。治热淋、血淋，常配木通、车前草、白茅根、栀子等。治砂淋、石淋，常配猫须草、金钱草、海金沙、石韦等。治肝胆结石，常配金钱草、海金沙、郁金、柴胡等。治疮疡不敛、创伤出血，可配血竭、儿茶、没药等。

【用法用量】内服 1～3g，不入煎剂，研末冲，或蜂蜜调，或入丸散。外用适量，研末干掺，或调敷。血珀最佳，煤珀不用。

【使用注意】因其甘淡渗利伤阴，故阴虚内热及小便频数者忌服，无瘀血者不宜服。遇火易燃，故忌火煅。

朱　砂

【赋文】朱砂镇心而有灵。

【注释】有灵：有灵验，引申为有良效。

赋文的原意是：朱砂镇心而有良效。朱砂善重镇安神、解毒、明目，赋文虽着重指出朱砂镇心效良，但却未言其解毒、明目之功。其次，赋文将其列入平性类药，而实则性寒有毒。
其三，其有毒，服用方法须知。

【来源】硫化物类矿物辰砂族辰砂。主含硫化汞（HgS）。

【药性】甘，寒。有毒。归心经。

【性能特点】质重镇怯，甘寒清解，有毒力强，专入心经。
善镇心、清解热毒而安神、疗疮、明目。为重镇安神之要药，
凡心神不安兼热，无论实虚皆宜。有毒，不宜过量或持久服，
更不是神仙长寿药。

【功效应用】镇心安神定惊，清热解毒明目。治神志不安
实证，属心火亢盛者，常配黄连、栀子、竹叶等；属高热神昏
者，常配牛黄、麝香、水牛角、冰片等，如《温病条辨》安宫
牛黄丸；属痰热惊痫者，常配牛黄、胆南星、天竺黄等，如
《中国药典》牛黄抱龙丸等。治神志不安虚证，属阴血亏虚有热
者，常配生地黄、麦冬、酸枣仁、柏子仁等；属阴血不足、心
火亢盛者，常配黄连、当归、生地黄等，如《内外伤辨惑论》
朱砂安神丸。治热毒疮肿，常配山慈菇、红大戟、千金子等，
如《百一选方》紫金锭。治咽喉肿烂，常配冰片、硼砂等，如
《外科正宗》冰硼散。治目暗不明，常配磁石、朱砂、神曲，如
《备急千金要方》磁朱丸。

【用法用量】内服 $0.1 \sim 0.5g$，研末冲，或入丸散。外用适
量，研末敷或调涂。

【使用注意】因其有毒，故内服不宜过量或久服，肝肾功能
不正常者慎服，以免汞中毒。火煅析出水银而增毒，故忌火煅。
古方解其毒用童便、鲜羊血。

牛 膝

【赋文】牛膝强足补精，兼疗腰痛。

【注释】牛膝：今之品种有三，均源于苋科，即怀牛膝、川牛膝、土牛膝，怀牛膝又名牛膝；按今之习惯，牛膝即指怀牛膝，故从而释之。强足：强壮腿脚。

赋文的原意是：牛膝强壮腿脚、补肾精，兼疗腰痛。牛膝集补虚、逐瘀、利尿于一体，而赋文只强调了补虚强壮，未言其逐瘀、利尿与引药下行等。其次，其生用与制用的性效与应用有别，当熟知勿忘。

【来源】苋科植物牛膝 *Achyranthes bidentata* Bl. 的干燥根。

【药性】苦、酸、甘，平。归肝、肾经。

【性能特点】苦泄降，酸入肝，甘补渗，善下行，入肝肾经。生用苦多、平偏凉，通利泄降，既逐瘀通经、利尿通淋，又引药、引血、引火下行。制用甘多、平偏温，补而泄降，既补肝肾、强筋骨，又引药下行。生者主以通利泄降，血瘀有热或兼湿热宜用；制者主以补虚，兼以泄降，凡肝肾亏虚无论属寒属热皆宜，兼血瘀者尤佳。

【功效应用】生用逐瘀通经，通利关节，利尿通淋；制用补肝肾、强腰膝。治妇科血瘀之月经不调、痛经、经闭，常配丹参、赤芍、当归等。治癥瘕痞块，常配丹参、鳖甲、莪术等。治产后瘀阻，常配当归、川芎、桃仁等。治难产死胎，常配当归、益母草、虎杖等。治胎盘滞留，常配当归、红花、益母草等。治腰膝痹痛，常配独活、桑寄生、炒杜仲等。治跌打伤痛，常配红花、续断、当归等，如《伤科补药》舒筋活血汤。治热痹足膝红肿，常配黄柏、苍术、生薏苡仁等，如《成方便读》四妙丸。治口舌生疮、牙龈肿痛，属虚火上炎者，常配熟地黄、知母、麦冬、生石膏等，如《景岳全书》玉女煎；属火热上炎，常配黄芩、升麻、金银花等。治火热上逆之吐衄、咯血，常配白茅根、赭石、栀子等。治肝阳上亢，常配生龟甲、生牡蛎、生白芍等，如《医学衷中参西录》镇肝息风汤。治肝火上炎，常配龙胆、夏枯草、栀子等。治淋证涩痛，常配萹蓄、石韦、瞿麦、车前子等。治小便不利，可配木通、栀子、冬葵子等。治肝肾亏虚之腰膝酸软、筋骨无力，常配桑寄生、杜仲、续断等。

此外，引药下行，常在方中兼作引药下行、直达病所之品。

【用法用量】内服 6～15g，煎汤或入丸散，或泡酒。补肝肾、强腰膝需酒制。

【使用注意】因其善下行逐瘀，故孕妇及月经过多者忌服。

龙　骨

【赋文】龙骨止汗住泄，更治血崩。

【注释】住：停止，可引申为涩敛、涩止。泄：泄泻。

赋文的原意是：龙骨止汗、止泻，更能治血崩。据考，赋文综合《神农本草经》龙骨"主泄利脓血，女子漏下"，《名医别录》龙骨"止汗"，《药性论》龙骨"止……女子崩中"，《本草衍义》龙骨"治精滑及大肠滑脱不可缺"而撰。龙骨重镇与涩敛并举，赋文虽强调其涩敛之效用，却未言其重镇之效用。其次，龙骨生用与煅用的性效与应用有别。其三，赋义将其列入平性类药，而实则微寒。

【来源】古代大型哺乳动物东方剑齿象、犀牛等的骨骼化石。

【药性】甘、涩，微寒。归心、肝经。

【性能特点】介类质重镇潜，甘涩微寒收敛，入心肝经。生用镇潜微寒，善镇惊安神、平肝潜阳，并收敛固涩；煅用收涩性平，善收敛固涩、制酸止痛，兼镇潜安神。性能功效虽与牡蛎相似，但无益阴之功，而镇惊固涩力却强，神志不安及滑脱不禁重症每用。

【功效应用】镇惊安神，平肝潜阳，收敛固涩，制酸止痛。治惊狂躁烦，常配牡蛎等。治心悸怔忡、失眠多梦，常配牡蛎、酸枣仁、茯神、夜交藤等。治心肾阴虚之心神不安、健忘失眠，常配龟甲、远志、石菖蒲等，如《备急千金要方》孔圣枕中丹。治肝阳上亢，常配牡蛎、生白芍、钩藤、生牛膝等，如《医学衷中参西录》镇肝息风汤。治自汗，常配煅牡蛎、桂枝、炒白芍、黄芪等。治盗汗，常配煅牡蛎、知母、麦冬、黄柏等。治肾虚遗精滑精，常配煅牡蛎、沙苑子、芡实等，如《医方集解》金锁固精丸。治冲任不固之月经过多，常配牡蛎、海螵蛸、白术等，如《医学衷中参西录》固冲汤。治白带不止，常配煅牡蛎、芡实、山药、炒白术等。治胃痛吐酸，常配煅牡蛎，并随证配伍他药。

此外，煅后外用能收湿敛疮，治湿疹湿疮，常配煅牡蛎、煅石膏、枯矾等。治疮疡不敛，常配煅牡蛎、儿茶、炉甘石等。治外伤出血，常配煅牡蛎、乳香、血竭、没药等。内服还治小便不禁、久泻久痢、便血崩漏等。

【用法用量】内服，煎汤 10 ～ 30g，打碎先下；或入丸散。外用适量，研末干掺。镇惊安神、平肝潜阳宜生用，收敛固涩、制酸、收湿敛疮宜煅用。

【使用注意】因其收敛作用较强，故湿热积滞者不宜服。

甘 松

【赋文】甘松理风气而痛止。

【注释】理：条理。风气：六淫邪气之一，又称风邪，客于脾胃可导致气郁滞，今人多云其散寒理气。

赋文的原意是：甘松能理风气而痛得止。据考，赋文综合

《日华子本草》甘松"主心腹胀，下气"，《开宝本草》甘松"主
恶气，卒心腹痛满"而撰。其次，甘松尚善芳香化湿、辟秽，
而赋文未言及。其三，赋文据《神农本草经》所论将其列入平
性类药，而今云其性微寒。

【来源】败酱科植物甘松 *Nardostachys chinensis* Batal. 等的
干燥根及根茎。

【药性】辛、甘，温。芳香。归脾、胃经。

【性能特点】辛香温散，甘而和缓。内服入脾胃经，丌脾郁
（醒脾）、行气、兼散寒而止痛，治寒郁气滞宜用。且温而不热，
甘而不滞，香而不燥，善开脾郁，治脾胃不和多用。外洗化湿、
辟秽、香肤。

【功效应用】行气止痛，开郁醒脾，兼散寒。治思虑伤脾、
寒郁气滞之胸闷腹胀、不思饮食、胃脘疼痛，可配佩兰、木香、
香橼、合欢花等。

此外，取其化湿、辟秽、香肤之功，治脚臭，单用煎汤外
洗；治湿脚气，可配藁本、荷叶，煎汤洗足。治冠心病室性早
搏属气阴两虚、心络瘀阻者，可配人参、麦冬、酸枣仁、丹参
等，如《中国药典》参松养心胶囊。

【用法用量】内服 3 ~ 6g，煎汤或入丸散。外用适量，煎汤
外洗。

【使用注意】因其辛香温燥，故不宜大量服用，气虚血热者
忌服。

蒺 藜

【赋文】蒺藜疗风疮而目明。

【注释】蒺藜：又名刺蒺藜。风疮：风邪客于肌肤所致的疮
疹瘙痒。目明：明目，为对仗上句痛止而倒置。

赋文的原意是：蒺藜既治疗风疮痒痛，又明目。据考，赋文综合《神农本草经》蒺藜"主明目"，《名医别录》蒺藜"主身体风痒"，《日华子本草》蒺藜"治风、明目最良"而撰。蒺藜集平肝、疏肝、散风、行气血于一体，赋文则唯强调其祛风之能，余皆不提，实有偏颇之嫌。其次，赋文将其列入平性类药，而实则平偏凉。

【来源】蒺藜科植物蒺藜 *Tribulus terrestris* L. 的干燥成熟果实。

【药性】苦、辛，平。归肝经。

【性能特点】苦泄辛散，平而偏凉，专入肝经。既平抑肝阳、疏肝解郁，又散风止痒、明目，并兼行气活血。集平肝、疏肝、散风、行气血于一体，平抑肝阳力一般，而疏散力却较强，治风痒多用。治肝阳亢、肝郁均可投，兼气滞血瘀或风痒者最宜。

【功效应用】平肝，疏肝，祛风，明目，止痒，行气活血。治肝阳上亢，常配钩藤、天麻、珍珠母等。治肝郁胸胁痛，常配柴胡、枳壳、香附、赤芍等。治风热目赤多眵多泪，常配菊花等，如《中国药品实用手册》明目蒺藜丸。治风疹瘙痒，常配荆芥、炒苍耳子、地肤子、防风等。治白癜风，单用研末服，外用补骨脂酊涂，并用紫外线照射。治气滞血瘀，症见经闭者，常配当归、川芎、红花等；症见癥瘕者，常配土鳖虫、丹参、桃仁等。治肝郁缺乳，常配柴胡、当归、路路通、漏芦等。

【用法用量】内服 6 ～ 9g，煎汤或入丸散。外用适量，泡酒涂。

【使用注意】因其苦泄辛散行血，故孕妇及气血亏虚者不宜服。

人　参

【赋文】人参润肺宁心，开脾助胃。

【注释】赋文的原意是：人参能润肺宁心、健助脾胃。人参为补气强壮第一要药，赋文虽揭示了人参与脾肺有关的效用，但不够精准，如"润肺"当作"益肺气"，因补气力强而常用"大补元气"之语表述等。其次，其通过大补元气，尚能生津、益智安神，而赋文未言实憾。其三，赋文将其列为平性类药，而实则如《名医别录》所云其性微温。

【来源】五加科植物人参 *Panax ginseng* C. A. Mey. 的干燥根。

【药性】甘、微苦，微温。归脾、肺经。

【性能特点】甘补微温，微苦不泄，入肺脾经。肺主一身之气，脾为后天之本。脾肺气足，则元气得补。善补脾肺之气、大补元气而生津、益智、安神。补气强壮力强，为治虚劳内伤第一要药，气虚重症与气阳两虚证最宜。

【功效应用】大补元气，补脾益肺，生津安神。治气虚欲脱、脉微欲绝，大量单用，即《景岳全书》独参汤。治气阳双脱，常配附子，即《重订严氏济生方》参附汤。治气阴虚脱，常配麦冬、五味子，即《内外伤辨惑论》生脉散。治脾气虚弱，常配白术、茯苓、甘草，如《景岳全书》参术膏、《和剂局方》四君子汤。治肺气虚之久咳，可配五味子、紫菀、款冬花等。治肺肾两虚喘息，常配蛤蚧、核桃仁等，如经验方人参蛤蚧散、《济生方》人参胡桃汤。治热病气津两伤，症见高热汗出不止气短倦怠者，常配石膏、知母等，如《伤寒论》白虎加人参汤；症见身热骤退、神疲凉汗者，常配麦冬、五味子等，如《内外伤辨惑论》生脉散。治气津两伤消渴，常配山药、麦冬、五味子等。治血虚萎黄，常配当归、熟地黄、制何首乌等。治气血双亏，常配黄芪、当归、龙眼肉等，如《校注妇人良方》归脾汤。治阳痿，常配鹿茸、菟丝子、淫羊藿等，如《全国中药成药处方集》人参鹿茸丸、参茸卫生丸。

此外，治气虚外感，常配羌活、防风等；治里实正虚，常配大黄、芒硝、枳实等。又能抗癌（有效成分为人参皂苷），治各种癌症，尤其是化疗、放疗或手术切除后体虚者，单用或配黄芪、仙鹤草等。

【用法用量】内服，一般用 5～9g，宜文火另煎，对入其他药汤内服。日常保健 1～3g，水煎或沸水泡服。益气救脱可用 15～30g，煎汁分数次灌服。研末吞服，每次 0.5～1g，日服 1～2 次。野生人参功效最佳，多用于挽救虚脱；生晒人参性较平和，适用于气阴不足者；红参药性偏温，多用于气阳两虚者。

【使用注意】因其甘补微温，故骨蒸劳热、血热吐衄、肝阳上亢、目赤头眩等一切实证、火郁证均忌服。服用人参时，不宜饮茶水和吃白萝卜。反藜芦，畏五灵脂，恶莱菔子、皂荚，均忌同用。服人参腹胀、烦躁不安，可用炒莱菔子、炒枳壳煎汤服而解之。为防其温热助火，常配麦冬、天冬等。为防作胀，常配陈皮、炒枳壳等。长期、过量服用易患滥用人参综合征。

蒲 黄

【赋文】蒲黄止崩治衄，消瘀调经。

【注释】崩：崩漏。衄：衄血，详有数种而以鼻衄为多。消瘀：消散瘀血，或化瘀。

赋文的原意是：蒲黄止崩漏，治衄血，化瘀调经。蒲黄集化瘀、止血、利尿于一体，赋文虽抓住了其效用的要点，但未言其作用机理。其次，蒲黄生用与炒炭用的性效有别，且为常用的花粉类药，这些往往影响其效用。

【来源】香蒲科植物水烛香蒲 *Typha angustifolia* L. 或同属植物的干燥花粉。

【药性】甘，平。归肝、心包经。

【药性特点】甘缓滑利，性平不偏，生行炒敛，入肝心包经。花粉类常用药。生用滑利，主行瘀而止血，兼利小便；炒炭敛兼散，主以收敛，略兼散瘀。为化瘀止血之要药，尤善治崩漏及尿血。出血瘀重有热者宜生用，而无瘀或瘀轻、热不明显者则宜炒炭用。单用或入复方，内服或外敷皆可，并常配五灵脂。

【功效应用】化瘀止血，利尿。治出血诸证，属尿血者，常配小蓟、生地黄、栀子、白茅根等；属肺热衄血者，可配青黛、黄芩、生地黄、血余炭等；属吐血唾血者，单用或配大蓟、小蓟、仙鹤草等；属崩漏者，常配五灵脂、仙鹤草、三七、棕榈炭等；属外伤出血者，常单用或配乌贼骨等份研末外敷。治瘀血诸证，属心腹瘀痛者，单用或配川芎、红花、延胡索等；属痛经者，常配五灵脂等，如《和剂局方》失笑散；属经闭者，常配五灵脂、桃仁、红花、当归等；属产后瘀阻有寒者，常配五灵脂、当归、熟地黄、炮姜等，如《和剂局方》黑神散；属产后瘀阻兼热者，常配牡丹皮、生地黄、荷叶等，如《和剂局方》蒲黄散；属伤损瘀肿者，单用或配丹参、红花、乳香等。治疮疖肿痛者，可配金银花、连翘、蒲公英等。治血淋涩痛，常配栀子、木通、藕节、滑石等，如《重订严氏济生方》小蓟饮子。

【用法用量】内服 3～10g，包煎或入丸散。外用适量，掺用或调敷。止血炒炭、生用皆可，活血、利尿当生用。

【使用注意】因其生用能收缩子宫，故孕妇慎服。

天南星

【赋文】岂不以南星醒脾，去惊风痰吐之忧。

【注释】南星：天南星。醒脾：多指芳香化湿祛除湿邪困脾之证而言。去：通"祛"。惊风：小儿惊风，有急惊、慢惊之分。痰吐：吐痰。忧：忧患，可引申为病患、疾患。

赋文的原意是：难道不是用天南星醒脾之能，祛除惊风吐痰之忧患吗？天南星既燥湿化痰，又祛风止痉，善祛经络风痰。赋文虽昭示其能治惊风吐痰，但表述不够精准。其次，天南星外用能消肿散结，而赋文未言及。其三，赋文云其"醒脾"，其既无芳香化湿之能，何来醒脾之效？其四，赋文据《日华子本草》所云将其列入平性类药，而实则如《神农本草经》所云其性温。

【来源】天南星科植物天南星 *Arisaema erubescens*（Wall.）Schott 等的干燥块茎。

【药性】苦、辛，温。有毒。归肝、肺、脾经。

【性能特点】苦燥辛散，温化有毒。内服入脾肺经，除脾肺湿痰而燥湿化痰；入肝经，除肝经风痰而祛风止痉。既治湿痰，又治风痰，湿痰、风痰皆宜，兼寒者尤佳，兼热者当配苦寒之品。生者外用，善攻毒、散结、消肿，治瘰疬、痰核未溃。功似半夏而力强，长于祛除经络风痰而止痉。治脾胃湿痰，以半夏为主天南星辅之；治经络风痰，以天南星为主半夏辅之。

【功效应用】燥湿化痰，祛风止痉，消肿散结。治顽痰湿痰之咳嗽痰多，属寒者，常配半夏、陈皮，如《洁古家珍》玉粉丸；属热者，可配半夏、陈皮、黄芩等。治风痰眩晕，常配半夏、陈皮、白术、天麻等。治中风痰壅、口眼㖞斜，常配白附子、半夏、川乌等，如《和剂局方》青州白丸子。治癫痫抽搐（痰湿蒙蔽），常配半夏、全蝎、僵蚕等，如《杨氏家藏方》五痫丸。治外风引动内风之破伤风，常配防风、白芷、天麻等，如《外科正宗》玉真散。治瘰疬、痰核、疮肿未溃，生用研末外敷（天灸）。

此外，治宫颈鳞状上皮癌，单用生品，内服与外用并施。

【用法用量】内服煎汤 3～10g，入丸散每次 0.3～1g。外用适量，生品研末调敷。

【使用注意】因其温燥有毒，故阴虚燥咳者忌服，孕妇慎服。生品毒大，一般不作内服。

三　棱

【赋文】三棱破积，除血块气滞之证。

【注释】破积：破坚积，包括积聚、食积；使用"破"字，是表明其力强也。

赋文的原意是：三棱破坚积，除血块、气滞之病证。赋文虽寓意三棱善破血行气，揭示了其主要效用，但表述不明晰与精准，故特予细释之。

【来源】黑三棱科植物黑三棱 *Sparganium stoloniferum* Buch.-Ham. 的干燥块茎。

【药性】苦、辛，平。归肝、脾经。

【性能特点】苦泄辛散，平而不偏，入肝脾经。既入血又入气，药力颇强，为走泄之品，凡血瘀、气滞、食积重症可投，无论兼寒兼热均宜。与莪术相比，虽均能破血行气、消积止痛，但性平而破血力较强（古人谓其"削坚"）。治血瘀、气滞、食积重症，常与莪术相须为用，无论兼寒兼热或有无疼痛均可酌选。

【功效应用】破血行气，消积止痛。血瘀气滞诸证皆宜。治经闭痛经，常配莪术、当归、丹参等。治癥瘕积聚，常配莪术、丹参、土鳖虫等。治产后瘀阻，常配莪术、益母草、当归、炮姜等。治宫外孕有包块，常配莪术、丹参、当归等。治食积脘腹胀痛，常配莪术、枳实、青皮、鸡内金、炒莱菔子等。

此外，研究证明，其能抗肿瘤，用于原发肝癌。

【用法用量】内服 3～10g，煎汤或入丸散。醋制均能增强止痛作用。

【使用注意】因其泄散，能破血行气，故体虚无积、孕妇及月经过多者忌服。

没食子

【赋文】没石主泄泻而神效。

【注释】没石：没石子，今称没食子。

赋文的原意是：没石子主泄泻而效果良好。没食子功专涩敛，内服外敷皆效，赋文只指出止泻神效而未言其他。其次，赋文将其列入平性类药，而实则性温。

【来源】源于没食子蜂 *Cynips gallae-tinctoriae* Oliv. 的幼虫，寄生于壳斗科植物没食子树 *Quercus infectoria* Oliv. 幼枝上所产生的虫瘿。

【药性】苦、涩，温。归肺、脾、肾经。

【性能特点】苦温涩敛色黑，入肺脾肾经。中涩肠而止泻，下固肾而涩精，上敛肺而止咳，并走血与肌肤而止血、敛疮。善治肠滑泻痢、肾虚遗精、肺虚久咳等。

【功效应用】涩肠，固精，止咳，止血，敛疮。治久泻久痢，可配煨诃子、肉豆蔻等。治血痢无度，可配椿白皮等。治肾虚遗精，可配五味子、桑螵蛸、菟丝子等。治盗汗，可配知母、黄柏、糯稻根须、桑叶等。治肺虚久咳、咯血，可配诃子、川贝母、百部、仙鹤草等。治便血、痔血，可配地榆炭、槐花、椿白皮等。治创伤出血，可配血竭、儿茶等研末外用。治疮疡久不收口，单用或入复方。治口疮，可配金银花、生甘草等。治齿痛，单用研末，绵裹适量，当痛之处咬定。

【用法用量】内服煎汤 5～10g，或入丸散。外用适量，研末撒或调敷。

【使用注意】因其苦涩温敛，故湿热泻痢初起或内有积滞者忌服。

皂　角

【赋文】皂角治风痰而响应。

【注释】皂角：又称皂荚。响应：响，回声；响应，回声响应也；比喻效果快速也。

赋文的原意是：皂角治风痰而药到即效。皂角善祛痰、开窍、祛风、杀虫、攻毒，赋文虽综合《神农本草经》皂荚"主风痹死肌……风头泪出"，《日华子本草》皂荚"除头风，消痰……治中风口禁"而撰，但欠精准与全面。其次，皂角内服与吹鼻的功效应用有别。其三，赋文将其列入平性药，而实则性温。其四，皂角有小毒，当熟知。

【来源】豆科植物皂荚 *Gleditsia sinensis* Lam. 的干燥果实。

【药性】辛、咸，温。有小毒。归肺、大肠经。

【性能特点】辛温走窜，咸能软坚，燥烈有毒，上入肺经，下走大肠经。内服豁痰导滞、祛湿除垢、通利二便，以祛胶结顽痰、通利气道而止咳。入鼻则嚏，入喉则吐，宜涌吐痰涎而开窍通闭。外用攻毒散结、祛风杀虫、除垢，以消肿、止痒。既为治顽痰咳喘之猛药，又为治痰闭神昏之峻剂。

【功效应用】祛痰止咳，开窍通闭，祛风杀虫，攻毒散结。

治顽痰咳喘，症见时时吐浊、但坐不得眠者，单用研末为丸，如《金匮要略》皂荚丸；症见痰黄胶黏难咯者，可配海浮石、瓜蒌等。治痰闭神昏，常配细辛各等量，研细末，吹入鼻孔，如《丹溪心法附余》通关散。治麻风疥癣，鲜品捣敷或陈醋泡后研末调涂；也可内服。治疮肿未溃，单用熬膏涂敷，或研末外敷。

【用法用量】内服，焙焦存性研末，每次 0.8 ～ 1.5g；煎汤，1.5 ～ 5g；或入丸散。外用适量，研末吹鼻或调涂，煎水洗，或鲜品捣烂敷，也可制成肛门用栓剂。

【使用注意】因其辛温燥烈有毒，故非顽痰实证体壮者不宜投，孕妇、气虚阴亏及有咯血倾向者忌服。过大量可引起中毒，中毒症状多在服药后 2 ～ 3 小时内出现，初期可见咽喉干、上腹饱胀、灼热感，继之可出现呕吐、腹泻、面色苍白、头痛、头昏、全身无力、四肢酸麻，甚则脱水、呼吸急促、心悸、痉挛、神昏，最后可因呼吸中枢抑制而窒息，或肾功能障碍而危及生命，故内服切忌用量过大。

桑螵蛸

【赋文】桑螵蛸疗遗精之泄。

【注释】泄：滑泄。

赋文的原意是：桑螵蛸疗遗精之滑泄。桑螵蛸涩敛下焦与补肾助阳并俱，赋文虽明言桑螵蛸最善治遗精之滑泄，但显得单一，其主治病证远非只此一证。其次，未言其能补肾助阳，又显缺憾。其三，赋文将其列入平性类药，而实则平而偏温。

【来源】螳螂科动物大刀螂 *Tenodera sinensis* Saussure 等的干燥卵鞘。

【药性】甘、咸，平。归肾、肝经。

【性能特点】甘能补，咸入肾，平偏温，兼涩敛，入肾肝经，为血肉有情之品。既补益又收敛，为补肾助阳、固精缩尿之良药，凡肾虚阳衰、下焦滑脱不禁咸宜，尤以遗尿尿频用之为佳。

【功效应用】固精缩尿，补肾助阳。治阳虚不固，症见遗尿尿频者，常单用或配乌药、益智仁、山药等；症见遗精滑精者，常配覆盆子、枸杞子、沙苑子、菟丝子等。治肾虚阳痿，常配淫羊藿、枸杞子、羊红膻等。治宫冷不孕，常配覆盆子、当归、艾叶、淫羊藿等。治带下清稀不止，常配覆盆子、山药、乌贼骨、鹿角霜等。

【用法用量】内服 3 ～ 10g，宜入丸散，也可煎汤。

【使用注意】因其补肾助阳固涩，故膀胱湿热者忌服，阴虚火旺者不宜服。

鸭头血

【赋文】鸭头血医水肿之盛。

【注释】鸭头血：鸭头与鸭血，故而名之。盛：严重也，可引申为重症。

赋义的原意是：鸭头、血能医治重症水肿。据考，此文据《新修本草》引《名医别录》鸭头"主水肿，通利小便"，血"主解诸毒"而撰，是全赋文中又一将两药合论的条文，而今之中医药专著均将鸭头与鸭血单列，即鸭血补血、解毒，鸭头利水消肿，当知。其次，赋文将其列入平性类药，而实则性凉。其三，此次释解仍尊重原文，将二者合论，并予以细释之。

【来源】鸭科动物家鸭 *Anas domestia* Linnaeus 的头部和鲜血。

【药性】咸，凉。归肝、肾经。

【性能特点】咸走血入肾，入肝肾经。善利尿消肿、补血解毒，治水肿有热、虚劳贫血与药物中毒。

【功效应用】利水消肿，补血，解毒。治阳水暴肿、面赤尿涩、烦躁喘急，可配炒甜葶苈子 60g 水煎熬膏，汉防己末 60g，以绿头鸭血同头合捣，丸如梧桐子大，每取 70 丸，木通汤送下，日 3 次，即《本草纲目》引《外台秘要》鸭头丸。治劳伤吐血，鸭血适量，冲热酒服。治贫血虚弱，鸭 1 只，取血，加适量清水，隔水蒸熟，再和入好酒 1 汤匙服。治咽喉肿痛，取鸭嘴、胆矾为细末，每取适量，醋煎一二沸，呷入口，吐即得。治药物中毒，以白鸭血趁热服。

【用法用量】鸭头入丸散服，每取适量；鸭血趁热生饮或隔水蒸熟服，每次 100～200mL。外用适量，鸭头捣敷，鸭血涂敷。

蛤　蚧

【赋文】蛤蚧治劳嗽。

【注释】劳嗽：虚劳喘嗽。

赋文的原意是：蛤蚧治虚劳咳嗽。蛤蚧能补肺气、助肾阳、益精血、定喘嗽，赋文虽指出了蛤蚧的主治最宜，但却未言及其功效。其次，赋文将其列入平性类药，而实则平偏温。

【来源】壁虎科动物蛤蚧 *Gekko gecko* Linnaeus 除去内脏的干燥体。

【药性】咸，平。归肺、肾经。

【性能特点】咸平补虚而偏温，入肺肾经。善补肺气、助肾阳、益精血、定喘嗽。为血肉有情之品，治肺虚咳嗽、肾虚作喘良药，肾不纳气者尤佳。药力缓，久服方效。

【功效应用】补肺气，助肾阳，定喘嗽，益精血。治肺虚咳嗽，常配人参、苦杏仁、五味子、百部等。治肾虚作喘，常配人参、知母、川贝母等。治支气管哮喘缓解期属肺肾两虚者，单用研末服或入复方。治阳虚精亏之阳痿遗精、腰膝酸软，常单用或配人参、鹿茸、淫羊藿、杜仲等浸酒服。

【用法用量】内服，煎汤 6～9g，研末每次 1～2g，浸酒每次 1～2 对。古人认为尾部力强，入药只用尾。当代研究证明，全体也有效。古人又认为眼有毒而使用时须去头足。临床研究表明，眼无毒。故今之临床多用全体而不去头足。

【使用注意】因其滋补助阳，故风寒、实热及痰湿喘咳者忌服。

牛蒡子

【赋文】牛蒡子疏风壅之痰。

【注释】疏：宣疏。风壅之痰：风热袭肺、肺失清肃导致的痰壅。

赋文的原意是：牛蒡子宣疏肺经风热而祛痰壅。牛蒡子升降并举，既清宣风热而发表、透疹、祛痰，又滑利二便而解热毒、利咽、疗疮。赋文虽强调牛蒡子的宣疏之能，但因未言其他而显得偏颇。其次，赋文据《名医别录》所云将其列入平性类药，而实则性寒。

【来源】菊科植物牛蒡 *Arctium lappa* L. 的干燥成熟果实。

【药性】辛、苦，寒。归肺、胃经。

【性能特点】辛散苦泄，寒清滑利，入肺胃经。既清散风热而解表、透疹，又宣肺祛痰而利咽、止咳；还滑利二便，导热（疹）毒排出而清解消疮肿。凡风热、热毒、肺热、痰热所致病证皆宜，兼二便不利者尤佳。

【功效应用】散风清热，宣肺祛痰，透疹解毒，利咽消肿。治风热感冒，常配金银花、连翘、荆芥穗等，如《温病条辨》

银翘散。治温病初期（卫分），常配金银花、连翘等。治咳嗽，属风热者，常配桑叶、桔梗、菊花、芦根等；属肺热者，常配桑白皮、黄芩、生石膏等；属痰热者，常配桔梗、瓜蒌、浙贝母、竹茹等；属肺阴虚有热之咳嗽少痰者，常配南沙参、川贝母等。治麻疹，初期者常配荆芥穗、蝉蜕等；中期者常配金银花、大青叶等。治风疹瘙痒，常配荆芥穗、地肤子、蝉蜕等。治咽喉肿痛，常配桔梗、生甘草、玄参、板蓝根，如《东垣试效方》普济消毒饮。治痈肿疮毒，常配瓜蒌、金银花、生甘草等，如《瑞竹堂经验方》瓜蒌散。治乳痈肿痛，常配蒲公英、瓜蒌、漏芦、夏枯草等。

【用法用量】内服 3 ～ 10g，煎汤，或入散剂。入煎剂宜打碎。炒用寒性减。

【使用注意】因其寒清滑利，故脾虚便溏者不宜服。

全　蝎

【赋文】全蝎主风瘫。

【注释】风瘫：中风偏瘫，或称中风半身不遂，此乃肝风内动所致。

赋文的原意是：全蝎主治风瘫。据考，赋文据《开宝本草》全蝎"疗中风半身不遂"而撰，虽揭示了全蝎的主治最宜，但缺漏甚多。其次，全蝎集息风、通络、攻毒等功于一体，而赋文却均未提及，故特予细释之。

【来源】钳蝎科动物东亚钳蝎 *Buthus martensii* Karsch 的干燥体。

【药性】辛，平。有毒。归肝经。

【性能特点】辛散平而有毒，虫类搜剔走窜，专入肝经。善息肝风而止痉挛，通经络而止疼痛，攻邪毒与散结肿，为治风动痉抽、顽痹拘挛、恶疮肿毒之要药。功似蜈蚣而性平，毒性与药力稍缓，常相须为用以增药力。蝎尾毒大力强，高温下毒性大减乃至无毒。

【功效应用】息风止痉，通络止痛，攻毒散结。治中风口喝，常配白附子、僵蚕等，如《杨氏家藏方》牵正散。治半身不遂，常配蜈蚣、黄芪、赤芍、地龙等。治惊风抽搐，属肝热急惊，常配牛黄、朱砂、胆南星、龙胆等；属脾虚慢惊，可配党参、天麻、白术、茯苓等。治癫痫抽搐，常配蜈蚣、郁金、天麻、制胆南星等。治破伤风，常配蜈蚣、制胆南星、防风、僵蚕等。治狂犬病，常配蜈蚣、马钱子、制胆南星、蕲蛇等。治风湿顽痹，常配蜈蚣、川乌、马钱子、威灵仙等。治头风头痛日久不愈，常配蜈蚣、川芎、细辛、蔓荆子等。治瘰疬痰核，常配蜈蚣、夏枯草、猫爪草、浙贝母等。治恶疮肿毒，常配蜈蚣、雄黄、麝香、儿茶等。治癌肿，常配蜈蚣、雄黄、麝香、蟾酥等。

【用法用量】内服，煎汤 2～5g；研末每次 0.6～1g。研末服不宜过量，蝎尾用量为全蝎的 1/3。外用适量，研末调敷，或做成药线插入疮疡的瘘管中。

【使用注意】因其有毒，辛散走窜，故内服用量不宜过大，孕妇及血虚生风者慎服。

酸枣仁

【赋文】酸枣仁去怔忡之病。

【注释】去：通"祛"，可引申为治疗。怔忡：心悸之重证，心中筑筑惕惕不安。

赋文的原意是：酸枣仁治怔忡之病证。酸枣仁善安神、敛汗，为滋养性安神要药，赋文虽昭示了酸枣仁善治心悸怔忡而暗示其有安神之功，但却未言其治虚汗而有敛汗之能，实当予以细释之。

【来源】鼠李科植物酸枣 *Ziziphus jujuba* Mill. var. *spinosa*（Bunge）Hu ex H.F.Chou 的干燥成熟种子。

【药性】甘、酸，平。归肝、胆、心经。

【性能特点】甘补酸敛，性平不偏，入肝胆心经。既养肝益胆补心而安神、生津，又兼收敛津液而止汗。滋养性安神良药，无寒热之偏，善治虚烦不眠，兼虚汗不止或津亏者尤佳。自汗、盗汗亦治，兼失眠者尤宜。

【功效应用】养心安神，敛汗。治虚烦不眠，属肝虚有热者，常配知母、川芎等，如《金匮要略》酸枣仁汤；属心肾两虚者，常配生地黄、麦冬等，如《摄生秘剖》天王补心丹；属心脾两虚者，常配当归、人参等，如《校注妇人良方》归脾汤；属心胆两虚者，常配茯神、枳壳、竹茹等。治体虚多汗，属气虚自汗者，常配黄芪、浮小麦、白术等；属阴虚盗汗者，常配知母、黄柏、五味子等。

此外，古有熟酸枣仁醒脾之说，今人以大量炒酸枣仁，治夏日湿邪困脾之头昏神差者取效，并常配滑石、石菖蒲等同用。

【用法用量】内服，煎汤 6～15g，捣碎入煎；研末每次 1～1.5g，睡前吞服；或入丸散。阴虚失眠有热象者宜生用。

【使用注意】因其兼收敛之性，故内有实邪郁火者慎服。

桑寄生

【赋文】尝闻桑寄生益血安胎，且止腰痛。

【注释】赋文的原意是：曾听说，桑寄生益血安胎，而且止腰痛。桑寄生扶正与祛邪两相兼，赋文虽揭示桑寄生益血安胎、止腰痛，但却未言补肝肾、强筋骨与祛风湿之能，使后学不能窥其效用之全貌，故广而细释之。

【来源】桑寄生科植物桑寄生 *Taxillus chinensis*（DC.）Danser 的干燥带叶茎枝。

【药性】苦、甘，平。归肝、肾经。

【性能特点】苦燥甘补，性平不偏，入肝肾经。既长于养血而补肝肾、强筋骨、安胎，又祛风湿，善治血虚或肝肾亏虚兼风湿痹痛，以及肝肾虚之胎漏、胎动不安。

【功效应用】祛风湿，补肝肾，强筋骨，安胎。治痹痛兼肝肾虚，常配独活、地黄、秦艽等，如《备急千金要方》独活寄生汤。治肝肾虚腰膝酸软，常配熟地黄、当归、杜仲、牛膝等。治肝肾虚胎漏胎动，常配阿胶、菟丝子、续断、杜仲等。

此外，还能降血压，治高血压属肝肾亏虚，常配天麻、钩藤、杜仲、牛膝、茯苓、当归、磁石等。治小儿麻痹症，可配淫羊藿、杜仲等。

【用法用量】内服 10～20g，煎汤，入丸散，或浸酒，或鲜品捣汁服。

大腹子

【赋文】大腹子去膨下气，亦令胃和。

【注释】大腹子：槟榔。去：通"祛"，祛除。膨：膨胀、胀满。

赋文的原意是：大腹子祛除膨胀下气，亦能使胃和降。槟榔集行气、消积、利水湿、杀虫、截疟于一体，而赋文只揭示了除胀满、下气、和胃，而未言其余。其次，赋文将其列入平性类药，而实则性温。其三，大腹子既为槟榔，且前文已有槟榔而此为何又出大腹子？细析赋文对二者的表述，槟榔条云其能"豁痰""逐水""杀寸白虫"，突出其消痰、利水、杀虫之功，而本条却云其能"去膨下气""令胃和"，突出其行气消积之效，体现了赋文作者所处时代的医药学家对槟榔与大腹子性效相异的一种认识，今仍从之而分述。

【来源】棕榈科植物槟榔 *Areca catechu* L. 的干燥成熟种子。

【药性】苦、辛，温。归胃、大肠经。

【性能特点】苦降质重，辛散温通，入胃大肠经。既驱杀肠道寄生虫，又行气、缓通便而消积，还利水除湿、杀疟原虫而截疟。主杀绦虫，兼杀蛔虫、蛲虫、钩虫（古称伏虫）、姜片虫（古称赤虫）等肠寄生虫；兼通大便，力较强，能促使虫体尽快随大便排出体外。又下气消积，治食积兼气滞胀痛或便秘者尤宜。还利水除湿，使水湿从二便出。凡苔腻水湿内停可投，兼寒者径用，兼热者当配苦寒清热燥湿之品。炒焦后消积力强而行气利水作用却减弱，治湿阻中焦兼食积者宜投。

【功效应用】杀虫，下气消积，利水除湿，截疟。治绦虫病，单用生品 120g 水煎空腹服即可，或配生南瓜子 120g，晨起先嚼食吃南瓜子，待槟榔液煎好后，倒出待温服下；若虫体大部排出而头部仍在体内，可改用雷丸或鹤草芽研末服。治蛔虫病，常配使君子、苦楝皮、鹤虱等。治钩虫病，常配苦楝皮、雷丸、鹤虱等。治蛲虫病，常配苦楝皮、鹤虱、贯众、芦荟等。治姜片虫病，单用生饮片 120g，水煎服，或配牵牛子等。治鞭毛虫病，单用生饮片 50g，水煎取液，和蔗糖温服。治食积气滞胀痛便秘，常配木香、青皮、大黄等，如《儒门事亲》木香槟榔丸。治湿热泻痢里急后重，可配木香、黄连、芍药等，如《素问病机气宜保命集》芍药汤。治水肿，常配商陆、茯苓、泽泻等，如《严氏济生方》疏凿饮子。治寒湿脚气浮肿，常配木瓜、吴茱萸、陈皮等，如《朱氏集验方》鸡鸣散。治疟疾寒热，常配常山，或加草果、柴胡、知母等，如《伤寒保命集》截疟七宝饮。

此外，治急腹症，常配木香、柴胡等。治肝胆结石，常配大黄、金钱草、郁金、海金沙、鸡内金等。

【用法用量】内服 6～15g，煎汤或入丸散。驱绦虫宜生用。若单用杀绦虫、姜片虫时，可用 60～120g。外用适量，煎水洗或研末调。焦槟榔长于消积，为焦四仙之一。

另据临床观察，驱绦虫用鲜品为佳，煮前用水泡好，直接注入十二指肠比口服好，加泻药效果更好。

【使用注意】因其行气、缓通便，故脾虚便溏及气虚下陷者不宜服。有一定毒性，中毒后常见恶心、呕吐、腹痛、心慌等，可用洗胃、肌内注射阿托品等法救治。

小 草

【赋文】小草远志，俱有宁心之妙。

【注释】赋文述及小草与远志两药。小草：始载于南北朝《名医别录》，远志之苗也。

赋文的原意是：小草、远志，均有宁心安神之妙。此条单释小草，其功似远志而性平，赋文虽强调其安神，而未言其祛痰、消痈之能，故特予细释之。

【来源】远志科植物远志 *Polygala tenuifolia* Willd. 和西伯利亚远志 *Polygala sibirica* L. 的干燥茎叶。

【药性】辛、苦，平。归肺、心经。

【性能特点】辛散苦泄，平而不偏。入肺经，能祛痰而止咳，治咳嗽痰多无论寒热均宜。入心经，能散郁结、益心气而安神，治心神不安无论虚实皆可；入心肺经，能散郁结而消痈肿，内服外敷皆善。

【功效应用】祛痰，安神，消痈。治咳嗽痰多，可配化橘红、桔梗、清半夏、紫菀等。治虚劳忧思过度之虚烦不安，可配黄芪、麦冬、当归、酸枣仁等，如《济生方》小草汤。治心风烦热，恍惚，狂言狂语，时复惊恐，不自知觉，可配柏子仁、铁精、龙齿、天竺黄、生地黄、琥珀等，如《圣惠方》小草散。治梦遗失精，可配酸枣仁、龙骨、沙苑子、菟丝子等。治胸痹心痛，可配桂心、干姜、细辛、炮附子等，如《古今录验》小草丸。治痈肿疮毒，内服可配蒲公英、金银花、连翘等，外敷可单用鲜品捣敷。

【用法用量】内服 3 ～ 10g，煎汤，或入丸散。外用适量，捣敷。

【使用注意】因其辛散苦泄，有伤阴之虞，故阴虚津亏火旺者慎用。

远 志

【赋文】小草远志，俱有宁心之妙。

【注释】赋文述及小草与远志两药。远志：始载于汉代《神农本草经》，为小草等的干燥根。

赋文的原意是：小草、远志，均有宁心安神之妙。此条单释远志，其功似小草，赋文虽强调其宁心安神之功，而未言其祛痰、开窍、解郁、消痈之能，故特予细释之。

【来源】远志科植物远志 *Polygala tenuifolia* Willd. 等的干燥根。

【药性】辛、苦，温。归心、肾、肺经。

【性能特点】辛散苦泄温通。入心肾经，既助心阳、益心气，又使肾气上交于心，以益智安神；还祛痰解郁，开心窍、开脑窍，以醒神定志。入肺经，祛痰浊，以止咳喘。为温性安神药，神志不安有寒或热不甚者最宜，兼热者须配寒凉性安神药。既宁心安神益智又祛痰解郁开窍，迷惑神乱属心虚或痰蔽者宜用。

【功效应用】宁心益智安神，祛痰解郁开窍，消散痈肿。治惊悸失眠，常配石菖蒲、人参、龙齿、茯神等，如《医学心悟》安神定志丸。治迷惑、神志错乱，属痰浊蒙蔽心窍者，常配石菖蒲、郁金等；属心气虚者，常配人参、茯神等，如《备急千金要方》开心散。治寒痰咳喘兼失眠，常配苦杏仁、化橘红、半夏、紫菀等。治乳痈疮肿，单用泡酒饮敷渣，或配金银花、连翘、蒲公英等。

【用法用量】内服 3 ～ 10g，煎汤或入丸散。外用适量，泡酒涂，或研末调敷。生品善开散，祛痰开窍宜投；制者性平和，胃气虚弱者宜选；蜜制者性兼滋润，安神宁心宜遣。

【使用注意】因其温燥，内服刺激性较强，故实火、痰热、胃炎或溃疡病患者慎服。

木　通

【赋文】木通猪苓，尤为利水之多。

【注释】赋文述及木通与猪苓两药。多：多用、常用也。

赋义的原意是：木通、猪苓，利水尤为常用。此条单释木通，其为清泄通利之品，赋文只揭示其利尿之功，而未言其清热、通经之能。其次，赋文据《神农本草经》所云将其列入平性类药，而实则性寒。其三，木通、通草、通脱木古今名实混淆，亦当明辨熟知。

【来源】木通科植物五叶木通 *Akebia quinata*（Thunb.）Dccnc. 等的干燥藤茎。

【药性】苦，寒。归心、小肠、膀胱经。

【性能特点】苦寒通利清降，既入膀胱经，又入心与小肠经。既清心与小肠之火，又清利膀胱湿热而使湿热火毒从小便出，还通利血脉关节而通经、下乳，为治心火、湿热及缺乳之要药。与通草相比，虽均为寒凉通利之品，但苦寒清利力强，善通经而下乳。

【功效应用】清热泻火，利尿通淋，行血通经，下乳。治心火上炎，常配黄连、竹叶、生甘草、栀子等。治心火移热小肠，常配栀子、生地黄、竹叶等。治湿热淋痛，常配车前子、栀子、萹蓄、泽泻等，如《和剂局方》八正散。治水肿兼热，常配茯苓、猪苓、泽泻、车前子等。治脚气浮肿，常配土茯苓、生薏苡仁、川牛膝、黄柏等。治热痹肿痛，常配忍冬藤、络石藤、豨莶草、秦艽等。治瘀血经闭，常配当归、赤芍、红花、桃仁等。治缺乳，属气虚血少者，常配党参、黄芪、当归、猪蹄甲等；属肝郁气滞者，常配柴胡、当归、白芍、穿山甲等。

【用法用量】内服 3～6g，煎汤，或入丸散。

【使用注意】因其苦寒通利，故滑精、气弱、津伤及妇女月经期慎服，孕妇及脾胃虚寒者忌服。

【附注】木通、通草古今名实混淆。汉代，《神农本草经》仅有通草之名。唐初，甄权《药性论》始有木通之名。唐中期，《本草拾遗》有通脱木之名。宋代，《证类本草》将三者合而为一。明代，《本草纲目》将通脱木定为通草，通草、木通合称木通。清代，将《本草纲目》之厘定付诸实践。今之木通为《神农本草经》之通草，今之通草为《本草拾遗》之通脱木。

猪 苓

【赋文】木通猪苓，尤为利水之多。

【注释】赋文述及木通与猪苓两药。多：多用、常用也。

赋文的原意是：木通、猪苓，利水尤为常用。此条单释猪苓，其为甘淡渗利之品，赋文虽精辟地揭示了猪苓的功效，但未言其性能特点与临床应用。

【来源】多孔菌科真菌猪苓 *Polyporus umbellatus*（Pers.）Fries 的干燥菌核。

【药性】甘、淡，平。归肾、膀胱经。

【性能特点】甘淡渗利，平稍偏凉，入肾与膀胱经。利水渗湿而消除水肿与痰饮。利水力强于茯苓而不兼补虚之能，凡水湿内停无论兼寒兼热皆宜。

【功效应用】利水渗湿。治水肿、小便不利，常配茯苓、泽泻、桂枝等，如《丹溪心法》四苓散、《伤寒论》五苓散。治痰饮，常配泽泻、白术、半夏等。治湿浊带下，常配苍术、白术、山药等。治湿浊淋痛，常配车前子、泽泻、土茯苓、滑石等。

此外，治阴虚有热之小便不利或水肿，常配阿胶、滑石、泽泻等，如《伤寒论》猪苓汤。治肺癌、食管癌，将猪苓制成注射液（主含多糖）肌肉注射。

【用法用量】内服 5 ～ 10g，煎汤或入丸散。

莲 肉

【赋文】莲肉有清心醒脾之用。

【注释】莲肉：莲子肉。醒脾：此处引申为健脾。按中药药性理论，醒脾乃芳香气味所主，莲肉味甘而不具芳香气味；而甘能补，故云"健脾"当是。

赋文的原意是：莲肉有清心健脾之功用。赋文虽揭示了莲肉的部分功效，但既不准确，又不全面。首先，莲肉甘平，赋文言"清心"不妥，若作养心之论方是。其次，莲肉尚能止泻、安神、补肾固精，而赋文未言及。

【来源】睡莲科植物莲 *Nelumbo nucifera* Gaertn. 的干燥成熟

种子。

【药性】甘、涩，平。归脾、肾、心经。

【性能特点】甘补涩敛，平而不偏。入脾经，能补脾止泻；入肾经，能益肾固精；入心经，能养心安神。药食兼用，药力平和。与芡实相比，偏于补脾止泻，补力较强，多用于脾虚，素有"脾果"之称。交通心肾而养心安神，治心虚或心肾不交之失眠多梦宜用。

【功效应用】补脾止泻，益肾固精，养心安神（交通心肾）。治脾虚泄泻，常配人参、茯苓、白术等，如《和剂局方》参苓白术散。治肾虚遗精尿不禁，常配芡实、菟丝子、莲须等。治脾肾虚带下不止，属寒者，常配白果、金樱子、芡实、鹿角霜等；属热者，常配苍术、黄柏、车前子等。治虚烦失眠多梦健忘，兼遗滑者，常配炒酸枣仁、龙骨、夜交藤等；属心肾不交者，常配远志、石菖蒲、炒酸枣仁、地黄等；属心脾两虚者，常配五味子、茯苓、党参、炒酸枣仁等。

【用法用量】内服用量 6～15g，煎汤，或入丸散。

【使用注意】因其甘涩止泻，故大便秘结者不宜服。

没 药

【赋文】没药在治疮散血之科。

【注释】在：在不同版本中，或作"乃"，或作"任"，联系句尾"之科"，义以"在"为佳，从之，相当于"属"。治疮散血：治疮疡、散瘀血。科：品类也。

赋文的原意是：没药属治疮疡、散瘀血之品类。没药善活血疗伤，集破血止痛、消肿生肌于一体，药力较强。赋文虽揭示了没药的主治最宜与活血散瘀之能，但却不够精准与全面。其次，内服宜伤胃，当熟知谨慎。

【来源】橄榄科植物没药树 *Commiphora myrrha* Engl. 或其他同属植物茎干皮部渗出的干燥油胶树脂。

【药性】苦，平。芳香。归心、肝、脾经。

【性能特点】苦能泄散，芳香走窜，性平不偏，入心肝脾经。最善破血，血活则痛自止、肿自消、肌自生，故有止痛、消肿、生肌之功。外伤科要药，血瘀及疮肿均宜。与乳香相比，虽二者功效相同，但性平，长于破血散瘀，血瘀无论兼否寒热皆宜，故古云"散瘀止痛没药为雄"。内服因行散而易耗伤正气，外用因生肌而不利于排脓。故治疮肿时：未溃可服，溃后勿服；无脓可敷，脓多勿敷。

【功效应用】破血止痛，消肿生肌。治瘀血阻滞之胸胁肋脘腹痛，常配乳香、川芎、柴胡等。治血瘀痛经、经闭，常配乳香、当归、川芎、红花等。治癥瘕痞块，常配乳香、丹参、土鳖虫等。治跌打损伤，常配乳香、血竭、儿茶、麝香等，如《中国药典》七厘散。治痈疽肿毒坚硬疼痛，常配乳香、雄黄、麝香等，如《外科全生集》犀黄丸。治瘰疬癌肿，常配乳香、麝香、牛黄等。

【用法用量】内服 3～9g，宜炒去油用，煎汤或入丸散。外用适量，研末敷。

【使用注意】因其源于树脂，味苦泄散活血，入煎常致汤液混浊，服后易致呕吐，故用量不宜过大，胃弱者不宜服，孕妇及无血滞者忌服，疮疡溃后勿服，脓多勿敷。

郁李仁

【赋文】郁李仁润肠宣水，去浮肿之疾。

【注释】宣水：宣，宣疏；宣水，宣疏、疏利水道。去：通"祛"。

赋文的原意是：郁李仁润肠利水，祛浮肿之疾。郁李仁善润肠、利水，赋文虽揭示了郁李仁功效与主治病证最宜，但不够准确，故特予细释之。

【来源】蔷薇科植物郁李 *Prunus japonica* Thunb. 等的干燥成熟种子。

【药性】辛、苦、甘，平。归脾、大肠、小肠经。

【性能特点】辛散苦降，甘平油润，入脾、大肠、小肠经。既润燥滑肠又利尿，兼下气，水肿兼肠燥便秘者最宜，兼气滞者亦可。

【功效主治】润肠通便，利水消肿，兼下气。治气滞肠燥便秘，症轻者，常配苦杏仁、柏子仁等，如《世医得效方》五仁丸；症重者，常配炒枳实、姜厚朴、苦杏仁等；兼热者，常配炒枳壳、黄芩、瓜蒌仁、决明子等。治水肿胀满、小便不利，常配桑白皮、赤小豆、白茅根等，如《圣济总录》郁李仁汤。治癃闭便秘，常配甘遂、大黄、牵牛子等。治脚气浮肿兼便秘，可配土茯苓、萆薢、生薏苡仁、川牛膝等。

【用法用量】内服 5～12g，生用打碎煎汤，或入丸散。

【使用注意】因其利尿有伤阴之虞，《珍珠囊》云其"破血"，故孕妇及阴虚津亏者慎服。

茯 神

【赋文】茯神宁心益智，除惊悸之疴。

【注释】疴（kē，科）：病，疾患。

赋文的原意是：茯神能宁心益智，除惊悸之病。赋文虽昭示了茯神的主要效用，但未言其利水之功，故特予细释之。

【来源】多孔菌科茯苓 *Poria cocos*（Schw.）Wolf菌核中靠近松根的部分。

【药性】甘、淡，平。归心、脾经。

【性能特点】甘补淡渗，平而不偏，入心脾经。既善宁养心神而安神，治惊悸、失眠、健忘；又能利水，治小便不利。凡神志不宁无论寒热或兼否脾虚皆宜，兼小便不利或水肿者尤佳。

【功效应用】宁心，安神，利水。治心肾不交之怔忡健忘者，常配沉香等，如《百一选方》朱雀丸。治心虚血少之惊悸失眠，常配人参、当归、酸枣仁等，如《杨氏家藏方》茯神丸。治痰浊蒙蔽心神之健忘者，常配远志、石菖蒲等，如《古今医统》三神散。治小便不利，常配猪苓、泽泻、车前子、茯苓等。

【用法用量】内服 10～15g，煎汤或入丸散。

【使用注意】因其补肾之功，故肾虚小便不利或不禁、虚寒滑精者慎服。

白茯苓

【赋文】白茯苓补虚劳，多在心脾之有眚。

【注释】白茯苓：茯苓。眚（shěng，省）：灾祸，可引申为疾病。多在：多用于也。

赋文的原意是：白茯苓能补虚劳，多用于心脾失调所致的疾病。茯苓扶正与祛邪并俱，药食兼用，赋义只揭示了其补虚劳治心脾失调等扶正之效用，而未涉及利水祛邪之效能，故特予细释之。

【来源】多孔菌科茯苓 *Poria cocos*（Schw.）Wolf 的干燥菌核。

【药性】甘、淡，平。归脾、肾、肺、心经。

【性能特点】甘淡渗利兼补，性平不偏。既入脾肾肺经，利水渗湿而消除水肿与痰饮，健脾而促进水湿运化；又入心经，宁养心神而安神。药食兼用，凡水湿内停，无论寒热或兼否脾虚皆宜，脾虚水肿或湿盛者尤佳。

中医白话解读本丛书

【功效应用】利水渗湿，健脾，宁心安神。治水肿，常配猪苓、白术、泽泻、桂枝等，如《伤寒论》五苓散。治小便不利，常配车前子、猪苓、泽泻等。治痰饮，停于胸胁之支饮，可配黄芪、防己、桂枝等；停于心下之水气凌心，常配桂枝、白术等，如《金匮要略》苓桂术甘汤；停于胃之呕逆眩悸，常配茯苓、泽泻、半夏等；停于肺之咳嗽痰喘，可配陈皮、半夏等。治脾虚湿盛，常配人参、白术、甘草，如《和剂局方》四君子汤。治心神不宁、惊悸失眠，属心脾两虚者，常配人参、当归、龙眼肉等；属心气不足者，常配人参、龙骨、牡蛎、远志等；属心肾不交者，常配远志、石菖蒲、莲子肉等；属气阴两虚者，常配人参、麦冬、五味子等。

【用法用量】内服 10 ～ 15g，煎汤或入丸散。

赤茯苓

【赋文】赤茯苓破结血，独利水道以无过。

【注释】破血结：活血化瘀而药力较强。

赋文的原意是：赤茯苓能破血结，单用于利水道亦无过错。赋文有三层含义，一是破血结。经考本草文献未见此说，唯甄权《药性论》云其"破结气"，莫非原作者据此而撰？二是利水道。此说始自南宋陈衍的《宝庆本草折衷》，直至今日仍如此。三是仅用于利水道亦无过。此说亦与今之医药学家认识相同。其次，其性虽平，实则平偏凉，略兼清热之意，亦当深知。

此外，今不再将赤茯苓单独分列，已与茯苓合为一药，古医方中云赤茯苓者可以茯苓代之。

【来源】多孔菌科茯苓 *Poria cocos*（Schw.）Wolf 的菌核与表皮间部分。

【药性】甘、淡，平。归心、脾、膀胱经。

【性能特点】甘淡渗利，平而偏凉，渗利兼清热。入膀胱经，善清利水渗湿、兼清热；入脾经，健脾而促进水湿运化；入心经，清养心神而宁神。药食兼用，凡水湿内停无论兼否脾虚皆宜，兼热者尤佳。

【功效应用】利水渗湿，兼清热。治水肿、腹胀喘逆，可配葶苈子、汉防己、桑白皮、木香，如《医学发明》赤茯苓丸。治热病之小便不通、心神烦躁，可配赤芍、冬葵子、瞿麦、木通等，如《圣惠方》赤茯苓散。治肾气不足、膀胱有热、水道不通之膏淋、热淋、血淋等，可配赤芍、栀子、当归等，如《和剂局方》五淋散。治小便白浊不利、时作痛者，常配沉香，如《鸡峰普济方》赤茯苓汤。治湿盛有热之水泻、小便短少，可配白术、车前子、泽泻等。治痰饮呕吐，可配半夏、陈皮、苍术、厚朴，如《杂病源流犀烛》茯苓半夏汤。治心肾气虚之神志不守，可配茯苓等，如《三因极一病证方论》张真君茯苓丸。

【用法用量】内服 6～12g，煎汤或入丸散。

【使用注意】因其性凉，故虚寒精滑及气虚下陷者忌服。

麦　芽

【赋文】因知麦蘖有助脾化食之功。

【注释】麦蘖：蘖，原讹作蘖，与蘖相通；麦蘖，即麦芽。

赋文的原意是：因为熟知麦芽有助脾消化食积之功。赋文虽点出了麦芽助脾化食之功，但未言疏肝、回乳之效，故特予细释之。

【来源】禾本科植物大麦 *Hordeum vulgare* L. 的成熟果实经发芽干燥而成。

【药性】甘，平。归脾、胃、肝经。

珍珠囊补遗药性赋 | 白话解读本

【**性能特点**】甘益中，平不偏，芽生发，焦健胃。既入脾胃经而益脾养胃、消积和中，又入肝经而疏肝。长于消面积，无论寒热咸宜。炒焦健胃消积力强，为消食常用药。生用疏肝健脾，治肝郁食积者每用。此外，大量用回乳。

【**功效应用**】消食和中，疏肝，回乳。治食积不化，常配焦神曲、焦山楂、炒莱菔子等。治脾虚消化不良，常配党参、白术、茯苓、陈皮等。治肝郁兼食积，常配柴胡、香附、陈皮、神曲等。断奶或兼乳胀，取焦麦芽 100g、蒲公英 15g，煎服。

【**用法用量**】内服 10～15g，大剂量 30～120g，煎汤或入丸散。回乳应大剂量用，健脾养胃、疏肝宜生用，消积宜炒用或炒焦用。

【**使用注意**】因其能回乳，故妇女授乳期不宜服。

小　麦

【**赋文**】小麦有止汗养心之力。

【**注释**】赋文的原意是：小麦有止汗、养心之功力。赋文虽昭示了小麦之功，但据考有三点须明辨。一是小麦养心之功乃综合《金匮要略》甘麦大枣汤治脏躁和《本草拾遗》"小麦面补虚，实人肤体"而撰；二是明言小麦"止虚汗"的是明代李时珍《本草纲目》；三是从明代《本草蒙筌》起，其干瘪轻浮的颖果已单列为功专止汗的浮小麦，不再与小麦混编。其次，赋文将其列入平性类药，而实则微寒。此单就小麦细释之。

【**来源**】禾本科植物小麦 *Triticum aestivum* L. 的干燥成熟果实。

【**药性**】甘，微寒。归心经。

【**性能特点**】甘能补，微寒清，专入心经。补虚兼清热，善养心除烦而安神。食药兼用，神志失常兼热者尤宜。

中医白话解读本丛书

【功效应用】养心安神。治神志失常、烦躁不安，常配甘草、大枣，如《金匮要略》甘麦大枣汤。

【用法用量】内服 30 ～ 250g，煎汤。

白附子

【赋文】白附子去面风之游走。

【注释】去：通"祛"。面风：风邪中于头面经络导致的口眼㖞斜。游走：对风邪善行数变的描述。

赋义的原意是：白附子善祛游走性面风。赋文虽揭示白附子善祛面风之功用，但远不能使人全面了解其性能特点、功效应用等。其次，由于历史的原因，白附子品种非唯一，据考白附子有两种：一为关白附，源于毛茛科植物黄花乌头 *Aconitum coreanum*（Lévl.）Raipaics 的干燥块根；一为禹白附，源于天南星科植物独角莲 *Typhonium giganteum* Engl. 的干燥块茎。前者始于南北朝《名医别录》原名白附子，药用历史久远；后者始于当代《中国药用植物志》，原名独角莲，药用历史较短。按赋文的发表时代，文中所论白附子当指前者而非后者。其三，赋文将其列入平性类药，而实则性热有毒。

【来源】毛茛科植物黄花乌头 *Aconitum coreanum*（Lévl.）Raipaics 的干燥块根。

【药性】辛，热。有毒。归肝、胃经。

【性能特点】辛热燥散，毒大力强，入肝胃经。善燥湿化痰、祛风、散寒而止痉、止痛。药用历史久远，能升能散，引药势上行，善祛经络风寒湿痰，治痰湿阻滞经络之头面疾患及风寒湿痹。其与禹白附虽均有毒，但辛热毒大，药力较强。既祛风痰，又逐寒湿，止痛力强。多用于中风口㖞、偏正头痛、风寒湿痹。

【功效应用】燥湿化痰，祛风止痉，散寒止痛。治中风痰壅之口眼喎斜，常配僵蚕、全蝎，即《杨氏家藏方》牵正散。治痰厥头痛，常配生半夏、生天南星，即《本事方》三生丸。治破伤风，常配半夏、白芷、天麻、防风等。治风寒湿痹之骨节疼痛，常配羌活、独活、细辛、威灵仙等。

【用法用量】内服 1.5 ～ 6g，煎汤或入丸散，入汤剂宜先下久煎。外用适量，鲜品捣敷，或干品研末调敷。内服宜制用，生品多供外用。

【使用注意】因其燥热毒大，故热盛、阴虚及孕妇忌服，应严格控制剂量，勿过量或久服。

大腹皮

【赋文】大腹皮治水肿之泛溢。

【注释】大腹皮：槟榔之果皮也。泛溢：泛滥，形容水湿泛溢导致的全身浮肿。

赋文的原意是：大腹皮治水肿之泛滥。赋文虽昭示了大腹皮的主治最宜，但未言其性效特点及其他主治病证等。其次，赋文将其列入平性类药，而实则微温。

【来源】棕榈科植物槟榔 *Areca catechu* L. 的干燥果皮。

【药性】辛，微温。归脾、胃、大肠、小肠经。

【性能特点】辛微温行散。入脾胃大肠经，能行气除湿而宽中。入小肠经，能下气利水而消肿。功似厚朴而力缓，既行气又除水湿，三焦湿郁之胸腹胀闷、水肿脚气皆可选用。

【功效应用】行气宽中，利水消肿。治三焦湿郁之胸腹胀闷，可配藿香、厚朴等。治水肿轻症，常配茯苓皮、桑白皮、生姜皮等。治脚气浮肿，常配土茯苓、防己、木瓜、川牛膝等。

【用法用量】内服 5 ～ 10g，或入丸散。外用适量，煎水洗或研末敷。

【使用注意】因其辛温行散，有耗气之虞，故气虚者慎服。

椿 皮

【赋文】椿根白皮主泻血。

【注释】椿根白皮：今名椿皮，又名椿白皮、樗根皮。泻血：泻痢便血。

赋文的原意是：椿根白皮主治泻痢便血。椿皮集清热、燥湿、收敛、杀虫于一体，赋文虽指出了椿皮的主治最宜，但遗漏甚多。其次，椿皮生用与炒炭用的性效与应用有别。其三，赋文将其列入平性类药，而实则性寒。

【来源】苦木科植物臭椿 *Ailanthus altissima*（Mill.）Swingle 的干燥根皮或干皮。

【药性】苦、涩，寒。归胃、大肠、肝经。

【性能特点】苦燥寒清，涩能收敛，入胃、大肠、肝经。既清热燥湿涩敛而止带、止泻、止痢，又清热凉血收敛而止血，还杀肠道、皮肤黏膜寄生虫、霉菌而止痒。或云走气走血，收敛清凉，燥湿杀虫，有收敛而不敛热邪湿邪之长。生用苦多涩少性寒，长于清燥；炒炭涩多苦少寒性减，长于涩敛。

【功效应用】清热燥湿止带，涩肠止泻，收敛止血，杀虫止痒。治带下，属湿热者，宜生用并配黄芩、黄柏、苍术等；属寒湿者，宜炒用并配乌贼骨、白术、山药等。治泻痢，属湿热者，宜生用并配黄连、黄柏、木香等；属久泻久痢者，宜炒用并配煨诃子、乌梅炭、肉豆蔻等。治痔漏便血，宜炒用并配槐角、地榆、黄芩炭等。治崩漏，宜炒用并配乌贼骨、槐花、地榆炭等。治月经过多，宜炒用并配三七、贯众炭、侧柏炭等。治阿米巴原虫痢，生用并配白头翁、秦皮等。治蛔虫腹痛，生用并配槟榔、苦楝皮等。治疥癣瘙痒，生用并配土槿皮、花椒、白鲜皮等外用。治外阴湿痒，生用并配黄柏、苍术、艾叶、枯矾等外用。

此外，治宫颈癌，生用适量煮汤，加麦芽糖外涂患处。

【用法用量】内服 3 ～ 10g，煎汤或入丸散。外用适量，煎水洗浴或煎膏外涂。

【使用注意】因其苦寒，故脾胃虚寒者慎服。

桑白皮

【赋文】桑根白皮主喘息。

【注释】桑根白皮：今称桑白皮。

赋文的原意是：桑白皮主治咳嗽喘息。桑白皮为清泄利水之品，赋文虽表述了桑白皮的主治最宜，但未指名何种证型。其次，桑白皮又善治水肿，而赋文未言及。其三，赋文将其列入平性类药，而实则性寒。

【来源】桑科植物桑 *Morus alba* L. 的干燥根皮。

【药性】甘，寒。归肺经。

【性能特点】色白寒清，甘淡渗利，入肺经。既清泻肺火，又行肺中痰水，善平喘止咳，能利小便而退水肿。与葶苈子相比，虽均性寒力强，善泻肺平喘、消退水肿，但重在清肺热，多用于肺热咳喘及水肿兼热。

【功效应用】泻肺平喘，利水消肿。治肺热喘咳，症见喘息气逆痰黄者，常配炙麻黄、苦杏仁、黄芩、生甘草等；症见咳痰稠黄带血者，常配地骨皮、黄芩、瓜蒌、浙贝母等，如《小儿药证直诀》泻白散等。治水肿，症见水饮停肺之胀满喘急者，可配麻黄、细辛、干姜、葶苈子等；症见大腹水肿者，常配茯苓、猪苓、泽泻、白术等；症见浮肿小便不利者，常配茯苓皮、

278

大腹皮等，如《三因极一病证方论》五皮饮。

此外，治高血压，常配夏枯草、钩藤、天麻、赤芍、车前子等。

【用法用量】内服 5 ～ 10g，煎汤或入丸散。止咳平喘宜蜜炙用，利水消肿宜生用。

【使用注意】因其性寒，故肺虚无火及肺寒咳喘者忌服。

桃　仁

【赋文】桃仁破瘀血，兼治腰痛。

【注释】赋文的原意是：桃仁破瘀血，兼治腰痛。桃仁破血、润肠、止咳喘，赋文昭示其既善破瘀血又治腰痛，前者是古今医药家之共识，后者不知据何而撰，今之医家治腰痛少用，即便是可治腰痛，也只能是血瘀所致者。其次，赋文未言其能润肠与止咳喘，实乃缺憾。

【来源】蔷薇科植物桃 *Prunus persica*（L.）Batsch 等的干燥成熟种子。

【药性】苦、甘，平。归心、肝、肺、大肠经。

【性能特点】苦泄降，甘能润，平不偏。入心肝经，破血行瘀而通经、生新血；入肺与大肠经，既润降肺气又润肠而通便、止咳平喘。药力较强，凡血瘀不论寒热新旧均宜，兼肠燥便秘或咳喘者尤佳。治咳喘兼瘀或肠燥、肠燥兼瘀或咳喘，无论寒热皆可酌选。与红花常相须为用，以增强药力。

【功效应用】破血化瘀，润肠通便，止咳平喘。治痛经、经闭，常配红花、当归、赤芍等，如《医宗金鉴》桃红四物汤。治产后瘀阻腹痛，常配当归、川芎、炮姜等，如《傅青主女科》生化汤。治癥瘕积聚，常配桂枝、牡丹皮、茯苓等，如《金匮要略》桂枝茯苓丸。治胸痹绞痛，常配红花、川芎、丹参、降

香等，如经验方冠心二号。治肝脾肿大，常配丹参、莪术、土
鳖虫等。治蓄血发狂，症轻者常配桂枝、大黄、芒硝，如《伤
寒论》桃核承气汤；症重者常配大黄、水蛭、虻虫，如《伤寒
论》抵当汤。治肠燥便秘，常配郁李仁、杏仁、火麻仁等，如
《世医得效方》五仁丸。治肠痈腹痛，常配大黄、牡丹皮、芒
硝等，如《金匮要略》大黄牡丹皮汤。治跌打损伤，常配柴胡、
红花、当归、大黄等，如《医学发明》复元活血汤。治痰多咳
喘，常配苦杏仁、紫苏子、当归等。治肺痈吐脓，常配苇茎或
芦根、冬瓜仁、生薏苡仁等，如《备急千金要方》苇茎汤。

【用法用量】内服 6～9g，入煎剂宜捣碎，或入丸散。

【使用注意】因其活血力强，故孕妇及血虚者忌服；含苦杏
仁苷，故不宜过量服。

神 曲

【赋文】神曲健脾胃，而进饮食。

【注释】神曲：又名六神曲。进饮食：促进饮食消化。

赋文的原意是：神曲健脾胃，又促进饮食消化。赋文基本
概括了神曲的效用，唯未言制丸剂赋形可用。其次，赋文将其
列入平性类药，而实则性温。

【来源】面粉和其他药物混合后经发酵而成的干燥加工品。

【药性】甘、辛，温。归脾、胃经。

【性能特点】甘温益中辛散，焦味健胃。入脾胃经，善益
脾养胃兼行气而消积和中。炒焦健胃消积力强，为消食常用药。
药力较强，擅长消谷积，兼寒或气滞者尤佳。

【功效应用】消食和中。治食积不化，常配焦麦芽、焦山
楂、焦谷芽等。治食积兼气滞，常配焦麦芽、焦山楂、陈皮等。
治脾虚消化不良，常配党参、白术、茯苓、陈皮等。

此外，丸剂中有矿物药者常用作糊丸剂，一则赋形，二则助消化。

【用法用量】内服 6 ～ 15g，煎汤，或入丸散。消食宜炒焦用。

【使用注意】因其性偏温燥，故脾阴虚、胃火盛者不宜服。

五加皮

【赋文】五加皮坚筋骨以立行。

【注释】坚筋骨：强健筋骨。立行：立，立刻也；行，可以，可引申为见效也；立行，立刻或很快见效也。

赋文的原意是：五加皮能强健筋骨，可很快见到效果。据考，今名五加皮者共有三种。一为源于五加科植物细柱五加 *Acanthopanax gracilistylus* W.W.Smith 的干燥根皮，又名南五加，始载于汉代《神农本草经》；二为刺五加，源于五加科植物 *Acanthopanax senticosus*（Rupr. et Maxim.）Harms 的干燥根及根茎或茎，始载于当代《东北药用植物志》。三为香加皮，又名北五加，源于萝藦科植物杠柳 *Periploca sepium* Bge. 的干燥根皮，始载于明代《救荒本草》。又据《中华本草》刺五加条云，古代所用五加皮系来自五加科五加属（*Acanthopanax*）的多种植物，也可能包括刺五加等在内。如此，按赋文作者生活的时代，文中所说五加皮当为首列者，抑或包括次列者，而绝非最后者，故本次释解据此展开。五加皮集补肝肾、强筋骨、祛风湿、利水于一体，而赋文只云其强筋骨而未言其他。其次，赋文将其列入平性类药，而实则性温。

【来源】五加科植物细柱五加 *Acanthopanax gracilistylus* W.W.Smith 的干燥根皮。习称南五加。

【药性】辛、苦、微甘，温。归肝、肾经。

【性能特点】辛散苦燥，微甘温补兼利，入肝肾经。扶正与祛邪兼顾，既善补肝肾、强筋骨而扶正，又兼祛风除湿、利水而祛邪。痹痛兼肝肾虚或肝肾亏虚腰膝酸软者宜用。古有"宁得一把五加，不用金玉满车"之誉。《桂香室杂记》赞曰："白发童颜叟，山前逐骊驹，问翁何所得？常服五加茶。"

【功效应用】祛风湿，补肝肾，强筋骨，利水。治痹痛兼肝肾虚，单用泡酒或配独活、桑寄生、杜仲等。治肝肾虚腰膝酸软，常配熟地黄、桑寄生、续断、牛膝等。治下肢瘫痪，属迟缓性者，常配黄芪、玉竹、黄精等；属痉挛性者，常配地龙、防风、全蝎等。治水肿小便不利，常配茯苓皮、生姜皮等。治脚气浮肿，常配木瓜、防己、土茯苓、川牛膝等。

【用法用量】内服 5 ～ 10g，煎汤，入丸散或浸酒。

【使用注意】因其辛苦温燥，故阴虚火旺者不宜服，孕妇慎服。

柏子仁

【赋文】柏子仁养心神而有益。

【注释】养心神：养心安神。有益：有效益，引申为有效。

赋文的原意是：柏子仁养心安神而有效。柏子仁为滋养性安神药，质润多脂，赋文虽揭示了其功效擅长，但却未言其具润肠、止汗之能。

【来源】柏科植物侧柏 *Platycladus orientalis*（L.）Franco 的干燥成熟种仁。

【药性】甘，平。归心、肾、大肠经。

【性能特点】甘平补虚，质润多脂。入心肾经，既补心益肾而安神，又益肾燥而治阴虚盗汗；入大肠经，润肠燥而通大便。滋养性安神佳品，无寒热之偏，善治虚烦不眠，兼肠燥者尤佳。

【功效应用】养心安神，止汗，润肠通便。治血虚心烦不眠，常配当归、茯神等，如《体仁汇编》柏子养心丸。治阴血虚失眠健忘，常配酸枣仁、五味子、熟地黄等。治阴虚盗汗，常配知母、黄柏、熟地黄等。治肠燥便秘，常配松子仁、郁李仁、桃仁等。

【用法用量】内服 10～18g，打碎煎汤，或入丸散。便溏者可用柏子仁霜。

【使用注意】因其油润滑肠，故便溏及多痰者慎服。

安息香

【赋文】抑又闻安息香辟恶，且止心腹之痛。

【注释】辟恶：辟秽恶之气。

赋文的原意是：又听说，安息香辟秽恶之气，又止心腹之痛。安息香辛香走窜行散，除开窍醒神常用外，又善活血行气，赋文虽揭示了其辟秽与止心腹痛之效用，但欠完整与精准，故特予细释之。

【来源】安息香科植物白花树 *Styrax tonkinensis*（Pierre）Craib ex Hart. 等的干燥树脂。

【药性】辛、苦，平。芳香。归心、肝、脾经。

【性能特点】辛散苦泄，芳香走窜，性平不偏，入心肝脾经。既开窍、辟秽而醒神，又行散而行气活血、止痛。开窍醒神通用药，寒闭、热闭均宜。

【功效应用】开窍辟秽醒神，行气活血止痛。治闭证神昏，属寒闭者，常配苏合香等，如《和剂局方》苏合香丸；属热闭者，常配玳瑁、冰片等，如《和剂局方》至宝丹。治猝然心痛，可配附子、人参等。治产后血晕胀闷欲死，可配五灵脂、生姜等。

【用法用量】内服 0.3～1.5g，研末冲或入丸散。

【使用注意】因其辛香苦燥，故阴虚火旺者慎服。

冬瓜仁

【赋文】冬瓜仁醒脾，实为饮食之资。

【注释】冬瓜仁：冬瓜子。资：资料、资源。

赋文的原意是：冬瓜仁醒脾，实为饮食之资源。冬瓜子甘淡渗利润滑，药食兼用，赋文虽揭示了冬瓜仁的某些效用，但不够精准、全面，值得商榷。首先是"醒脾"，按中药药性理论，此乃芳香气味所主，而冬瓜仁味甘而不具芳香气味，岂能醒脾？甘能渗利水湿，水湿除则脾困得解，故云善利水兼"健脾"或"益脾"当是。其次是赋文未言冬瓜仁多脂而润，能滑肠通便。最后，赋文将其列入平性类药，而实则性寒。

【来源】葫芦科植物冬瓜 *Benincasa hispida*（Thunb.）Cogn. 的干燥种子。

【药性】甘，寒。归肺、胃、大肠、小肠经。

【性能特点】甘淡渗利，寒清滑润，入肺胃大肠小肠经。既清热利湿兼滑肠，治白浊、带下，兼便秘者最宜；又清肺化痰兼消痈，治痰热咳嗽、肺痈、肠痈可用。与冬葵子相比，虽均能甘寒滑润清利，但清利力较弱，长于化痰消痈。

【功效应用】清热利湿，清肺化痰，消肿排脓，兼滑肠。治淋浊，常配萆薢、土茯苓、车前子等。治水肿，可配茯苓皮、冬瓜皮、泽泻、车前子等。治带下，常配黄柏、白术、芡实、山药等。治脚气浮肿，可配苍术、黄柏、土茯苓、川牛膝等。治痰热咳嗽，常配浙贝母、瓜蒌、桔梗、前胡等。治咽喉肿痛，常配连翘、桔梗、生甘草、射干等。治肺痈，常配生薏苡仁、桃仁、苇茎等，如《备急千金要方》苇茎汤。治肠痈，常配大黄、牡丹皮、桃仁等，如《金匮要略》大黄牡丹皮汤。

此外，治产后缺乳，民间常取本品 1 把，与鲤鱼 1 条同煮，吃鱼喝汤。古人研末外用作面脂药，有润泽肌肤之效。

【用法用量】内服 15 ～ 30g，煎汤，或入丸散。外用适量，煎水洗，或研膏涂敷。

【使用注意】因其性寒滑利，故脾虚便溏者慎服。

僵 蚕

【赋文】僵蚕治诸风之喉闭。

【注释】僵蚕：又名白僵蚕。诸风：指风热或风夹痰等。喉闭：喉痹，咽喉肿痛也。

赋文的原意是：僵蚕治风热或风热夹痰等所致的喉痹。僵蚕既息内风，又祛外风，且能化痰、散结、消肿等。赋文只指出其善"治诸风之喉痹"而未及其余。其次，赋文将其列入平性类药，但实则平而偏凉。

【来源】蚕蛾科动物家蚕 *Bombyx mori* Linnaeus 4 ～ 5 龄的幼虫感染（或人工接种）白僵菌 *Beauveria bassiana*（Bals.）Vuillant 而致死的干燥体。

【药性】咸、辛，平。归肝、肺经。

【性能特点】辛发散，咸软坚，平偏凉，入肝肺经。既息风化痰而止痉，又清热散风而止痛、止痒，还化痰散结而消痰核与肿痛。治肝风、风热所致病证皆可，兼痰者尤佳。疗肿毒、痰核、癌肿皆可，兼肝风者尤宜。

【功效应用】息风止痉，祛风止痒，化痰散结，消肿止痛。治中风口㖞，常配白附子、全蝎等，如《杨氏家藏方》牵正散。治小儿惊风，属痰热急惊，常配朱砂、牛黄、胆星等；属脾虚慢惊，可配天麻、白术、茯苓等。治风热头痛目赤，可配桑叶、菊花、蔓荆子等。治皮肤疮疹作痒，可配荆芥穗、地肤子、连翘等。治痄腮，常配夏枯草、板蓝根、牛蒡子、金银花等。治咽喉肿痛，属风热者，常配牛蒡子、桔梗、生甘草等；属热毒甚者，常配板蓝根、金银花、连翘、桔梗等。痰壅气塞、呼吸不畅之喉痹或缠喉风，常配白矾研末同服，如《御药院方》开关散；或配硼砂、冰片、火硝研末吹喉，如《三因极一病证方论》玉钥匙。治瘰疬痰核，常配夏枯草、连翘、浙贝母、猫爪草等。

此外，兼抗癌，治癌肿，常配全蝎、蜈蚣、白花蛇舌草、半枝莲等。

【用法用量】内服，煎汤 3 ~ 9g；研末每次 1 ~ 1.5g。散风热宜生用，余皆宜炒用。

百　合

【赋文】百合敛肺劳之嗽痿。

【注释】敛：聚集，可引申为滋润。肺劳之嗽痿：指肺劳、肺痿所致的咳嗽、吐血病证；肺劳：虚劳之一，症见胸闷、气短、咳嗽吐血、消瘦乏力、发热等；肺痿：肺萎，即指肺脏枯萎，症见动则气喘、形体消瘦等，多因燥热、久咳伤津、肺失濡润、枯萎不荣而致。

赋文的原意是：百合滋敛善治肺劳、肺痿导致的咳嗽。百合为清滋之品，赋文虽强调滋润肺脏而治肺劳、肺痿之咳嗽，阐明了百合的主治最宜，但未言其能清肺心之热。其次，赋文将其列入平性类药，而实则微寒。

【来源】百合科植物卷丹 *Lilium lancifolium* Thunb.、百合 *Lilium brownii* F. E. Brown var. *viridulum* Baker 等的干燥肉质鳞叶。

【药性】甘，微寒。归肺、心经。

【**性能特点**】甘能补润，微寒清泄。入肺经，善清肺热、养肺阴，以润肺止咳；入心经，善清心热、养心阴，以除烦安神。药食兼用，力较缓，凡肺心阴虚有热即可酌选。

【**功效应用**】滋阴润肺，清心除烦。治肺虚久咳，常配款冬花、生熟地黄等。治劳嗽咳血，常配天冬、麦冬、川贝母、白及等。治虚烦惊悸，常配麦冬、生地黄、炒酸枣仁、磁石等。治失眠多梦，常配茯神、酸枣仁、柏子仁等。治精神恍惚心神不安，常配牛地黄、知母等，如《金匮要略》百合地黄汤、百合知母汤。

此外，治疮肿不溃，单用鲜品，洗净捣烂外敷。

【**用法用量**】内服 10 ～ 30g，煎汤，蒸食或煮粥食。外用适量，鲜品捣敷。

【**使用注意**】因其寒润，故风寒咳嗽或中寒便溏者忌服。

赤小豆

【**赋文**】赤小豆解热毒，疮肿宜用。

【**注释**】赋文的原意是：赤小豆解热毒，治疮肿宜用。赤小豆为清解渗利之品，赋文只概括其清解之功，而未言其渗利之效，实乃令人遗憾。其次，其为药食兼用之物。其三，赋文将其列入平性类药，而实则性凉。

【**来源**】豆科植物赤小豆（茅柴赤）*Phaseolus calcaratus* Roxb. 等的成熟种子。

【**药性**】甘，凉。归心、脾、小肠经。

【**性能特点**】甘淡渗利，甘凉清解，入心脾小肠经。药食同源，功力缓和，主祛邪兼扶正。既健脾益胃、去除脾之湿热，又清利小便、导湿热从小便出，故而除湿退黄。凡黄疸，无论阳黄、阴黄皆可，治疗与善后均宜。兼解毒排脓，内痈外痈皆可。

【功效应用】利水消肿，除湿退黄，解毒排脓。治水肿鼓胀，常配泽泻、木通、槟榔等。治小便不利，常配茯苓、猪苓、车前子等。治脚气浮肿，常配木瓜、槟榔、防己、川牛膝等。治肾炎浮肿，初起者（急性），常配麻黄、连翘、白茅根等，如《伤寒论》麻黄连轺赤小豆汤；日久者（慢性），常配生黄芪、防己、茯苓等。治黄疸，属阳黄者，常配茵陈、栀子、黄柏、溪黄草等；属阴黄者，常配附子、茵陈、茯苓等。治疮肿，轻者研末调敷，重者可配金银花、连翘等煎服。治肠痈，常配大黄、牡丹皮、蒲公英等。

此外，还能健脾益胃，治脾虚夹湿，可配薏苡仁、茯苓等，煎汤服。治产妇缺乳，单用煮粥食。治跌打损伤，单用研末调敷。

【用法用量】用量 10～30g，久服方效。外用适量，研末调敷。

枇杷叶

【赋文】枇杷叶下逆气，哕呕可医。

【注释】下：降也。逆气：上逆之气。哕呕：呕哕。

赋文的原意是：枇杷叶能降逆气，可治呕哕。枇杷叶为清降消痰之品，赋文只强调其降逆气治呕哕之用，而未言清热消痰止咳嗽之能，令人有偏颇之感。其次，其生用与蜜炙用的性效与应用有别。其三，赋文将其列入平性类药，而实则微寒。

【来源】蔷薇科植物枇杷 *Eriobotrya japonica*（Thunb.）Lindl. 的干燥叶。

【药性】苦，微寒。入肺、胃经。

【性能特点】苦泄降，微寒清，清降消痰。入肺经，清肺下气消痰而止咳；入胃经，清胃降逆而和中止呕。清降肺胃而力缓，肺胃气逆不降症轻有热者每用。蜜炙可增润肺之力，以利于止咳。

【功效应用】清肺化痰止咳，和胃降逆止呕。治痰热咳嗽，常配前胡、黄芩、浙贝母等。治燥热咳嗽，蜜炙后再配桑叶、川贝母、百部等。治胃热呕吐，常配竹茹、陈皮、芦根等。

【用法用量】内服刷去茸毛，煎汤 10～15g，或入丸散。止咳宜蜜炙用，止呕宜生用。

【使用注意】因其微寒，故寒嗽及胃寒呕逆不宜服。

连 翘

【赋文】连翘排疮脓与肿毒。

【注释】排疮脓：消疮排脓。肿毒：热毒疮肿。

赋文的原意是：连翘排除疮脓与肿毒。连翘既清解疏透，又散结利尿，临床应用广泛。赋文却只述其治疮脓与肿毒之效用，余皆不提，实有以偏概全之嫌。其次，赋文将其列入平性类药，而实则微寒。

【来源】木犀科植物连翘 *Forsythia suspensa*（Thunb.）Vahl 的干燥果实。

【药性】苦，微寒。归肺、心、小肠经。

【性能特点】苦能泄散，微寒能清，质轻上浮，入肺心小肠经。既清解热毒，又疏散风热，还散结、利尿、消肿。药力较强，以清为主，清中兼透，并能散结利尿，凡热毒、风热、湿热、肿结皆宜。温病各个阶段皆宜，并常配金银花，在卫分能透表，在气分能清解，在营分能透营转气，在血分能清解血分热毒。

【功效应用】清热解毒，疏散风热，散结消肿，利尿。治风热感冒（热毒重），常配金银花、竹叶，如《温病条辨》银翘散等。治温病卫、气、营分证各期，常配金银花，再随证配入方中；热入心包，常配水牛角、竹叶卷心等，如《温病条辨》清宫汤。治热毒疮肿，常配金银花，初期兼表、中期热毒盛皆宜。治乳痈，常配金银花、蒲公英、赤芍、夏枯草等。治肺痈，常配鱼腥草、金荞麦、金银花、芦根等。治肝痈，常配败酱草、蒲公英、蚤休、金银花等。治肠痈，常配金银花、红藤、蒲公英、地锦草等。治瘰疬，常配夏枯草、玄参、浙贝母、生牡蛎等。治瘿瘤，常配夏枯草、海藻、黄药子等。治热结癃闭，可配木通、川牛膝、瞿麦等。

此外，治急性肾炎，可大量单用或配麻黄、赤小豆、鱼腥草、玉米须等。因含维生素 P，能降低血管通透性和脆性，故可治紫癜，并配白茅根等。

【用法用量】内服 6 ~ 15g，煎汤或入丸散。连翘心长于清心火。

【使用注意】因其苦泄微寒，有伤阳败胃之虞，故脾胃虚寒及气虚疮疡脓清者不宜服，瘰疬溃后一般不用。用治急性肾炎时，忌食盐与辛辣之物。

石楠叶

【赋文】石楠叶利筋骨与毛皮。

【注释】石楠叶：原名石南，始载于《神农本草经》。利筋骨：利，通利、利于也，可引申为祛除、宣通、强健。毛皮：皮毛，可引申为肌肤。

赋文的原意是：石楠叶祛风湿、强筋骨与祛肌肤风邪。据考，赋文据《神农本草经》石南"主养肾气、内伤阴衰，利筋骨皮毛"而撰。纵观古今文献，石楠叶既祛风湿又补肝肾，赋文采用兼顾祛邪与扶正之手法，用"利筋骨与皮毛"之中性语句进行表述，虽妙不可言，但不够精准。其次，其有小毒，用当谨慎。

【来源】蔷薇科植物石楠 *Photinia serrulata* Lindl. 的干燥叶片。

【药性】辛、苦，平。有小毒。归肝、肾经。

【性能特点】辛散苦燥，平而不偏，有小毒，力较强，入肝肾经。既祛风湿、止痒，又补肝肾、强筋骨。长于祛风邪而止痛止痒，治肾虚兼风湿痹痛，以及头风头痛、风疹瘙痒者最宜。

【功效应用】祛风湿，补肝肾，强筋骨，止痒。治痹痛兼肝肾虚，常配独活、杜仲、桑寄生、狗脊等。治肝肾虚腰膝酸软，常配熟地黄、当归、续断、牛膝等。治头风头痛，常配川芎、白芷、蔓荆子等。治风疹瘙痒，常配荆芥、防风、蝉蜕、地肤子等。治干脚气，常配黄精、木瓜、川牛膝、薏苡仁、草薢等。

此外，还治肾虚阳痿与宫冷不孕，可配桑寄生、杜仲、菟丝子、淫羊藿等。

【用法用量】内服 10～15g，煎汤，入丸散或浸酒。外用适量，煎水熏洗。

【使用注意】因其辛散苦燥，有小毒，故用量不宜过大，阴虚火旺者忌服。

谷 芽

【赋文】谷蘖养脾。

【注释】谷蘖：蘖原讹作"蘖"；谷蘖，即谷芽也。

赋文的原意是：谷芽能养脾。据考，可称谷芽的有二。一为粟芽，一为稻芽，后者常见。谷芽为健脾消积之品，赋文只强调健脾而不言消积。此外，今之《中国药典》将粟芽定为谷芽，稻芽则另立一条，当知。

【来源】禾本科植物稻 *Oryza sativa* L. 的成熟果实经发芽干燥而成。

【药性】甘，平。归脾、胃经。

【性能特点】甘益中，平不偏，芽生发，焦健胃。入脾胃经，益脾养胃、消积和中。性平少偏，长于消谷积，无论寒热咸宜。不燥烈伤阴，病后脾气与胃阴被伤之不饥食少尤佳。炒焦健胃消积力强，消积力弱于麦芽，为消食常用药。

【功效应用】消食和中，健脾开胃。治食积不化，常配焦神曲、焦山楂、炒莱菔子等。治脾虚消化不良，常配党参、白术、茯苓、陈皮等。治病后脾气与胃阴被伤之不饥食少，常配山药、太子参等。

【用法用量】内服 10～15g，大剂量 30g，煎汤或入丸散。生用长于和中，炒用偏于消食，炒焦消食力强，也可生熟同用。

阿　魏

【赋文】阿魏除邪气而破积。

【注释】破积：破除积滞、积聚。

赋义的原意是：阿魏既除邪气又破积。阿魏集消食积、消癥瘕、辟秽、杀虫于一体，赋文所谓破积即指消食积与消癥瘕，而除邪气即指辟秽与杀虫。其次，赋文将其列入平性类药，而实则性温。

【来源】伞形科植物新疆阿魏 *Ferula sinkiangensis* K.M.Shen、阜康阿魏 *Ferula fukanensis* K.M.Shen 等分泌的干燥树脂。

【药性】辛、苦，温。臭香。归脾、胃、肝经。

【性能特点】辛散苦泄，臭香辟秽，温化寒浊。入脾胃经，消积化滞、杀虫而除胀、止痛；入肝经，消癥散结。消积力强，善消肉积、油积。

【功效应用】消积化滞，消癥散结，杀虫。治食积胀痛，常配山楂、神曲、莱菔子等。治癥瘕痞块，常配鳖甲、丹参、大黄等内服或外敷，如《外科正宗》阿魏化脾散、《内科摘要》阿魏膏。治瘿瘤瘰疬，可配穿山甲、赤芍、夏枯草等。治虫积腹痛，常配使君子、槟榔、雷丸等。

此外，还可治疟疾、痢疾等。

【用法用量】内服 1 ～ 1.5g，入丸散。外用适量，熬制成药膏或研末入膏药内，敷贴。

【使用注意】因其辛苦温散，能耗气伤胃伤胎，故孕妇及脾胃虚弱者忌服。

紫河车

【赋文】紫河车补血。

【注释】紫河车：健康人的胎盘。

赋文的原意是：紫河车补血。紫河车平补气、血、精、阳，为血肉有情之品。赋文只云其补血，余皆不言。其次，赋文将其列入平性类药，而实则性温。

【来源】健康人的干燥或新鲜胎盘。

【药性】甘、咸，温。归肺、肝、肾经。

【性能特点】甘咸温补而不燥热，入肺肝肾经。平补气、血、精、阳，为血肉有情之品。既补阳填精、益气养血，又纳气平喘。药力较缓而不燥热，凡气血精阳虚皆可酌投。治肾虚久喘，在间歇期用之尤宜，可减少或预防发作。

【功效应用】补阳填精，益气养血，纳气平喘。治肾虚不孕、阳痿，可配人参、枸杞子等。治气血双亏，单用或配黄芪、当归、党参等。治癫痫久发气血亏虚，单用或配绿豆、生甘草、砒石，即《卫生宝鉴》温脾散。治肾虚喘息，单用或配核桃仁、杏仁、百合等炖服，如《养老奉亲书》炖胎盘方。治劳瘵虚损、骨蒸，常配山药、人参、茯苓、五味子等，如《妇人良方》河车丸。

【用法用量】内服 1～3g，研末装入胶囊吞服，每日 2～3 次；或入丸散。也可用鲜品煨食，每次半个或 1 个，1 周 2～3 次。现已制成片剂等，可供选用。治生殖机能障碍宜低温焙干研末服，补虚则水煎与研末服均可。

【使用注意】因其温热，故阴虚火旺者不宜单独应用，风寒痰喘者忌服。须用健康产妇的胎盘，患有甲肝、乙肝、丙肝、梅毒、艾滋病产妇的胎盘忌用。

大　枣

【赋文】大枣和药性以开脾。

【注释】和药性：调和药性。开脾：开，开拓、建造，引申为强健；开脾，即强健脾气。

赋文的原意是：大枣调和药性，强健脾气。大枣食药兼用，集补中、益气、养血、安神、和药于一体，赋文虽强调了强健脾气与调和药性，但不够精准，且未言养血安神，实为一大缺憾也。其次，赋文将其列入平性类药，而实则温性。

【来源】鼠李科植物枣 *Ziziphus jujuba* Mill. 的干燥成熟果实。

【药性】甘，温。归脾、胃经。

【性能特点】温补甘缓，入脾胃经。既善补中益气、养血而安神，又缓和药物毒烈之性。甘甜可口，药食兼用，为补气养血佳品。鲜枣生食大量易致便溏。

【功效应用】补中益气，养血安神，缓和药性。治脾胃虚弱，症见体倦乏力者，常配人参、白术、陈皮等；症见食少便溏，常配白术、干姜、鸡内金，如《医学衷中参西录》益脾饼。治血虚萎黄，单用或配黄芪、当归等。治血虚脏躁，常配甘草、小麦等，如《金匮要略》甘麦大枣汤。治血虚心悸，常配炙甘草、麦冬、阿胶等。与葶苈子同用，能缓解其峻烈之性，如《金匮要略》葶苈大枣泻肺汤；与甘遂、大戟、芫花同用，能缓解其毒性，如《金匮要略》十枣汤。

此外，常与生姜同用作药引，若再配解表药，可调和营卫，治风寒表虚有汗，如《伤寒论》桂枝汤；再配补虚药，可健脾益胃，以促进药力。治非血小板减少性紫癜（单纯性或过敏性），每服生大枣 10 个，每日 3 次。

【用法用量】内服 3 ～ 12g，或 10 ～ 30g，或擘碎煎汤，或去皮核后入丸散。

【使用注意】因其温补甘缓，能助湿生热，令人中满，故湿盛中满、食积、虫积、龋齿作痛及痰热咳喘者均忌服，小儿患疳积者不宜服。生鲜枣能滑肠，故大便稀溏者不宜食。

鳖 甲

【赋文】然而鳖甲治劳疟，兼破癥瘕。

【注释】劳疟：疟久不瘥，表里俱虚，小劳即复之病证；或指久疟疟母（肝脾肿大）。

赋文的原意是：但是，鳖甲治久疟疟母，兼破癥瘕。鳖甲为血肉有情之品，集滋补、潜阳、清热、软坚于一体。赋文虽精辟地指出了鳖甲的主治最宜，但未言其余效用，使人难窥其效用全貌，不利于精准应用。其次，赋文将其列入平性类药，而实则性寒。

【来源】鳖科动物鳖 *Trionyx sinensis* Wiegmann 的背甲。

【药性】咸，寒。归肝、肾经。

珍珠囊补遗药性赋 白话解读本

【功效应用】咸软寒清，质重镇潜，入肝肾经，为血肉有情之品。既滋肝肾阴、平肝潜阳，又清热、软坚散结，阴虚、阳亢、虚热、癥瘕宜投。

【功效应用】滋阴清热，潜阳，软坚散结。治阴虚发热，常配青蒿、知母、生地黄等，如《温病条辨》青蒿鳖甲汤。治骨蒸劳热，常配青蒿、胡黄连等，如《证治准绳》清骨散。治风劳骨蒸，常配秦艽、知母等，如《卫生宝鉴》秦艽鳖甲汤。治热病伤阴虚风内动，常配生鳖甲、生牡蛎、生白芍、阿胶等，如《温病条辨》三甲复脉汤、大定风珠。治久疟疟母，常配射干、土鳖虫、丹参等，如《金匮要略》鳖甲煎丸。治肝脾肿大，单用或配郁金、丹参、三棱、土鳖虫等。治经闭癥瘕，常配桃仁、干漆、大黄、土鳖虫等，如《金匮要略》大黄䗪虫丸。

【用法用量】内服 10～30g，煎汤、熬膏或入丸、散，入汤剂宜打碎先煎。外用适量，烧灰研末敷。滋阴潜阳宜生用，软坚散结宜醋炙用。

【使用注意】因其咸寒质重，故孕妇及脾胃虚寒之食少便溏者慎服。

龟　甲

【赋文】龟甲坚筋骨，更疗崩疾。

【注释】坚筋骨：坚，坚厚、强健也；坚筋骨，强健筋骨。更：愈加、更善。崩疾：妇科崩漏之疾。

赋文的原意是：龟甲善强筋健骨，更善治崩漏。龟甲为血肉有情之品，集滋补、潜阳、安神、凉血、止血于一身。赋文虽强调其善强健筋骨与治疗崩漏，但未言其余效用，使人难窥其效用全貌，不利于精准应用。其次，赋文将其列入平性类药，而实则性寒。

中医白话解读本丛书

【来源】龟科动物乌龟 *Chinemys reevesii*（Gray）的腹甲及背甲。

【药性】甘、咸，寒。归肝、肾、心经。

【性能特点】甘滋补，咸入血，寒清泄，质重镇潜，为血肉有情之品。入肝肾经，善滋肝肾阴、平肝潜阳，以益肾强骨、清退虚热。入心经，善养阴血、镇心神，以补心安神；清血分热，以凉血止血。滋阴与镇潜力均较强，阴虚、阳亢、虚热、血热宜用。

【功效应用】滋阴清热，平肝潜阳，益肾强骨，补心安神，凉血止血。治阴虚发热，常配熟地黄、知母、黄柏、猪脊髓等，如《丹溪心法》大补阴丸。治骨蒸潮热，常配知母、黄柏、地骨皮等。治热病伤阴、虚风内动，常配生鳖甲、生牡蛎、生白芍等，如《温病条辨》三甲复脉汤、大定风珠。治肝阳上亢之眩晕，常配生赭石、生白芍、生牛膝等，如《医学衷中参西录》镇肝息风汤。治肾虚精亏之腰膝酸软，常配鹿角、人参、枸杞子等，如《兰台轨范》龟鹿二仙胶。治肾阴亏虚、筋骨不健、小儿囟门不合，常配熟地黄、狗骨或塞隆骨（代虎骨）等，如《丹溪心法》虎潜丸。治心虚惊悸失眠健忘，常配龙骨、远志、石菖蒲等。治阴虚血热崩漏等出血，常配生地黄、阿胶、墨旱莲、白茅根等。

此外，烧灰性收敛，治疮疡不敛，外用即可。

【用法用量】内服 10～30g，煎汤、熬膏或入丸、散，入汤剂宜打碎先煎。外用适量，烧灰研末敷。

【使用注意】因其甘寒清补，故脾胃虚寒者忌服。古云其能治难产，故孕妇慎服。

乌　梅

【赋文】乌梅主便血疟痢之用。

【注释】疟痢：疟疾寒热与痢下脓血。

赋文的原意是：乌梅在治便血、疟疾寒热、痢下脓血时常用。乌梅药食兼用，内服集涩敛、生津、安蛔于一体。赋文虽揭示其善治便血、疟疾、痢疾，但未释其性能特点、功效及其他主治病证，有以点概面之弊。其次，其生用、炒炭用的性效与应用相异。鉴此，若不深入全面研读，就不能精准应用，故特予细释之。

【来源】蔷薇科植物梅 *Prunus mume*（Sieb.）Sieb. et Zucc. 的干燥近成熟果实。

【药性】酸，平。归肝、脾、肺、大肠经。

【性能特点】酸涩收敛，平而不偏，入肝脾肺大肠经。生用酸多涩少，既善安蛔而止痛，又能敛肺气而止咳，还生津开胃而止渴、助消化，为治蛔厥腹痛（即胆道蛔虫病、蛔虫性肠梗阻）之要药。炒炭涩多酸少，内服涩肠而止泻、收敛而止血，外用涩敛消散而敛疮消胬肉。药食兼用，为酸涩安蛔生津开胃之品，生用、炒炭用性效有别。

【功效应用】敛肺止咳，涩肠止泻，安蛔，生津止渴，收敛止血。治肺虚久咳，常配罂粟壳、苦杏仁等，如《杂病源流犀烛》一服散。治久泻久痢，炒炭并配罂粟壳、诃子、肉豆蔻等，如《证治准绳》固肠丸。治天行下痢不能食，常配黄连等，如《太平圣惠方》乌梅丸。治蛔厥腹痛，常配黄连、黄柏、花椒、附子等，如《伤寒论》乌梅丸。治津伤口渴，单用或配天花粉、麦冬、生葛根等。治胃阴虚消化不良，常配北沙参、石斛、山楂、炒枳壳等。治便血，常配地榆炭、黄芩、炒枳壳、棕榈炭等。治崩漏，单用或配乌贼骨、地榆炭、当归炭、荆芥炭、仙鹤草等。

此外，治疮疡、胬肉攀睛、烧伤烫伤之疤痕，炒炭研末外敷。

【用法用量】内服 10 ～ 30g，煎汤或入丸散。外用适量，研末敷。止泻止血宜炒炭，生津安蛔当生用。

【使用注意】因其酸涩收敛，故表邪未解及实热积滞者不宜服。

竹 沥

【赋文】竹沥治中风声音之失。

【注释】中风：感中风邪。

赋文的原意是：竹沥治感中风邪引发的声音丧失。据考，赋文据《名医别录》"淡竹沥疗暴中风"和《药性论》竹沥"治卒中风失音不语"而撰。首先，赋文所云"中风"当指感受外风，且入里化热，或原本内有痰热又感外风入里化热，邪热或痰热上犯，遂致失音不语。其次，竹沥为清化热痰、定惊、通络之品，应用较广，而赋文则但云治中风失音而不及其余，真可谓捡了芝麻丢了西瓜。其次，赋文将其列入平性类药，而实则性寒。

【来源】禾本科植物新鲜青秆竹 *Bambusa tuldoides* Munro 等茎秆经火烤灼流出的液汁。

【药性】甘，寒。归心、肺、胃经。

【性能特点】甘寒清泄，滑利透达，入心肺胃经。既清心肺胃三经之火、滑痰、润燥而除烦、定惊，又透达经络而通络。甘寒滑利力强于天竺黄，味不苦易服。清心肺胃经之火，除脏腑经络之痰，痰热两盛者宜用。治热咳痰稠有卓效，治中风痰迷与痰热惊痫、癫狂有良功，素有治痰（热痰）圣药之美誉。

【功效应用】清热化痰，定惊通络。治痰热咳喘，属咳嗽痰稠者，单用或配鱼腥草、枇杷叶、半夏等，如《中国药品实用手册》复方鲜竹沥液；属喘急气逆者，常配麻黄、苦杏仁、黄芩、生甘草等。治中风痰迷，常配生姜汁、鲜菖蒲汁，或牛黄、郁金等。治痰热惊痫，常配牛黄、胆南星、郁金、朱砂等。治痰热癫狂，常配生姜汁、黄芩、大黄、青礞石等。治痰滞经络之麻木拘急，可配威灵仙、木瓜、乌梢蛇等。

此外，还能除烦，治痰火郁结之子烦，症见妊娠妇女心惊胆怯、烦闷不安、头晕脘闷、恶心呕吐、多痰等，常配茯苓、黄芩、麦冬等。

【用法用量】内服 30～60g，不入汤剂，冲服或入膏滋剂。

【使用注意】因其为液汁，其性寒滑，故不宜久藏，寒痰咳喘忌服，便溏者慎服。

本章结语

【赋文】此六十八种平和之药，更宜参《本草》而求其详悉也。

【注释】此：这些，可引申为"上述"。

赋文的原意是：上述六十八种平和之药，更宜参读历代本草而一一研读熟悉其详细的性效应用，以便临床精准择用。

赋文总结语

【赋文】以上汇诸药品，总括成章，性分寒热温平，味主抑扬主治，随证对药，辞义了然。在习医者固当审详，而保身者亦宜熟读。庶几无夭折之虞矣！

【注释】味：每味药、各药。抑扬：进退、加减。辞义：赋辞之义。固当：本当。庶几：也许、大概。保身：重视养身的人。夭折：未成年而亡。虞：忧虑。

赋文的原意是：将以上汇辑的诸药品，总括成章，按寒、热、温、平之性分成四类，每味药各自列述其效用长短和主治最宜，以便随证择选。对此，赋辞已表述得一目了然。正在习医者，理当细审详读；而重视养身者，亦宜熟读。这样，大概会避免使你错用药，甚至招致夭折之虞啊！

十八反歌

本草明言十八反，半蒌贝蔹及攻乌。

藻戟芫遂俱战草，诸参辛芍反藜芦。

【源流】据考，汉代《神农本草经》最早论及相反药。敦煌出土的《神农本草经集注》序录中专列诸药相畏相恶相反，是陶弘景承袭《神农本草经》并参照《药对》总结而得。其中相反药，除去重复的共列相反药十九味（不包括乌喙）。五代后蜀，韩保昇《蜀本草》云："《本经》三百六十五种中……相反者十八种。"此乃韩氏据《本经》原著统计而得，今人所谓"中药十八反"之名即源于此。宋代，为便于诵读记，十八反歌诀问世。据陈衍《宝庆本草折衷》记载，始见于《经验方》。后世有多种版本，《药性赋》所载十八反歌出自金代张从正《儒门事亲》卷二。

【释义】细析十八反歌共列三组相反药，分别是：

半蒌贝蔹及攻乌：半夏（包括生半夏及其各种炮制品）、瓜蒌（含全瓜蒌、瓜蒌皮、瓜蒌子、天花粉）、贝母（川贝母、浙贝母）、白蔹、白及与乌头（含川乌、草乌、附子）相反。

藻戟芫遂俱战草：海藻、大戟、芫花、甘遂与甘草相反。

诸参辛芍反藜芦：人参、苦参、丹参、玄参、沙参（不包括北沙参）、细辛、芍药（含赤芍、白芍）与藜芦相反。

在调配组方制药时，要看是否有与十八反相悖者，若有则当避忌。

【评按】十八反是前人用药禁忌的经验总结，对指导临床安全用药具有积极意义。历代医药学家对十八反虽遵信者多，但持异议者也不少，目前大多数认为不是绝对配伍禁忌。对十八反作为用药禁忌是否合理的研究，单凭文献整理不能解决问题，须借助于现代药理研究。近年对十八反进行了许多实验研究，虽取得了一定成绩，但仍处于初级阶段，具体如何取舍，尚难确定。鉴此，凡属十八反的配伍药组，若无充分根据和应用经验，仍不宜使用。

十九味歌

硫黄原是火中精，朴硝一见便相争。

水银莫与砒霜见，狼毒最怕密陀僧。

巴豆性烈最为上，偏与牵牛不顺情。

丁香莫与郁金见，牙硝难合京三棱。

川乌草乌不顺犀，人参最怕五灵脂。

官桂善能调冷气，若逢石脂便相欺，

大凡修合看顺逆，炮爁炙煿莫相依。

【源流】早期"相畏"的概念不属配伍禁忌，而属七情配伍范畴。自唐宋以降，"相畏"与"相恶"混淆，被视为配伍禁忌，使《神农本草经》"相畏"的原义发生了质的改变。明代刘纯《医经小学》最早记载"十九畏"歌，《药性赋》所附即此。因共列九组相畏药组，含十九味药，故而名之。

【释义】十九畏歌共列九组相畏药组，分别是：

硫黄原是火中精，朴硝一见便相争：指硫黄畏朴硝。

水银莫与砒霜见：指水银畏砒霜。

狼毒最怕密陀僧：指狼毒畏密陀僧。

巴豆性烈最为上，偏与牵牛不顺情：指巴豆畏牵牛子。

丁香莫与郁金见：指丁香畏郁金。

牙硝难合京三棱：指牙硝畏京三棱。

川乌草乌不顺犀：指川乌、草乌畏犀角。

人参最怕五灵脂：指人参畏五灵脂。

官桂善能调冷气，若逢石脂便相欺：指官桂（含肉桂）畏赤石脂。

末尾"大凡修合看顺逆，炮爁炙煿莫相依"一句，意思是说：大凡在调配组方制药时，要看是否有与十九畏相悖者，若有则当避忌或进行特殊处理。

【评按】十九畏是前人用药禁忌的经验总结，对指导临床安全用药有积极意义。历代医药学家对十九畏虽遵信者多，但持异议者也不少，目前大多数认为不是绝对配伍禁忌。十九畏作为用药禁忌是否合理的研究，单凭文献整理不能解决问题，须借助于现代药理研究。近年对十九畏进行了许多实验研究，虽取得了一定成绩，但仍处于初级阶段，具体如何取舍，尚难确定。鉴此，凡属十九畏的配伍药组，若无充分根据和应用经验，仍不宜使用。

六陈歌

枳壳陈皮半夏齐，麻黄狼毒及茱萸。

六般之药宜陈久，入药方知奏效奇。

【源流】据考，南北朝梁代的陶弘景首将中药陈用进行了具体化解释，其在《神农本草经集注》序录中谓："凡狼毒、枳实、橘皮、半夏、麻黄、吴萸，皆欲得陈久者良，其余唯须新精。"南宋陈衍《宝庆本草折衷》卷二记载，唐开元（713—741）中江钺作六陈歌，原文为"狼毒半夏不堪新，枳实麻黄要数春。最好橘皮年深者，茱萸久远是六陈"。由此可知，最早使用"六陈"一词并编撰六陈歌的是唐人江钺。《药性赋》所载六陈歌似为赋文作者或补遗者据前人六陈歌改编而成。

【释义】入药宜陈久而效佳的药有六味，即：枳壳、陈皮（橘皮）、半夏、麻黄、狼毒（今考为瑞香科狼毒）、吴茱萸。

【评按】六陈歌是中药陈用的缩影。中药陈用的目的是减毒增效，或使之更适合临床治疗的需要。中药陈用是有时间限度的，并不是越陈久越好，若过度久存会使其失去药效而成一堆败絮无用之物。须陈用的中药，除六陈歌所列外，虽还有棕榈皮、龟甲等，但绝大部分仍宜新用，当知。

中医白话解读术丛书

妊娠禁忌歌

蚖斑水蛭及虻虫，乌头附子配天雄。

野葛水银并巴豆，牛膝薏苡与蜈蚣。

三棱代赭芫花麝，大戟蛇蜕黄雌雄。

牙硝芒硝牡丹桂，槐花牵牛皂角同。

半夏南星与通草，瞿麦干姜桃仁通。

硇砂干漆蟹爪甲，地胆茅根都不中。

【源流】自汉代或更早，医药学家对妊娠用药禁忌即有认识，《神农本草经》即有堕胎药物的记载。南朝梁代《本草经集注》诸病通用药专设堕胎一项，隋代《产经》集中列举妊娠不可服药82种，似为直接列述妊娠禁忌药的最早记载。宋代，卢医周鼎首次将产前所忌药集撰为妊娠禁忌歌诀。《药性赋》所载上述妊娠禁忌歌，即是元明医药学家据周鼎妊娠禁忌歌改编而来。

【释义】妊娠禁忌药有味，即有蚖青（即芫菁科芫青）、斑蝥（芫青科大斑蝥等）、水蛭、虻虫、乌头（包括川乌、草乌）、附子、天雄、野葛（即马钱科胡蔓藤，又名冶葛、钩吻）、水银、巴豆、牛膝、薏苡仁、蜈蚣、三棱、代赭石、芫花、麝香、大戟、蛇蜕、雌黄、雄黄、牙硝、芒硝、桂（包括桂枝、肉桂、官桂、桂心）、槐花、牵牛子、皂角、半夏、天南星、通草、瞿麦、干姜、桃仁、木通、硇砂（包括紫硇砂、硇砂）、干漆、蟹爪、穿山甲、地胆（即芫青科地胆）、白茅根。

【评按】妊娠禁忌药，大多是历代医药学家从临床实践中总结出来的，对指导妇产科临床安全用药和优生优育意义极大。依据临床中药学理论，细析妊娠禁忌歌所列药物，大致可分为三类。

一类为禁用药，即妊娠妇女应绝对禁用者，药有蚖青、斑蝥、水蛭、虻虫、乌头（包括川乌、草乌）、天雄、野葛、水银、巴豆、蜈蚣、三棱、芫花、麝香、大戟、雌黄、雄黄、牙硝、芒硝、牵牛子、皂角、天南星、瞿麦、桃仁、木通、硇砂（包括紫硇砂、硇砂）、干漆、蟹爪、穿山甲、地胆。

一类为慎用药，即妊娠妇女应谨慎使用，若患有非用不可的病证虽可酌用，但须务求辨证准确、剂量与疗程适中、炮制与配伍恰当，以防不测，药有牛膝、牡丹、桂（包括桂枝、肉桂、官桂、桂心）、干姜、代赭石、半夏、天南星、蛇蜕。

一类为药性平和妊娠妇女可服用者，药有薏苡仁、槐花、通草、白茅根。

主要参考书目

［1］（元）李东垣编，（清）王晋三重订.珍珠囊补遗药性赋.上海：上海科学技术出版社，1958.10

［2］北京中医学院中药教研组编.药性赋白话解.北京：人民卫生出版社，1960.10

［3］南通市中医院编.药性赋增注.南京：江苏人民出版社，1976.3

［4］张建岳.《药性赋》注释与兽医临床.西宁：青海人民出版社，1981.11

［5］卢丙辰编.增补药性赋白话解.北京：中国中医药出版社，1993.7

［6］（明）熊宗立编著，王今觉点校注释重订.珍珠囊补遗药性赋.北京：中国医药科技出版社，1998.12

［7］汪毅、司晓雯主编.药性赋新编.贵阳：贵州科技出版社，2004.1

［8］徐峰主编.《药性赋》评注.北京：人民军医出版社，2011.1

［9］（元）李东垣编，吴锐点校.珍珠囊补遗药性赋.北京：学苑出版社，2011.3

［10］（宋）唐慎微原著，艾晟刊订，商志钧点校.大观本草.合肥：安徽科学技术出版社，2002.4

［11］宋立人等.中华本草.上海：上海科学技术出版社，1999.5

中医白话解读本丛书

附录 药名索引